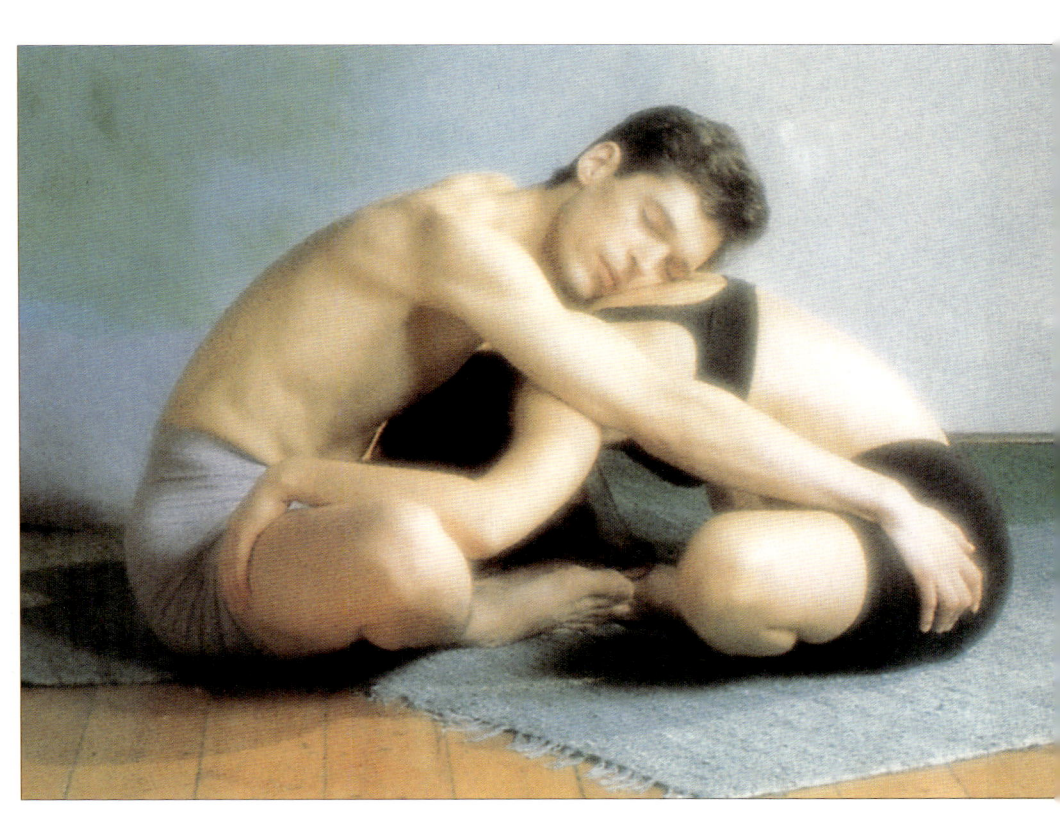

YOGA FÜR

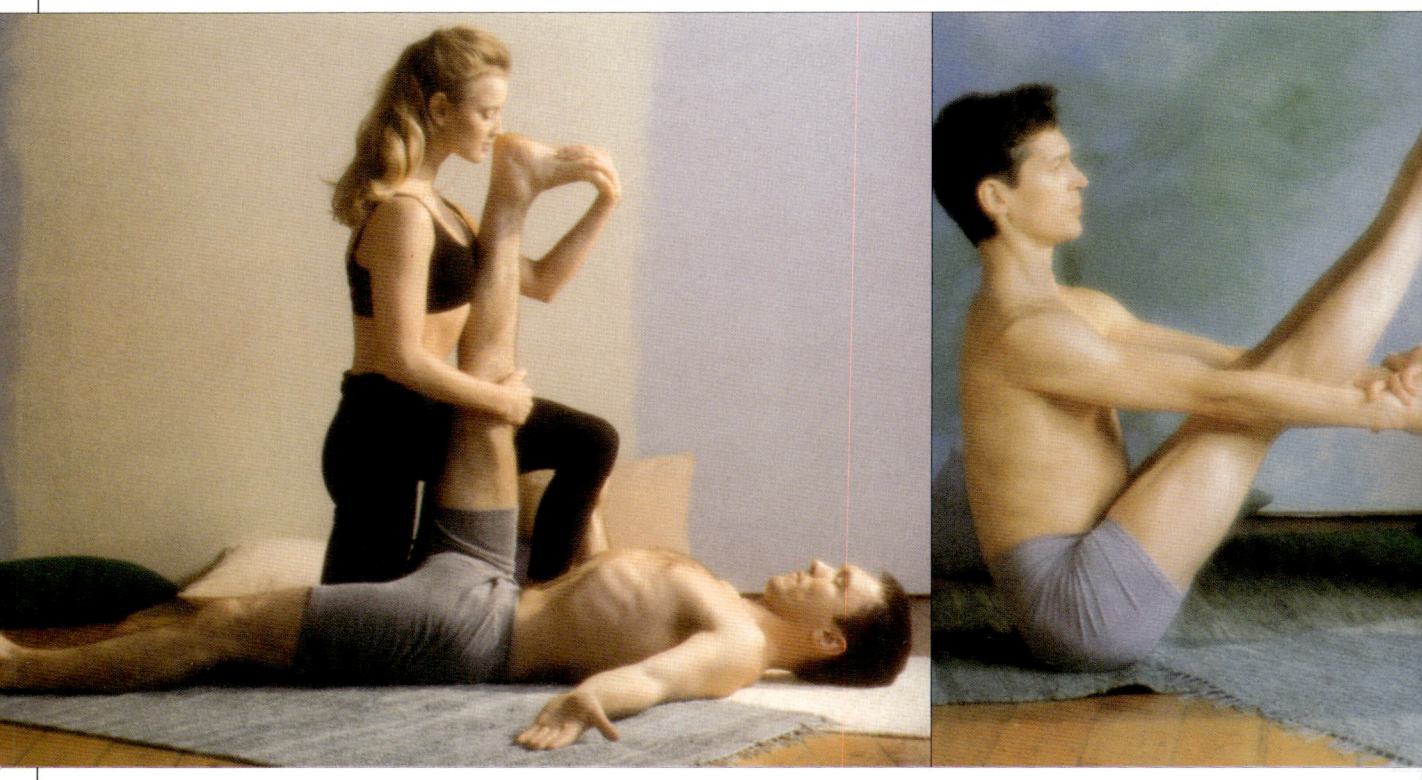

DER WEG ZU SINNLICHER HARMONIE

PAARE

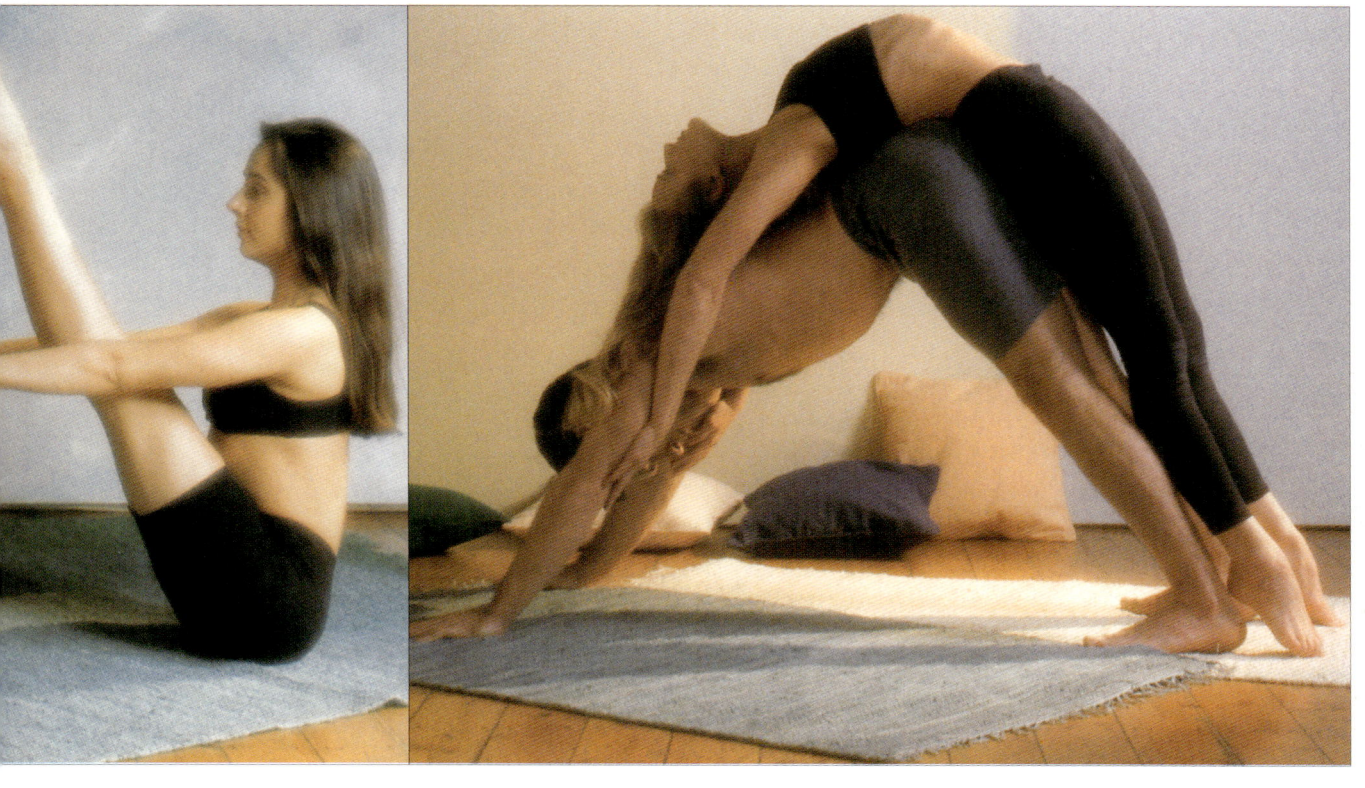

CONNIE UND ROBERT DUNNE KIRBY

GERALDINE ROSS

Urania

Im Urania Verlag sind weitere Titel zum Thema „Gesundheit und Familie" erschienen. Fragen Sie in Ihrer Buchhandlung nach.

Die Deutsche Bibliothek – CIP-Einheitsaufnahme

Yoga für Paare: der Weg zu sinnlicher Harmonie /
Connie und Robert Dunne Kirby; Geraldine Ross.
[Photos: Peter Shoesmith. Übers. ins Dt.: Angelika Mauritz]. –
Berlin: Urania-Verl., 1997
Einheitssacht.: Yoga for Lovers <dt.>
ISBN 3-332-00580-4
NE: Dunne Kirby, Connie; Shoesmith, Peter;
Mauritz, Angelika [Übers.]; EST

ISBN 3-332-00580-4

Titel der englischen Originalausgabe: „Yoga for Lovers"

© 1997 Text: Connie and Robert Dunne Kirby,
Geraldine Ross
Fotos: Smith Gryphon Limited

Übersetzung ins Deutsche: Dr. Angelika Mauritz

© der deutschen Übersetzung 1997 by Urania-
Verlag GmbH in der Dornier Medienholding, Berlin

Umschlaggestaltung: Konstantin Buchholz
Titelbild und Fotos: Peter Shoesmith
Satz: Dr. Reitter & Partner Verlag GmbH,
85591 Vaterstetten
Druck: Grafos, Barcelona
Printed in Spain
Gedruckt auf alterungsbeständigem Papier mit chlorfrei
gebleichtem Zellstoff

INHALT

DIE AUTOREN

CONNIE DUNNE KIRBY wurde in Irland geboren, ging in England zur Schule, lebte und arbeitete in China, wo sie Akupunktur in Nanjing studierte. Sie besitzt eine Akupunkturklinik im Zentrum von London und verwendet diese Methode bei ihrer therapeutischen Arbeit mit Paaren. Die in diesem Buch dargestellten Übungen basieren auf ihrer mehr als 15jährigen Yogapraxis. Sie wurden in enger Zusammenarbeit mit Geraldine Ross entwickelt. Viele der Bewegungsabfolgen wurden ratsuchenden Paaren empfohlen.

ROBERT DUNNE KIRBY arbeitet für Sheil Land, eine internationale Literaturagentur. Er begann recht spät mit Yoga. Zu seiner Überraschung beobachtete er, daß regelmäßiges Yogatraining nicht nur seine persönliche Partnerschaft verbesserte, sondern auch anderen Paaren half, eine engere, liebevollere Beziehung zu entwickeln. Er und seine Lebenspartnerin Connie haben klassische Yogastellungen verfeinert und modifiziert und sie ihren persönlichen Bedürfnissen und denen anderer Paare in den neunziger Jahren angepaßt.

GERALDINE ROSS begann vor zwanzig Jahren mit Yoga, als sie nach der Geburt ihres ersten Kindes ihre Figur wiedererlangen wollte. Sie ist ausgebildete Hatha-Yoga-Lehrerin. Zu ihren Klienten zählen Amnesty International, Touche Ross, John Lewis, Lingfield Health Clubs und Coopers & Lybrand. Schon bald wurde ihr bewußt, daß die körperlichen und spirituellen Aspekte des Yoga eine große Wirkung auf die Beziehungen zwischen Paaren haben können, und sie begann, neue Yogastellungen zu entwickeln.

DANKSAGUNG

Folgenden Personen gilt unser Dank für Unterstützung und Inspiration: Carol-Anne Adams, Nadia Adorni, Andrulla, Chicky, Kim Jacobs, Graham, Ivan Ross, Jamie Roberts, Kate O'Connor, Luke O'Sullivan, Martin, Sean Ross und Simon Trewin. Ganz besonders danken wir dem Smith Gryphon Verlag: unserem Verleger Robert Smith; Helen Armitage, Lektorin; Roger Hammond, Designer; Peter Shoesmith, Fotograf. Schließlich danken wir folgenden Personen, die sich als Modelle für die Fotos zur Verfügung gestellt haben: Edward Clark, Desiree Kongerød, Martin McDougall und Philippa Vasadari.

Autoren und Verleger möchten sich außerdem bei Nice Irma's, London, für Ausstattungsmaterial bedanken.

Vorbemerkung der Autoren

YOGA FÜR PAARE ist ein neues einzigartiges Yoga-Übungsprogramm, das die Prinzipien des klassischen Yoga auf die spezifischen Bedürfnisse von Paaren der neunziger Jahre abstimmt. Damit ist ein wirklicher Durchbruch gelungen. Yoga wurde bisher als ein einsiedlerischer Prozeß betrachtet, bei dem der einzelne durch Meditation, körperliche Übungen und Atemtechnik Harmonie und Wohlbefinden erlangt. Die in dem vorliegenden Buch beschriebene neuartige Technik, die sich über einen Zeitraum von zwanzig Jahren entwickelt hat, ist die Antwort auf das wachsende Bedürfnis von Paaren, sich gemeinsam um eine Verbesserung ihrer Lebensqualität und Beziehung zu bemühen.

Um „Yoga für Paare" zu praktizieren, benötigen Sie lediglich etwas Zeit und eine geeignete Unterlage. Die Übungen können von jedem gesunden Menschen durchgeführt werden. Sie brauchen keine spezielle Ausrüstung oder Kleidung – nur einen liebenden Partner! Die im Buch beschriebenen Yogastellungen dehnen und trainieren Ihren gesamten Körper, stimulieren alle Organsysteme und machen Sie fit und gesund. Sie bauen körperliche und seelische Spannungen ab und setzen natürliche Energieströme frei.

Die leicht nachvollziehbaren Übungen werden Schritt für Schritt beschrieben und durch aussagekräftige Fotos veranschaulicht. Die Übungen fördern nicht nur Ihr persönliches Wohlbefinden, sondern verbessern auch die Beziehung zu Ihrem Partner. „Yoga für Paare" stärkt Ihre körperliche und seelische Gesundheit und hilft Ihnen, partnerschaftliche Probleme zu bewältigen, die unser hektischer Lebensstil im ausklingenden 20. Jahrhundert mit sich bringt.

Wir widmen dieses Buch all jenen unzähligen Paaren, deren Beziehungen durch das Training von „Yoga für Paare" zu neuem Leben erweckt wurden und ohne die es nicht hätte geschrieben werden können.

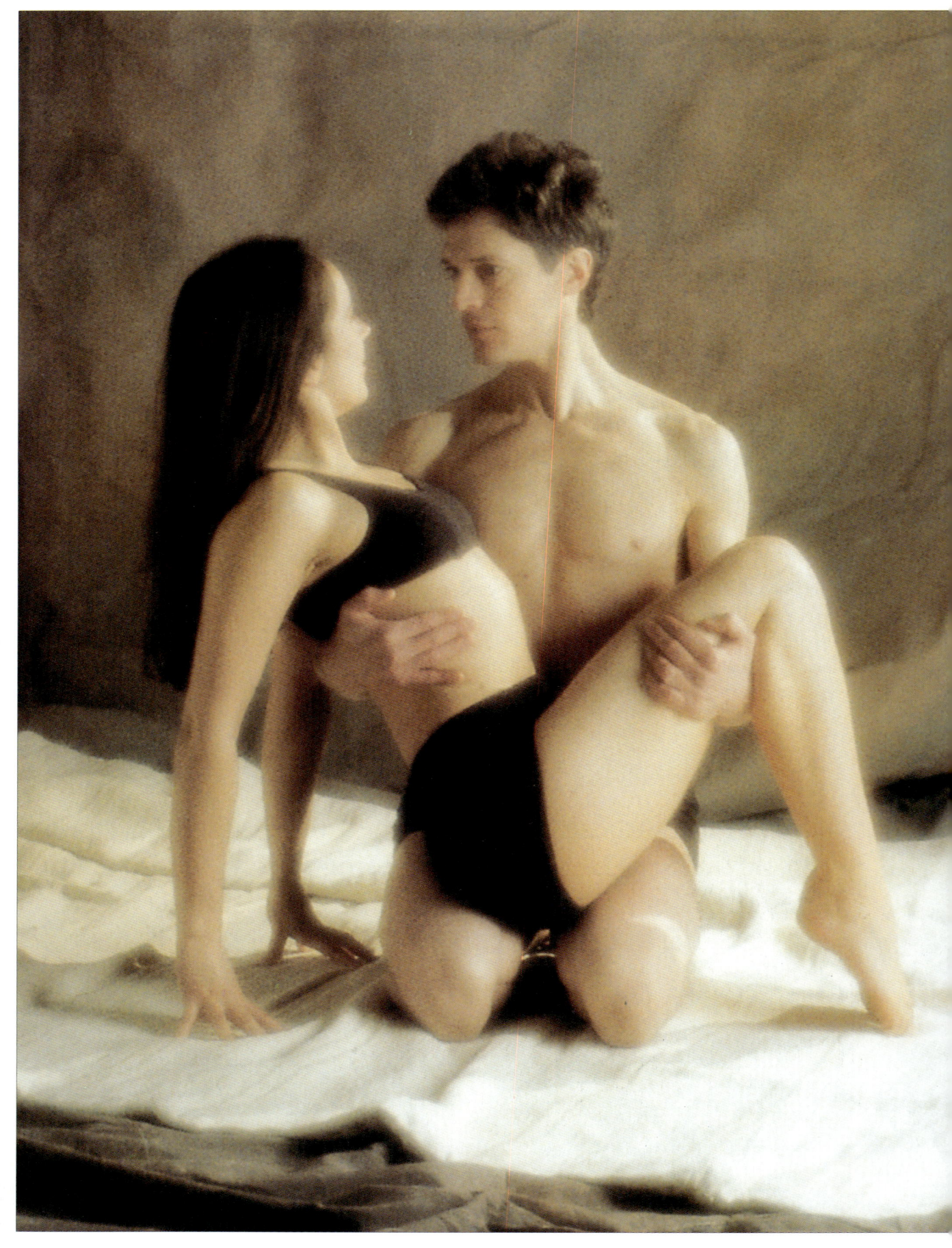

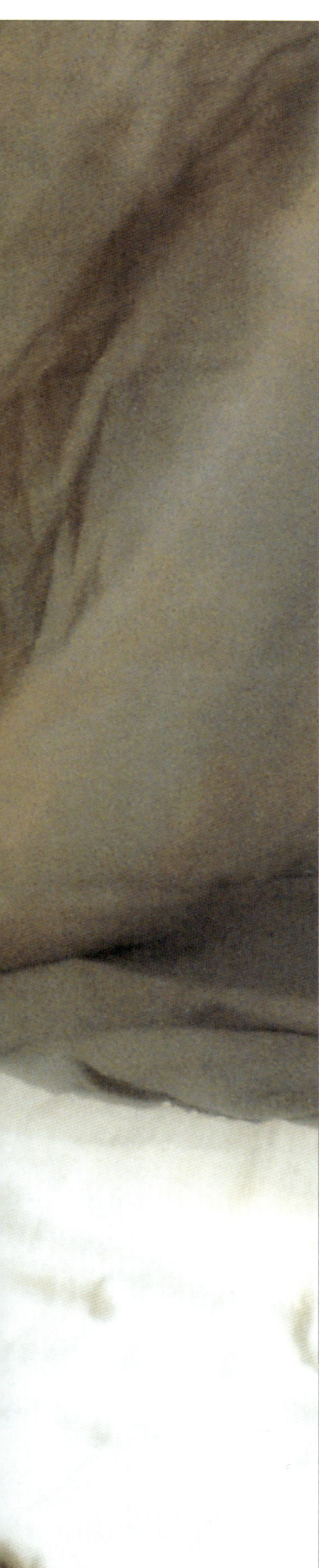

NEU-
BEGINN

AUS PSYCHOLOGISCHER SICHT ist es das tiefste Bedürfnis von uns Menschen – Männern und Frauen – unsere Abgetrennt-heit zu überwinden und aus dem Gefängnis unserer Einsamkeit herauszukommen. Dieser Wunsch nach einer zwischenmensch-lichen Vereinigung ist das stärkste Streben im Menschen. Es ist seine fundamentalste Leidenschaft, es ist die Kraft, welche die menschliche Rasse zusammenhält!

Jemanden lieben, ist nicht nur ein starkes Gefühl, es ist auch eine Entscheidung, ein Urteil, ein Versprechen.

Zu allen Zeiten und in allen Kulturen sieht sich der Mensch mit dem Problem konfrontiert, wie er sein Abgetrenntsein überwinden, wie er das Einswerden erreichen kann. Auf diese Frage gibt es viele Antworten, vielfältige Lösungsversuche. Manche suchen die Antwort im Vergessen mit Hilfe von Drogen und Alkohol, andere nehmen Zuflucht zu wiederholten sexuellen Erlebnissen, wieder andere suchen die Vereinigung, die auf der Konformität mit der Gruppe beruht; viele von uns suchen die Lösung in der Liebe zu einem Menschen.

In einer Beziehung projizieren wir unsere positiven Vorstellungen voneinander auf den anderen, wir befinden uns in einem Zustand gegenseitiger Faszination, kurz wir sind ineinander verliebt. Als Paar erklären wir uns gegenseitig unsere Liebe und sind fest davon überzeugt, den Partner fürs Leben gefunden zu haben.

Die meisten Menschen werden sich wahrscheinlich daran erinnern, als sie zum erstenmal verliebt waren und welche unerwarteten, starken Gefühle sie empfanden. Dieses Erlebnis kann eine wertvolle Bereicherung ihrer Persönlichkeit und ihres emotionalen Lebens sein. Darüber hinaus ist es auch eine wichtige Erfahrung, weil dadurch die Geschlechter zusammengeführt und Beziehungen eingegangen werden – ob diese letztendlich glücklich werden oder nicht.

Beziehungen, die nur auf dem Zustand des Verliebtseins basieren, sind erfahrungsgemäß jedoch nicht von Dauer. Sie können den alltäglichen Streß nicht aushalten, auch wenn wir diese bittere Wahrheit nicht hören wollen. Wir suchen weiter nach dem perfekten Mann oder der perfekten Frau, wechseln von einem Partner zum anderen. Immer auf der Suche nach der perfekten Beziehung beenden wir sie, wenn die Verliebtheit nachläßt. Auf einer solchen schwachen Basis kann sich keine echte, dauerhafte Liebe entwickeln. Die Fähigkeit zur echten Liebe ist ein Zeichen von Reife und geht einher mit realistischen Erwartungen an den Partner. Echte Liebe bedeutet, Verantwortung für unser eigenes Glück oder Unglück zu übernehmen und nicht vom Partner zu erwarten, uns glücklich zu machen oder ihm die Schuld für unsere schlechte Stimmung und Frustrationen zu geben.

Liebe zwischen zwei Menschen ist nur möglich, wenn wir aus der Tiefe unseres Wesens miteinander kommunizieren. Die so erfahrene Liebe ist eine ständige Herausforderung; sie ist kein Ruheplatz, sondern bedeutet, sich zu bewegen, zu wachsen, zusammenzuarbeiten. Ob Harmonie waltet oder ob es Konflikte gibt, ob Freude oder Traurigkeit herrscht, ist nur von sekundärer Bedeutung gegenüber der Tatsache, daß zwei Menschen sich vom Wesen ihres Seins her erleben, daß sie miteinander eins sind, indem sie mit sich selbst eins sind, anstatt vor sich selber auf der Flucht zu sein. Für die Liebe gibt es nur einen Beweis: die Tiefe der Beziehung und die Lebendigkeit und Stärke in jedem der Liebenden. Das allein ist die Frucht, an der die Liebe zu erkennen ist.

Dieses Buch vermittelt liebenden Paaren, wie sie mit Hilfe von Yoga-Übungen eine reife, liebevolle und dauernde Beziehung entwickeln können. Der erste Schritt auf diesem Weg ist, sich klarzumachen, daß Lieben eine Kunst ist, genauso wie Leben eine Kunst ist; wenn wir lernen wollen zu lieben, müssen wir genauso vorgehen, wie wir das tun würden, wenn wir irgendeine andere Kunst, zum Beispiel Musik, Malerei, das Tischlerhandwerk oder die Kunst der Medizin oder der Technik lernen wollten. Der Lernprozeß läßt sich in zwei Teile aufteilen: Man muß einerseits die Theorie und andererseits die Praxis beherrschen. „Yoga für Paare" vermittelt Ihnen die notwendige Praxis.

Weshalb versuchen die Menschen unseres Kulturkreises nur so selten, diese Kunst zu erlernen, obwohl sie doch ganz offensichtlich daran scheitern?

Vielleicht ist uns – trotz unserer tiefen Sehnsucht nach Liebe – fast alles andere wichtiger? Erfolg, Prestige, Geld und Macht. Wir bemühen uns nicht darum, die Liebeskunst zu erlernen.

Für das Erlernen der in diesem Buch beschriebenen Yoga-Übungen sind einige Grundvoraussetzungen erforderlich: Sie sollten bereit sein, Offenheit, Stärke und Demut zu entwickeln sowie Geduld, Fürsorge und Selbsterkenntnis. Die Übungen basieren auf den Erfahrungen vieler Seminare, die im Laufe der letzten zwanzig Jahre stattfanden.

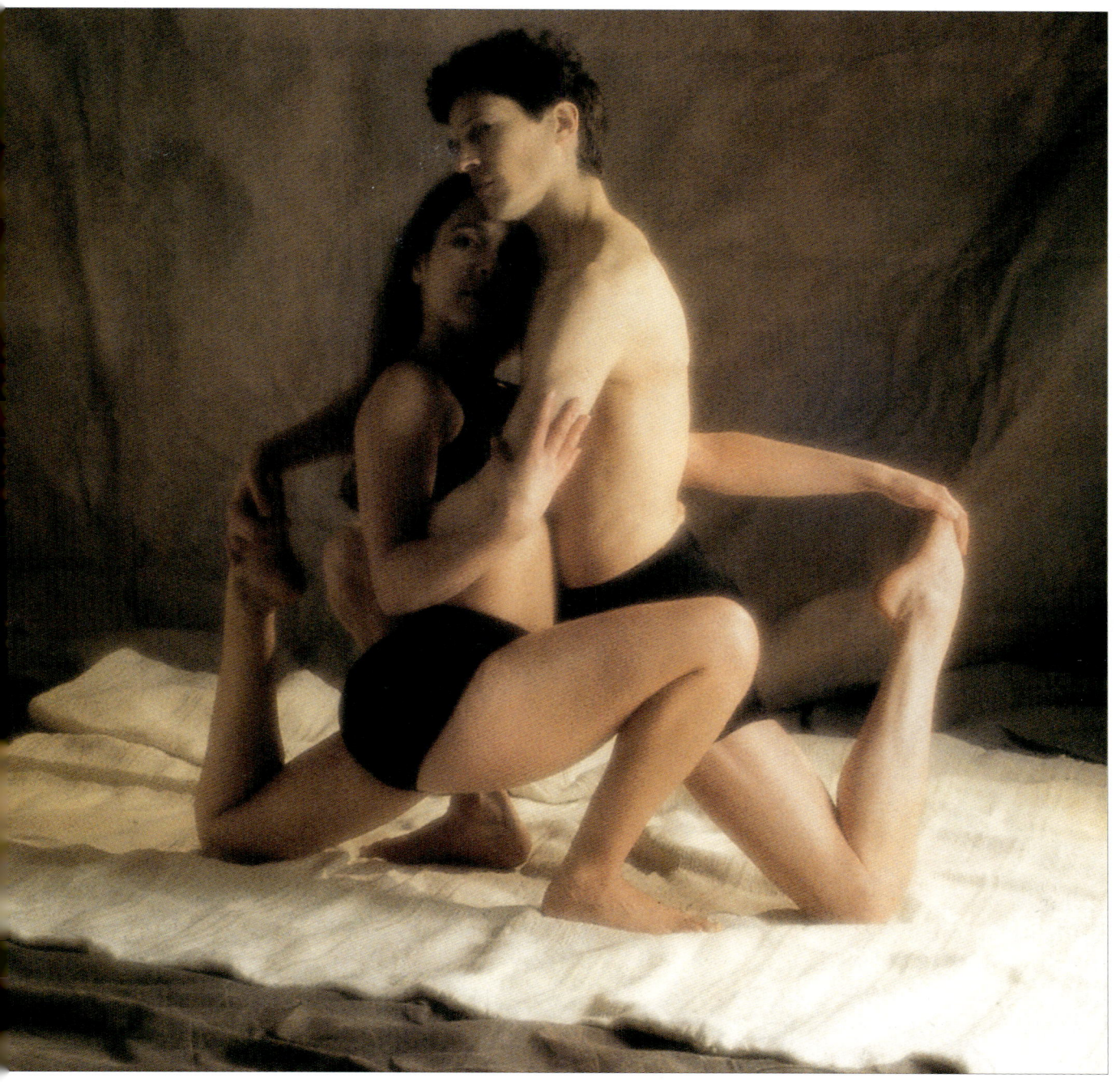

Es ist das tiefste Bedürfnis von uns Menschen, unsere Abgetrenntheit zu überwinden

Immer wieder konnten wir beobachten, daß sich die Atmosphäre in der Klasse veränderte, wenn sich die Teilnehmer gegenseitig bei der Durchführung der verschiedenen Yoga-Stellungen unterstützten. Durch engen körperlichen Kontakt und in Verbindung mit korrekter Atemtechnik, Stretching und Hebepositionen erlebten die Seminarteilnehmer ihre Beziehungen auf einer tieferen, bedeutungsvolleren Ebene.

„Yoga für Paare" basiert auf persönlicher Erfahrung: zu sehen, daß viele der teilnehmenden Paare die körperlichen und emotionalen Aspekte ihrer Beziehung verbessern konnten, war für uns Feedback und Inspiration. Es zeigte sich, mit welch geringem Zeitaufwand die beschriebenen Yoga-Übungen zu einer innigeren Beziehung verhelfen können. Das Wort Yoga bedeutet wörtlich „Vereinigung". Durch das gemeinsame Training dieser dynamischen Yoga- und Entspannungsübungen entwickeln zahllose Paare eine tiefere, engere Beziehung und eine lustvollere Partnerschaft.

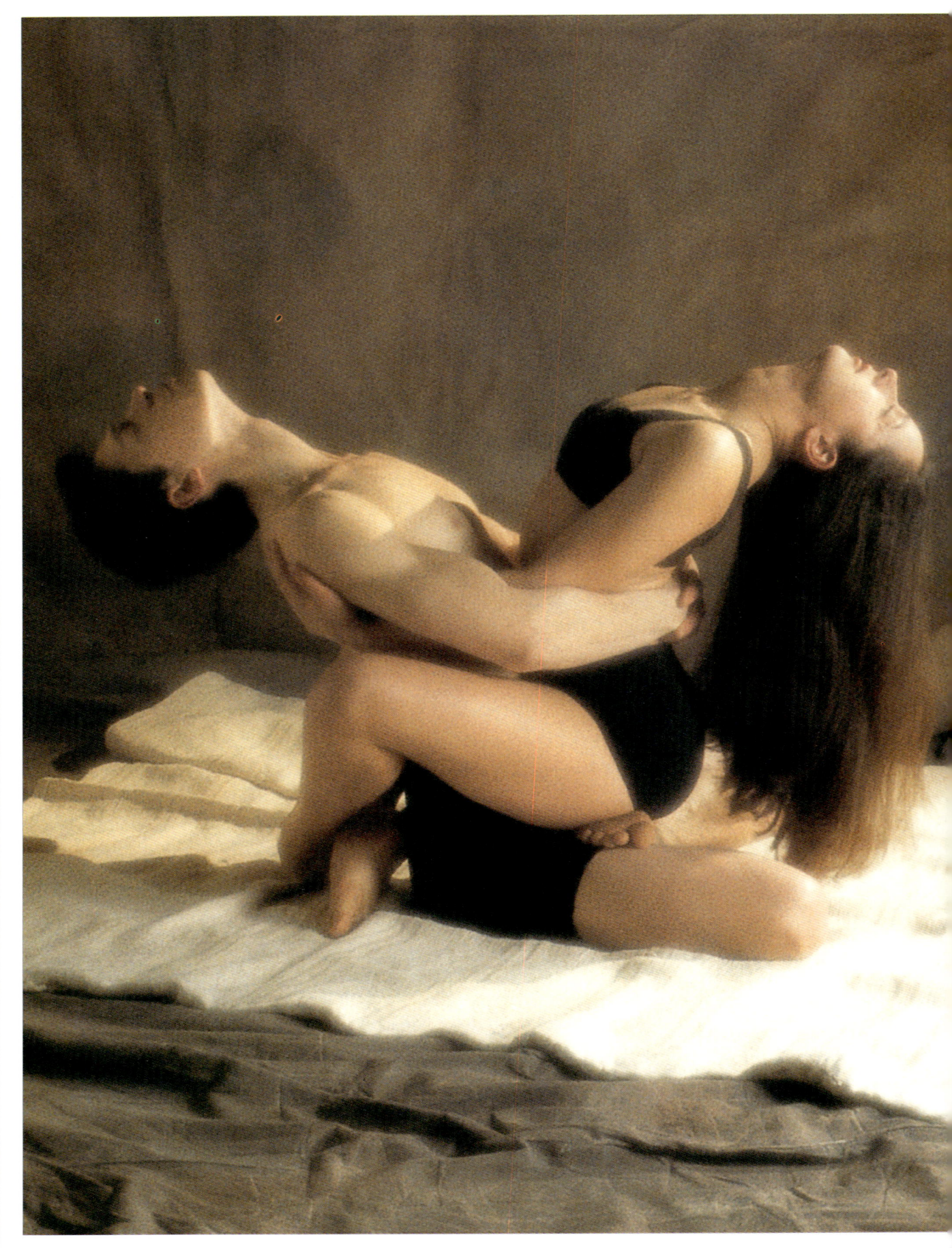

WAS IST YOGA?

Während der letzten 30 Jahre hat Yoga (das Wort stammt von der Sanskritwurzel „yui" = vereinigen) in den westlichen Ländern immer mehr Anhänger gefunden als eine Methode, um Vitalität und Gesundheit zu fördern sowie Körper und Geist zu entspannen. Die Praxis des Yoga ist einem ständigen Wandel unterworfen, um seine Prinzipien an die Bedürfnisse nachwachsender Generationen anzupassen. Die in diesem Buch beschriebenen praktischen Yoga-Übungen für das 21. Jahrhundert können von Personen mit normaler Fitneß leicht nachvollzogen werden. Die Übungen wurden in Hunderten von Seminaren und Kursen mit Erfolg erprobt und getestet.

POSITIVE AUSWIRKUNGEN AUF DIE KÖRPERLICHE GESUNDHEIT

Folgende Effekte wurden in medizinischen Studien nachgewiesen:
- Yoga senkt erhöhten Blutdruck
- Lindert Beschwerden wie Arthritis, Arteriosklerose, chronische Müdigkeit, Asthma, Krampfadern und Herzbeschwerden
- Verbessert Lungenkapazität und Atmung
- Senkt das Körpergewicht
- Verbessert die Fähigkeit zur Streßbewältigung
- Senkt Cholesterin- und Blutzuckerwerte
- Stabilisiert die natürliche Immunabwehr des Körpers

POSITIVE AUSWIRKUNGEN AUF DIE SEELISCHE GESUNDHEIT

Paare beobachteten die folgenden positiven emotionalen Auswirkungen:
- Bessere Streßbewältigung
- Offenere Kommunikation
- Stärkere gegenseitige Fürsorge, tieferes Vertrauen und Verständnis
- Erhöhte Sinnlichkeit
- Stärkere Libido

ALLGEMEINE HINWEISE

DAS SOLLTEN SIE TUN

- Sie können die beschriebenen Übungen durchführen, wenn Sie gesund sind und ein durchschnittliches Fitneßniveau haben.
- Beginnen Sie langsam, auch wenn Sie andere Sportarten betreiben.
- Beginnen Sie das Yoga-Training immer mit den in Kapitel 2 („Zärtlicher Yoga") beschriebenen Aufwärmübungen. Führen Sie alle Übungen jeweils in der angegebenen Reihenfolge durch.
- Tragen Sie lose, bequeme Kleidung.
- Üben Sie barfuß auf einer rutschfesten Unterlage.
- Ruhen Sie sich aus, wenn Sie sich müde fühlen. Regelmäßiges Training erhöht die Ausdauer.
- Entspannen Sie die Muskeln und versuchen Sie niemals, eine Dehnung zu erzwingen.
- Atmen Sie aus, wenn Sie eine Stellung einnehmen und atmen Sie dann normal weiter. Nicht den Atem anhalten, das führt zu Verkrampfungen.
- Lösen Sie sich sanft aus einer Stellung.

DAS SOLLTEN SIE VERMEIDEN

- Niemals sofort nach einer Mahlzeit üben.
- Bei schweren Rückenschmerzen sollten Sie Ihren Arzt konsultieren, bevor Sie mit Dehnungsübungen beginnen. Auch wenn körperliches Training Teil der Therapie sein kann, ist eine genaue Diagnose unerläßlich.
- Üben Sie nicht bei direkter Sonneneinstrahlung oder in einem kalten Raum.
- Um Verletzungen zu vermeiden, sollten Sie Ihren Körper nicht überfordern.
- Es ist nicht ratsam, während einer Schwangerschaft mit Yoga zu beginnen.

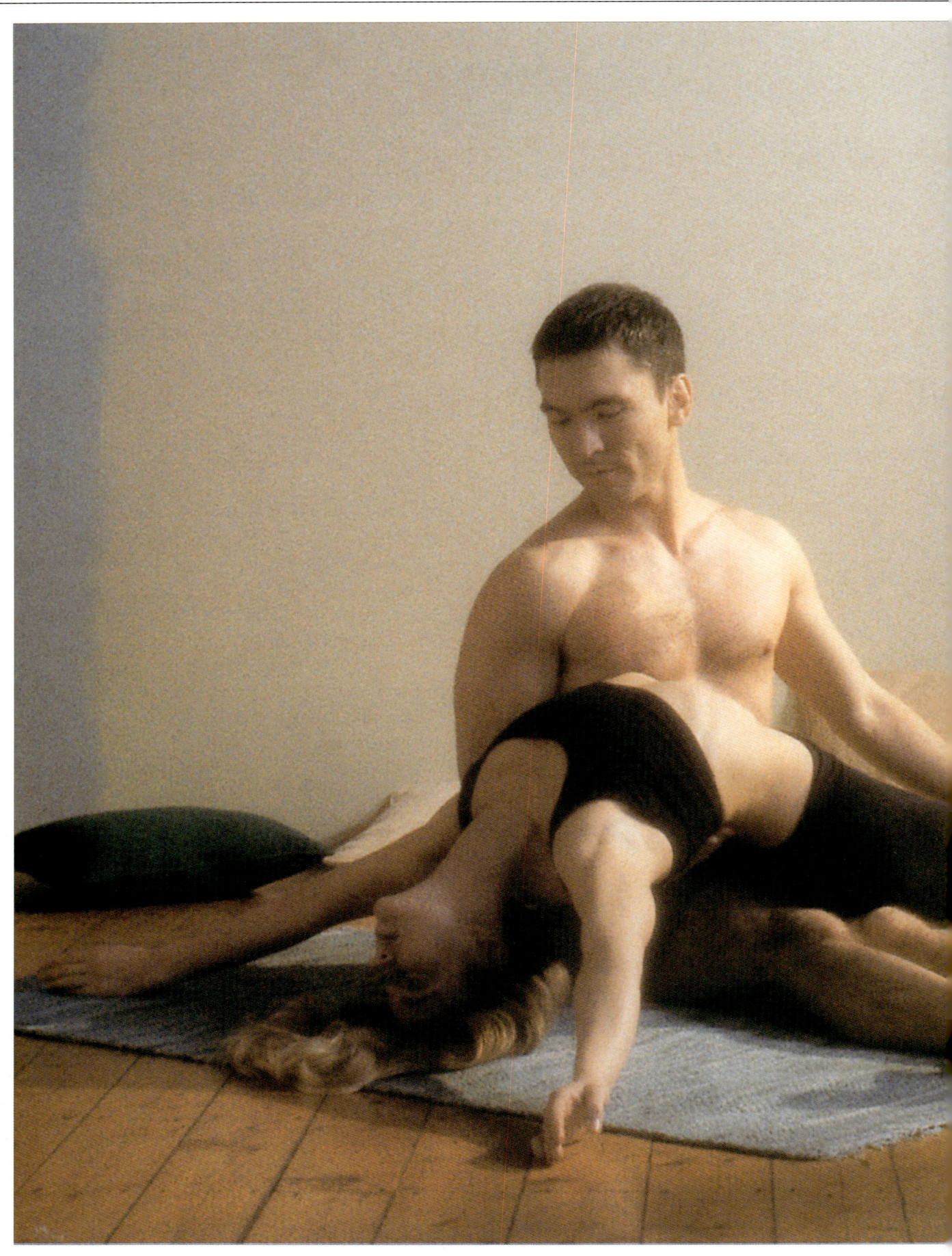

ZÄRT-LICHER YOGA

EINE GEEIGNETE UMGEBUNG SCHAFFEN

SCHAFFEN SIE ZUNÄCHST eine geeignete Umgebung, vor allem wenn Sie und Ihr Partner einen anstrengenden, streßvollen Tag hatten. Duschen Sie und ziehen Sie etwas Bequemes an. Zünden Sie vielleicht einige Kerzen an, legen Sie ein paar Kissen zurecht und spielen Sie etwas Musik zur Entspannung. Achten Sie darauf, daß der Raum angenehm warm ist.

Bevor Sie die erste Übungseinheit in jedem Kapitel beginnen, setzen Sie sich ruhig mit gekreuzten Beinen gegenüber und atmen Sie ruhig und tief. Die Hände ruhen auf den Knien, die Handflächen zeigen nach oben. Sie und Ihr Partner sollten versuchen, ohne Anstrengung im gleichen Rhythmus zu atmen und in den gleichen Zustand der Ruhe einzutauchen.

Sehnsucht ist wie die wechselnden Jahreszeiten. Sie bedeutet Warten, Stimulierung, Erregung und schließlich Erfüllung.

1. SEIN

KÖRPERLICHE WIRKUNGEN

Beim Sitzen mit gekreuzten Beinen lösen sich Verspannungen in den Hüftgelenken, ein Problem, das viele von uns betrifft, weil wir in den westlichen Ländern nur selten auf dem Boden kauern oder sitzen. Dabei wird die Wirbelsäule mobilisiert und gestreckt, Leber, Nieren und Darm werden stimuliert. Die Schultern und der obere Brustkorb werden ebenfalls gedehnt. Im letzten Übungsabschnitt wird der Brustkorb geweitet und die Wirbelsäule gestreckt. Die Lungenkapazität wird dadurch signifikant verbessert. Diese Übung wirkt vitalisierend. Beide Partner öffnen sich einander und werden ruhig. Idealerweise sollten Sie sich schon durch die physische Nähe des Partners wohlfühlen.

EMOTIONALE WIRKUNGEN

Diese einfache Sitzhaltung mit gekreuzten Beinen stimuliert die Leber, den Sitz der Wut. Sie werden spüren, wie etwaige Irritationen oder negative Gefühle verschwinden.

MEDITATION
Ich öffne mich und werde ganz ruhig.

SITZHALTUNG
(*Sanskrit:* Sukhasana)

„SUKHA" BEDEUTET „GLÜCKLICH", „LEICHT" ODER „ANGENEHM"; ES IST EINER DER KLASSISCHEN MEDITATIONSSITZE, DIE DIE WIRBELSÄULE STRECKEN, DEN STOFFWECHSEL VERLANGSAMEN UND DEN GEIST BERUHIGEN.

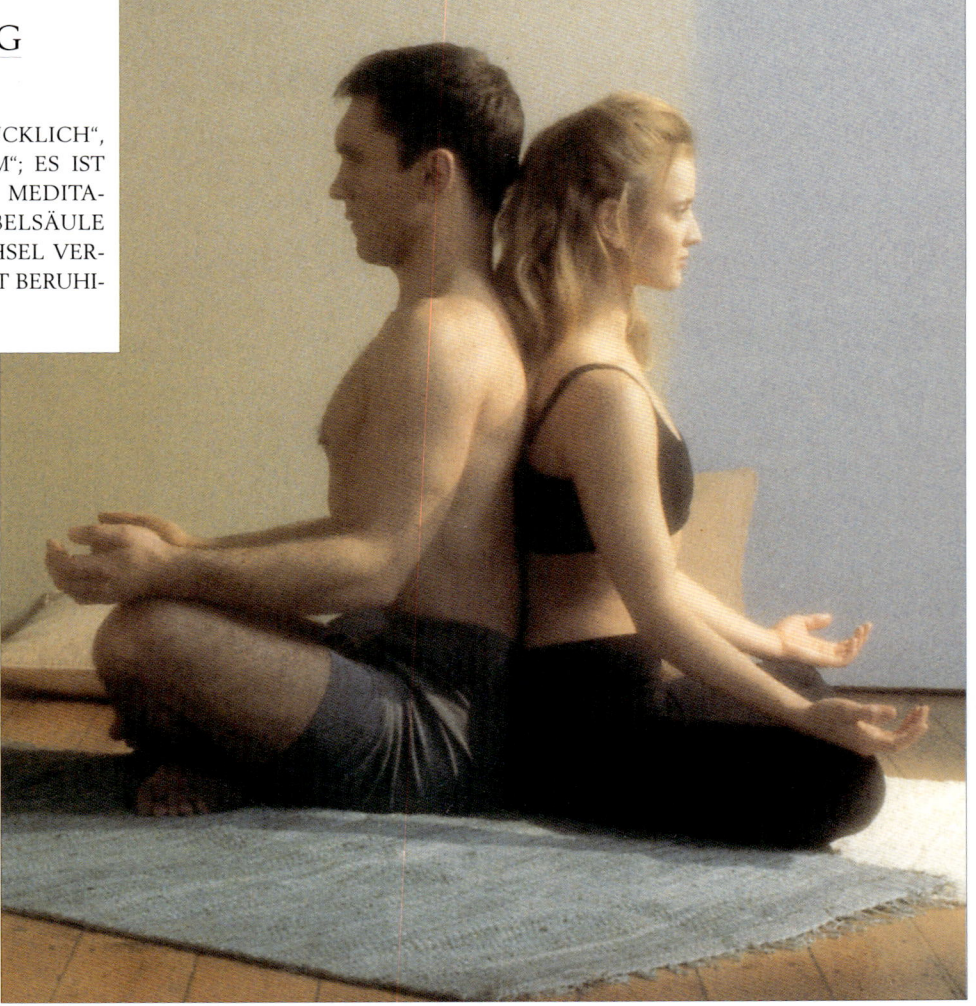

1. Sie sitzen Rücken an Rücken mit gekreuzten Beinen, das rechte Bein ist vorn, die Hände liegen auf den Knien, die Handflächen weisen nach oben. Atmen Sie tief und ruhig im gleichen Rhythmus. Konzentrieren Sie sich auf die Streckung der Wirbelsäule. Ziehen Sie die Schulterblätter leicht ein, und fühlen Sie, wie sich Hüften, Rücken und Schultern durch den Halt am Partner entspannen.

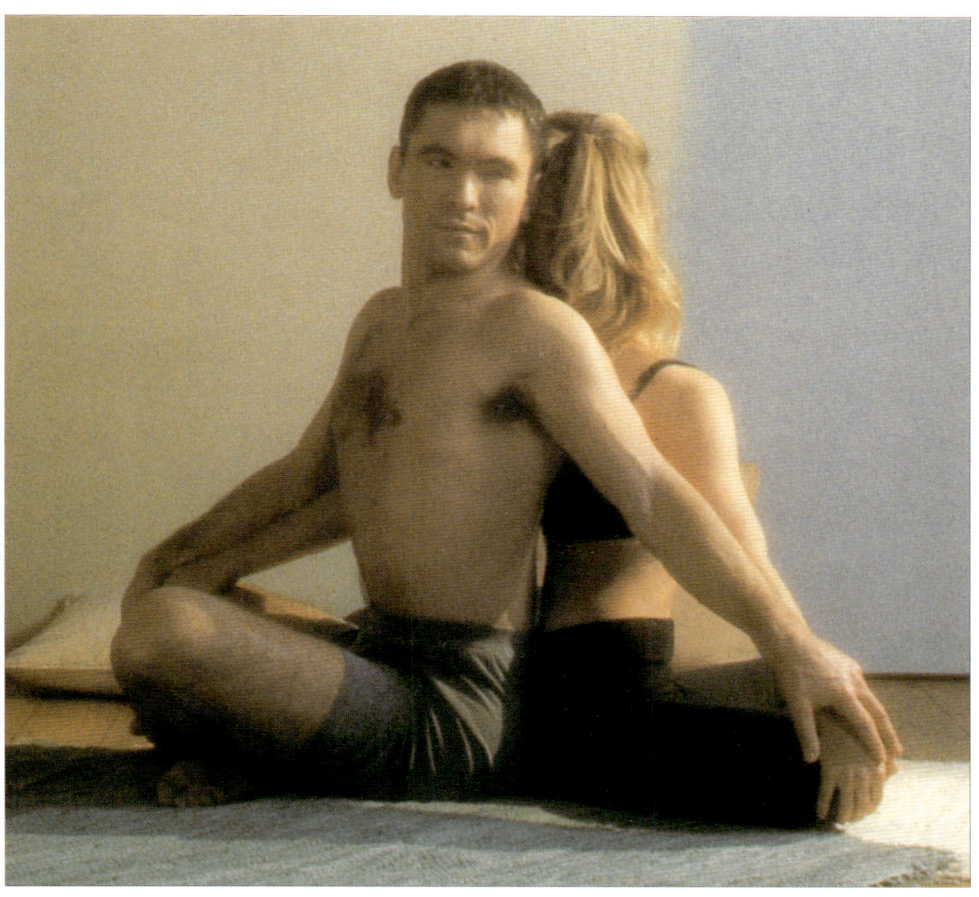

2. Führen Sie zuerst die linke Hand nach hinten zum Knie des Partners. Dadurch dreht sich die Wirbelsäule automatisch nach links, halten Sie jedoch weiterhin den Rücken gerade und die Schultern zurück. Halten Sie diese Drehung vier bis fünf Atemzüge lang.

3. Kehren Sie in die Mittelstellung zurück. Drehen Sie dann nach rechts, indem Sie die rechte Hand nach hinten führen und auf das rechte Knie des Partners legen. Halten Sie diese Drehung wiederum vier bis fünf Atemzüge lang.

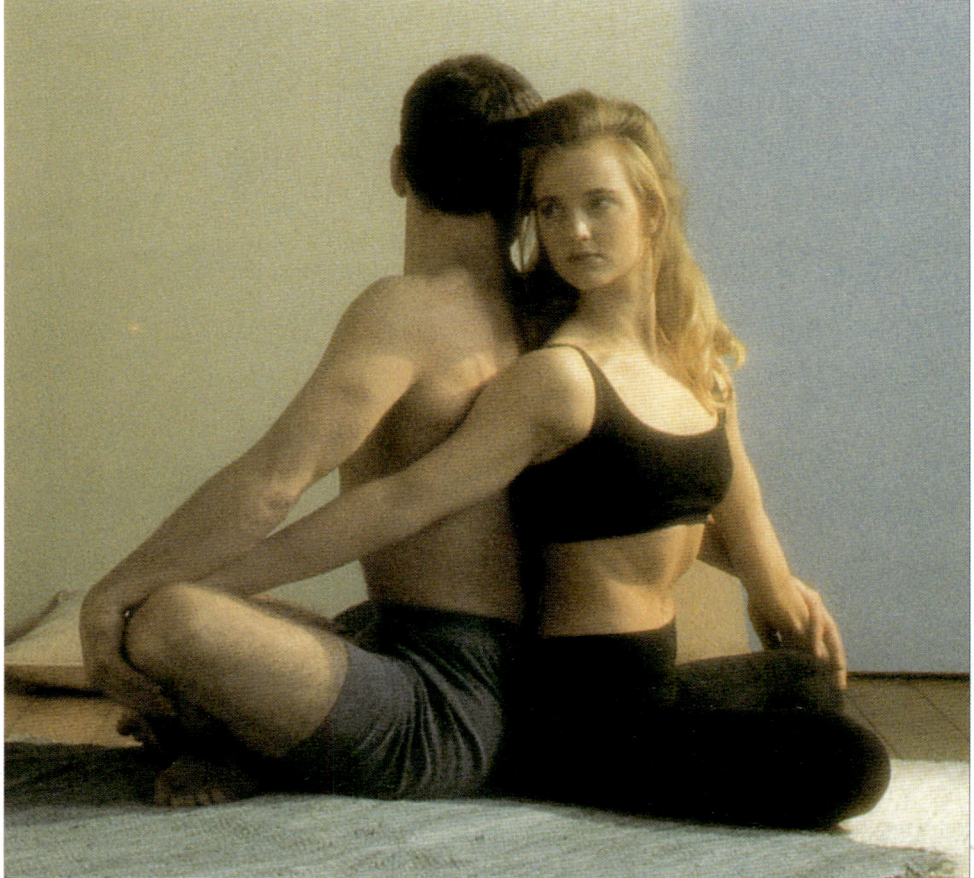

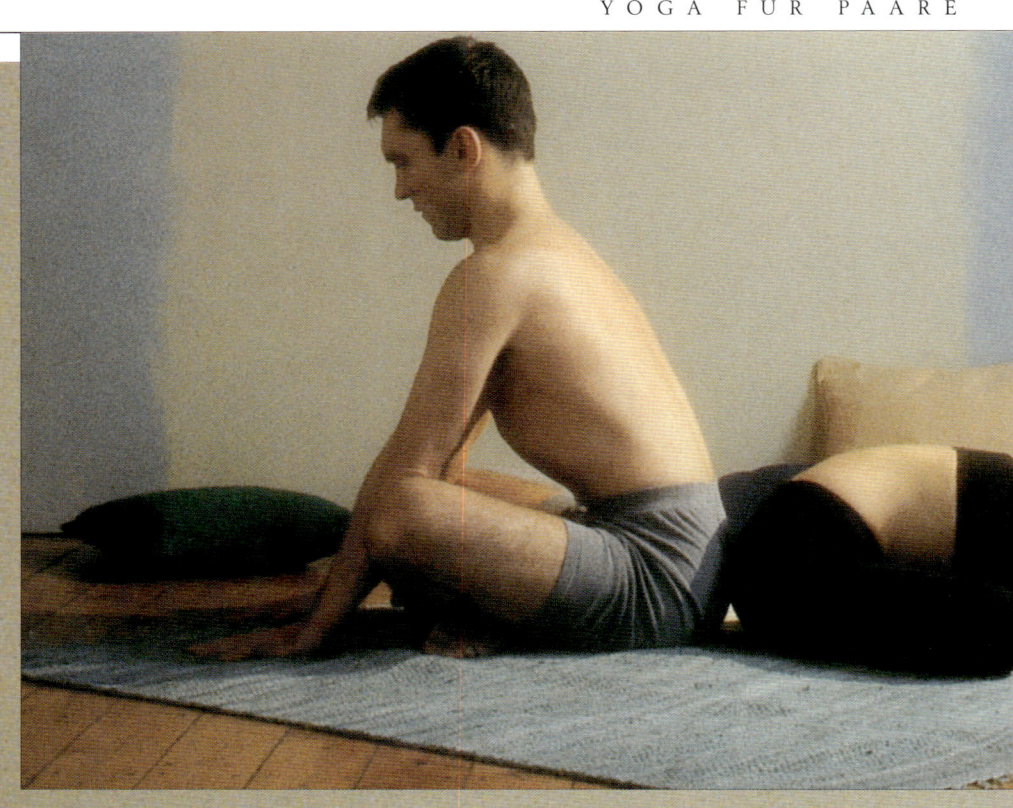

4. (rechts) Kehren Sie
in die Mittelstellung
zurück; ein Partner
beugt sich nun von den
Hüften aus nach vorn.
Beugen Sie sich, so tief
Sie können, nach vorn,
pressen Sie dabei das
Gesäß fest auf den
Boden. Lassen Sie den
Nacken der Krümmung
Ihrer Wirbelsäule folgen;
nehmen Sie die Hände
zur Seite. Der sitzende
Partner lehnt sich jetzt
zurück und dehnt sich
über die Hüften und den
Rücken des anderen.
Dehnen Sie Brustkorb
und Hals, strecken Sie
den Kopf nach hinten.
Strecken Sie die Arme
zur Seite, und führen
Sie die Handflächen
zusammen. Halten Sie
die Stellung vier bis fünf
Atemzüge lang.
5. Kehren Sie in die
Mittelstellung zurück,
wechseln Sie die
Position, und halten
Sie die Stellung.

6. (rechts) Kehren Sie
in die Mittelstellung
zurück und über-
kreuzen Sie die Beine.
Wiederholen Sie die
gesamte Übungs-
sequenz von Anfang
an.

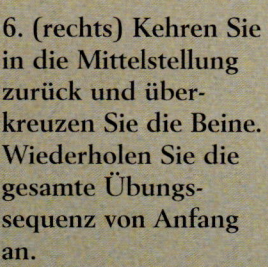

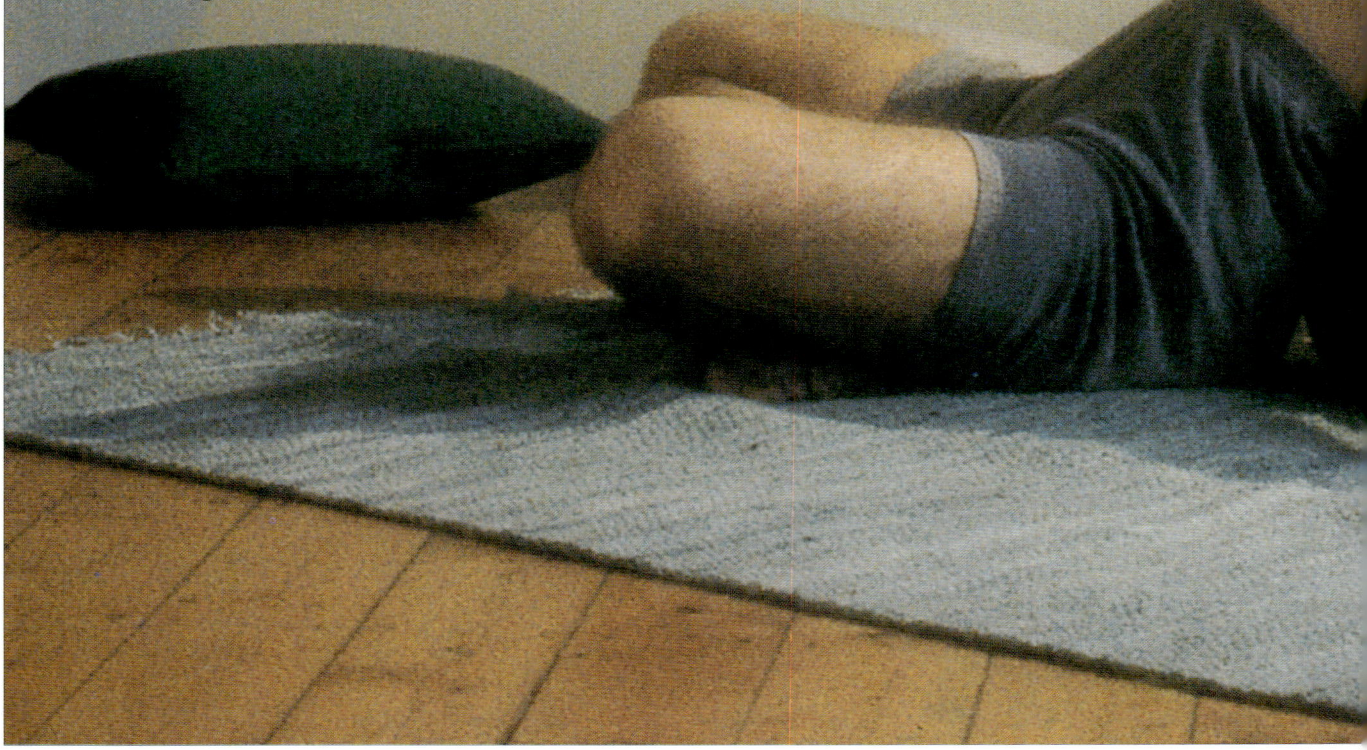

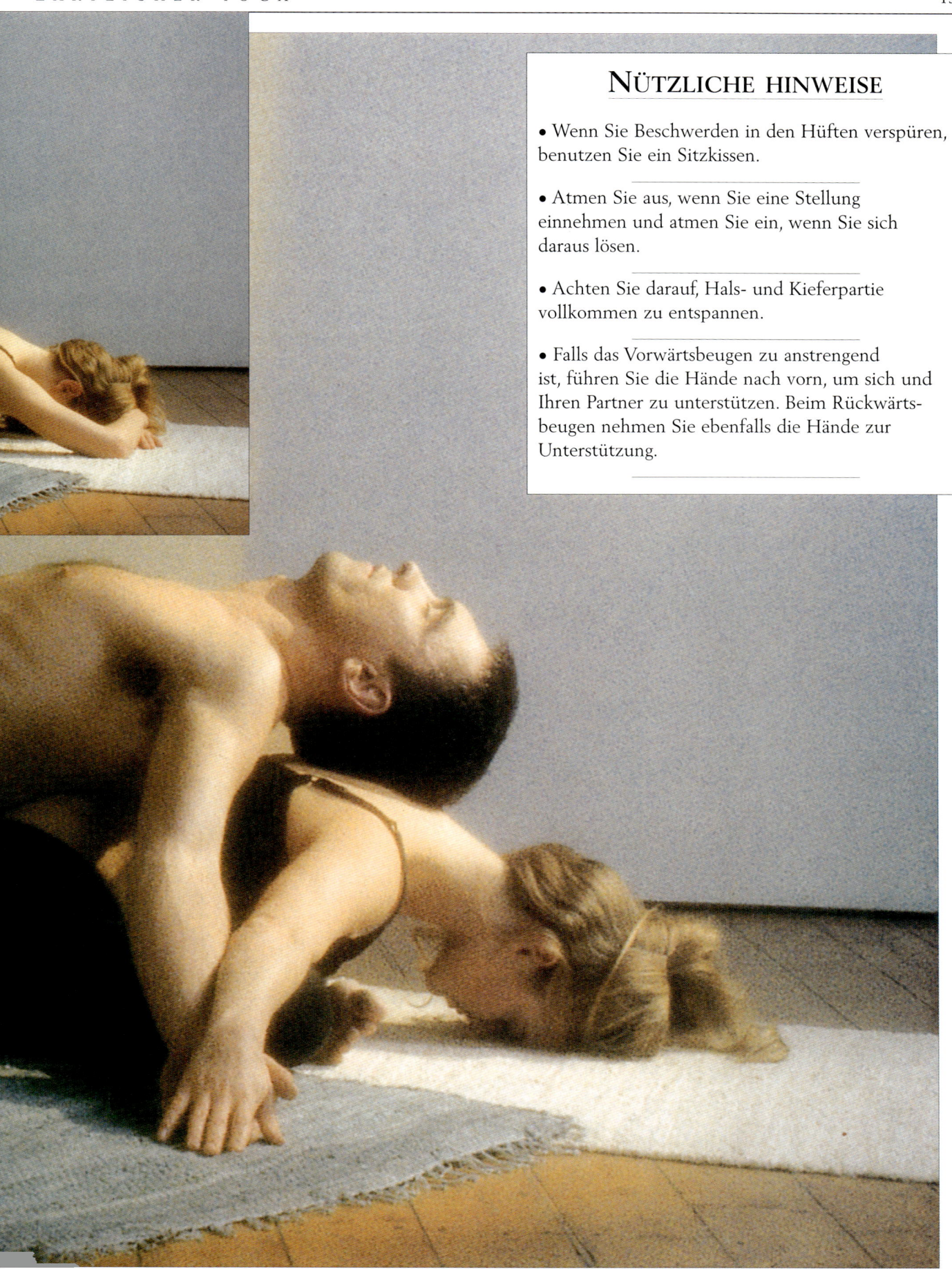

NÜTZLICHE HINWEISE

• Wenn Sie Beschwerden in den Hüften verspüren, benutzen Sie ein Sitzkissen.

• Atmen Sie aus, wenn Sie eine Stellung einnehmen und atmen Sie ein, wenn Sie sich daraus lösen.

• Achten Sie darauf, Hals- und Kieferpartie vollkommen zu entspannen.

• Falls das Vorwärtsbeugen zu anstrengend ist, führen Sie die Hände nach vorn, um sich und Ihren Partner zu unterstützen. Beim Rückwärtsbeugen nehmen Sie ebenfalls die Hände zur Unterstützung.

2. ÖFFNUNG

KÖRPERLICHE WIRKUNGEN

Diese Stellung wirkt wunderbar stimulierend auf Leber, Milz und Bauchspeicheldrüse. Der Darm und alle Bauchorgane werden gestärkt. Die Taille wird gestrafft, die Hüftgelenke werden geschmeidig und Verkrampfungen in der unteren Rückenregion werden gelöst. Mit Hilfe des Partners wird der Brustkorb gedehnt, Schultern und Arme werden gestreckt. In den abschließenden Bewegungen der Übungseinheit werden Verspannungen im Rücken gelöst, wenn der Partner sanft die Schienbeine nach unten drückt und dann die Beine von den Hüften weg nach vorn streckt.

Nach dieser Übungseinheit werden Sie sich erfrischt und entspannt fühlen.

EMOTIONALE WIRKUNGEN

Die Hüftgelenke halten den Körper im Gleichgewicht. Hier konzentrieren sich auch seelische und sexuelle Verspannungen. Lassen Sie bei dieser Übung alles Vergangene hinter sich und öffnen Sie sich der Zukunft.

MEDITATION
Ich bin bereit weiterzugehen – ich öffne mich der Zukunft.

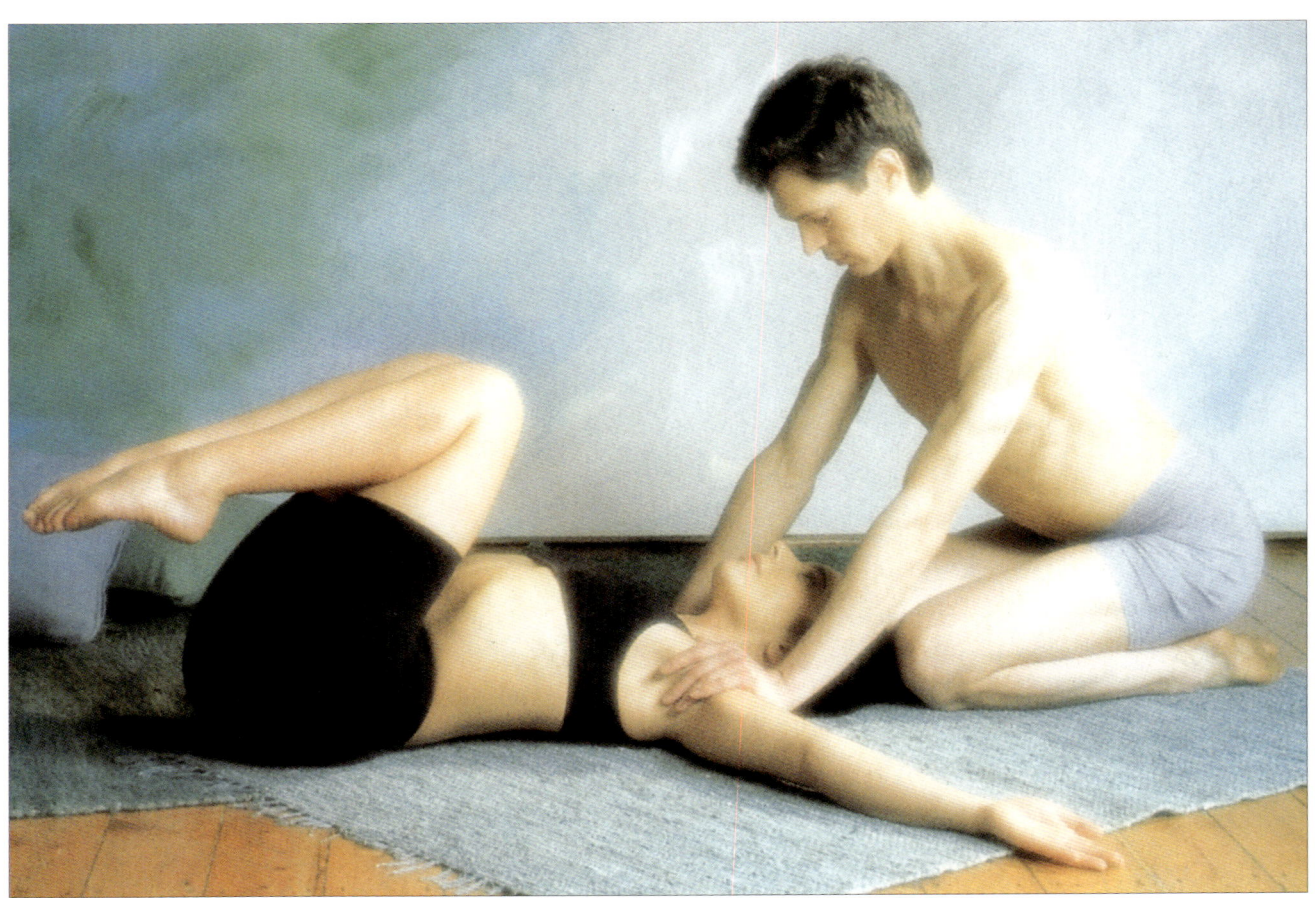

1. Sie liegen auf dem Boden und heben die Knie zur Brust. Ihr Partner geht an Ihrem Kopfende in den Fersensitz und drückt Ihre Schultern sanft nach unten. Strecken Sie die Arme seitwärts, die Handflächen weisen nach oben.

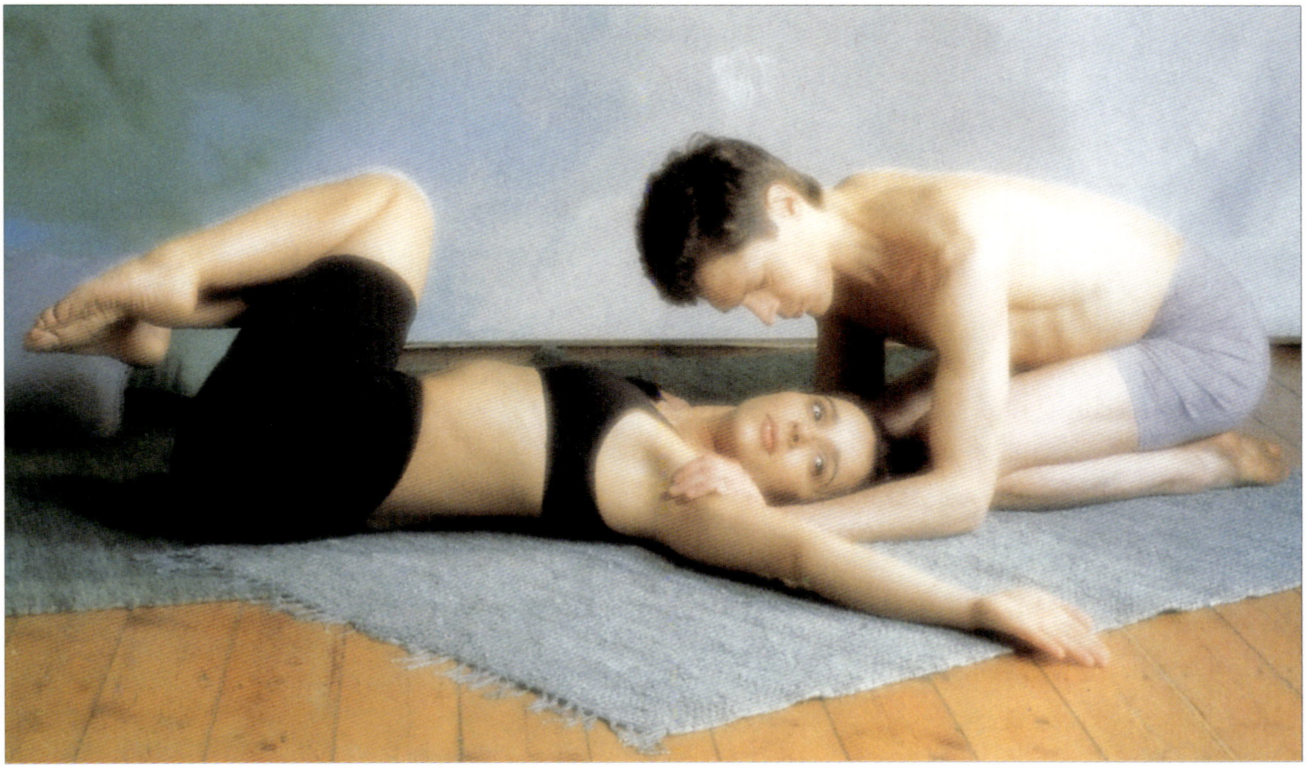

2. Halten Sie Knie und Knöchel zusammen, und führen Sie sie zur rechten Achselhöhle. Der knieende Partner drückt die Schultern nach unten. Versuchen Sie, die gebeugten Knie etwa 20 cm über dem Boden zu halten. Halten Sie die Stellung vier bis fünf Atemzüge lang.

3. (unten) Bringen Sie die Knie langsam und kontrolliert wieder in die Mittelstellung.

4. Führen Sie jetzt die Knie zur linken Achselhöhle, und halten Sie die Stellung vier bis fünf Atemzüge lang.

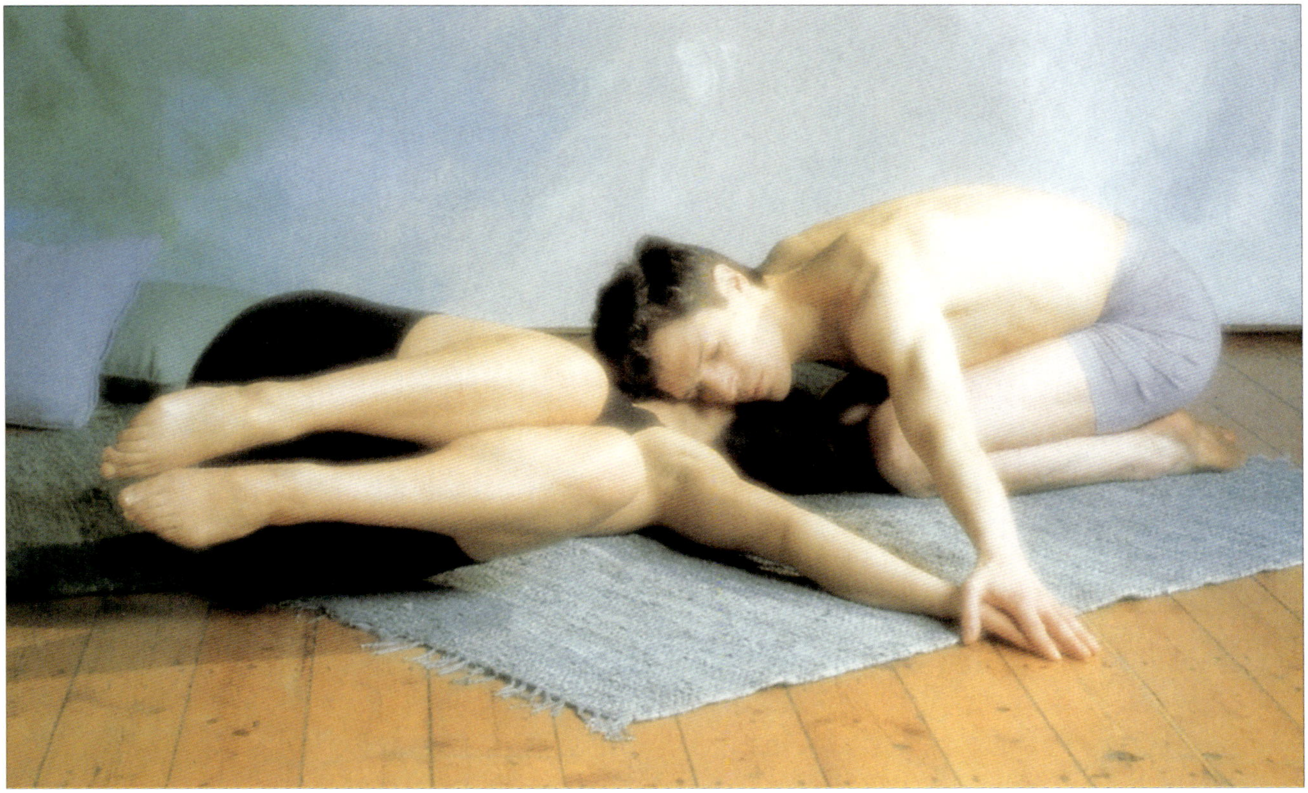

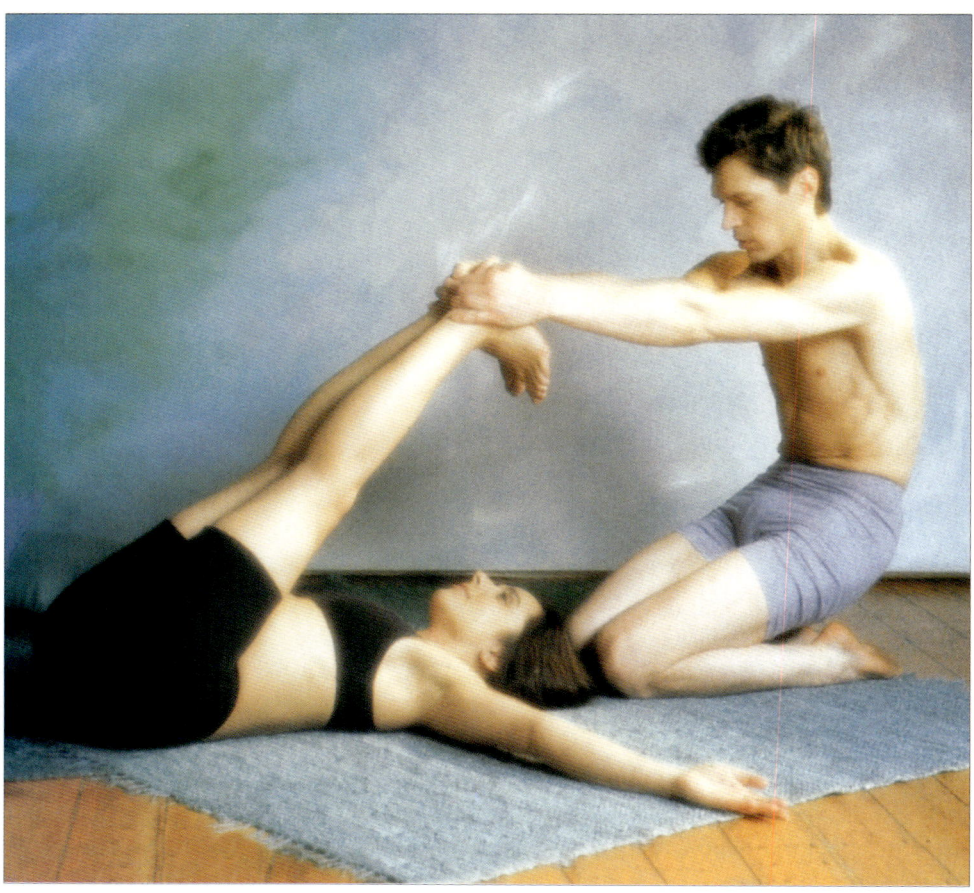

5. Bringen Sie die Knie wieder in Mittelstellung. Der sitzende Partner reicht nach vorn, umfaßt Ihre Fersen und streckt Ihre Beine, so weit es geht, in Richtung Kopf. Halten Sie die Stellung vier bis fünf Atemzüge lang.

6. Bringen Sie die Knie wieder in Mittelstellung. Der sitzende Partner drückt Ihre Schienbeine nach unten, um die untere Rückenpartie zu dehnen. Tauschen Sie die Rollen, und wiederholen Sie die Übungseinheit von Anfang an.

NÜTZLICHE HINWEISE

• Halten Sie den Rücken flach am Boden, drehen Sie nur aus der Hüfte heraus.

• Nehmen Sie die verschiedenen Stellungen jeweils beim Ausatmen ein, und lösen Sie sich daraus beim Einatmen.

• Halten Sie die Arme ständig gut gestreckt.

• Hals, Kiefer- und Augenpartie sollten entspannt bleiben.

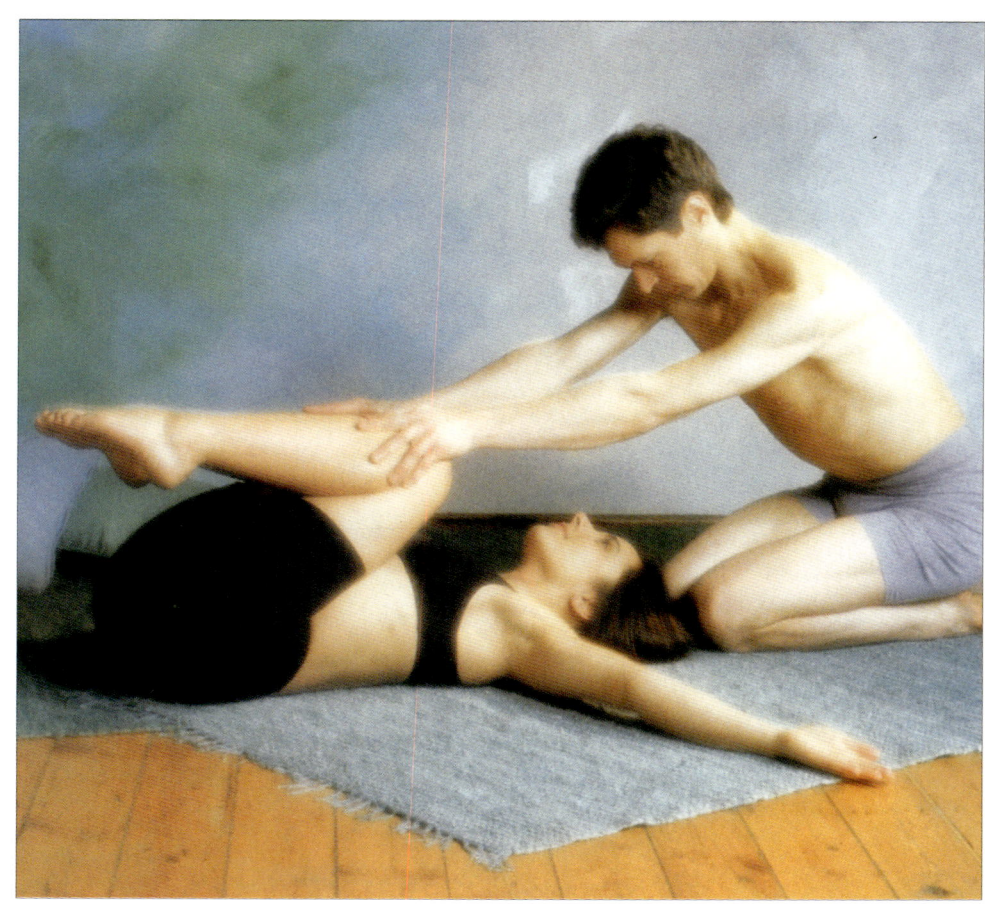

3. DAS TOR

KÖRPERLICHE WIRKUNGEN

Bei dieser Stellung helfen sich die Partner gegenseitig, um die Position zu stabilisieren und maximale Dehnung zu erreichen.

Beckenbereich, Bauchmuskeln und Bauchorgane werden massiert und gedehnt, die Wirbelsäule wird angenehm entspannt. Die Zwischenrippenmuskeln werden sanft gedehnt, die Atemkapazität wird verbessert.

Bei dieser Übungseinheit werden Sie sich mit Ihrem Partner stärker im Einklang fühlen, weil Sie sich gegenseitig unterstützen und dehnen, im gleichen Rhythmus atmen und entspannen.

EMOTIONALE WIRKUNGEN

Diese Übungseinheit stimuliert vor allem Leber und Herz. Das Herz wird oft als das Zentrum von Liebe, Sicherheit, Freude und Glück angesehen.

MEDITATION
Ich schenke dir mein Herz.

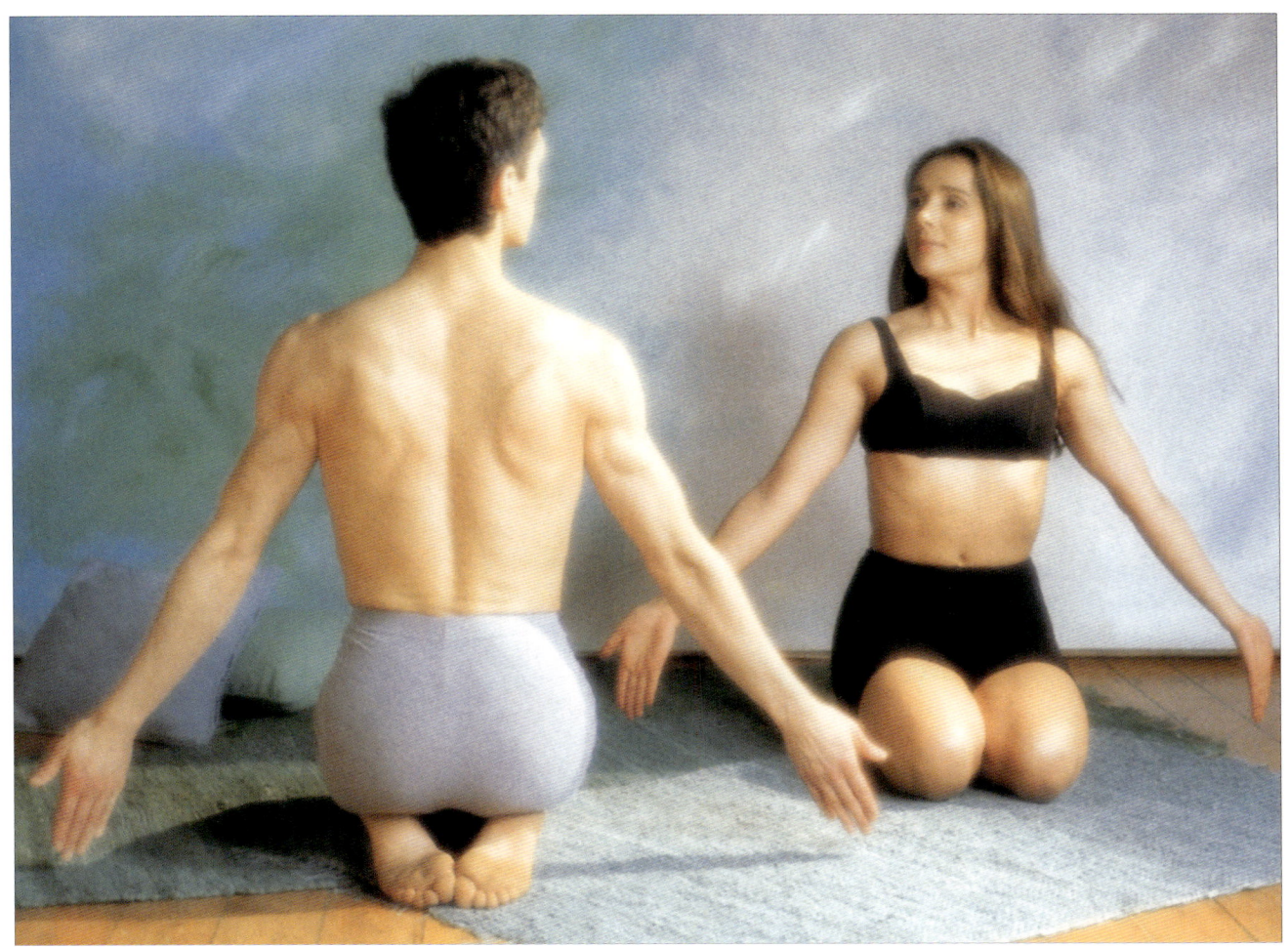

1. Sie setzen sich im Fersensitz gegenüber. Vor der dritten Übungssequenz überprüfen Sie den Abstand zwischen sich. Strecken Sie die Arme zur Seite, die Handflächen weisen nach vorn. Halten Sie die Wirbelsäule gestreckt, die Schultern nach hinten und den Brustkorb gedehnt.

2. Richten Sie sich in den Kniestand auf, die Oberschenkel weisen senkrecht zum Boden, Knie und Füße werden zusammengehalten.

3. Ausatmend strecken Sie das rechte Bein zur Seite. Ihre Fußinnenseite drücken Sie gegen das Knie des Partners, und Ihre rechte Hand führen Sie nach vorn und legen sie auf die Schulter des Partners. Ihre linke Hand ruht auf der Hüfte. Dehnen Sie sich durch die gestreckten Arme.

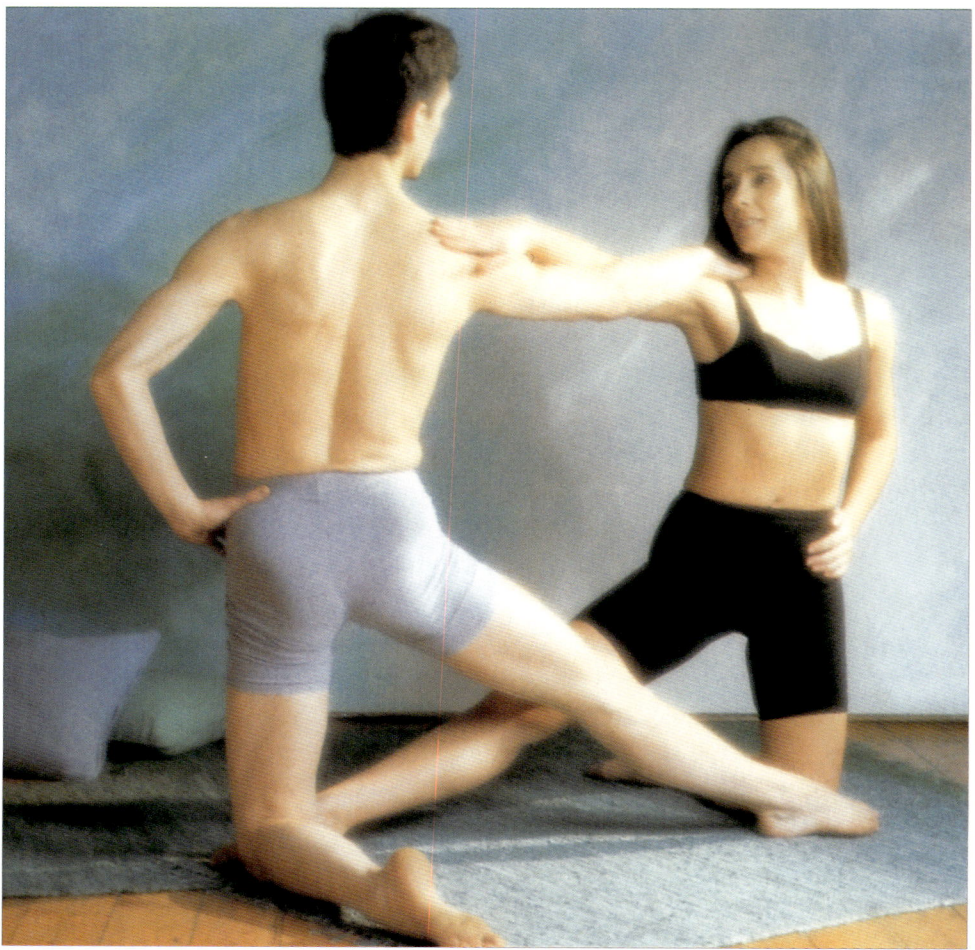

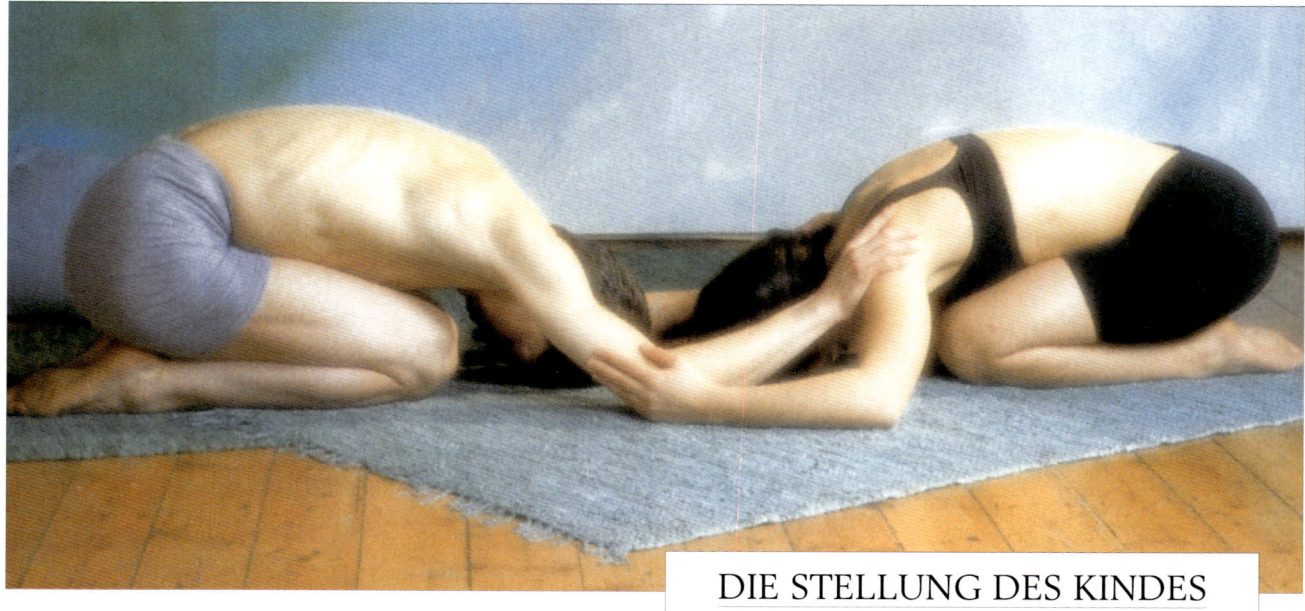

4. Kehren Sie zur Ausgangsposition zurück, und blicken Sie sich an. Beugen Sie sich nach vorn, gehen Sie in den Fersensitz, strecken Sie die Arme nach vorn, und nehmen Sie DIE STELLUNG DES KINDES ein.

5. Richten Sie sich auf, und wiederholen Sie die Übungseinheit.

DIE STELLUNG DES KINDES

DIESE ENTSPANNUNGSSTELLUNG NORMALISIERT DEN KREISLAUF UND ENTLASTET DIE WIRBELSÄULE DURCH DIE GEGENDEHNUNG. KNIEN SIE SICH NIEDER UND GEHEN SIE IN DEN FERSENSITZ. FÜHREN SIE DIE STIRN ZUM BODEN, BRINGEN SIE DIE ARME SEITLICH AN DEN KÖRPER, DIE HANDFLÄCHEN ZEIGEN NACH OBEN.

6. Ausatmend heben Sie den linken Arm, und umgreifen Sie den Ellbogen des Partners. Gleichzeitig legen Sie den rechten Handrücken auf Ihr gestrecktes Knie.

Dehnen Sie sich jeweils zur Seite. Halten Sie die Schultern zurück, ziehen Sie die Schulterblätter ein, und entspannen Sie Hals- und Kiefer-partie.

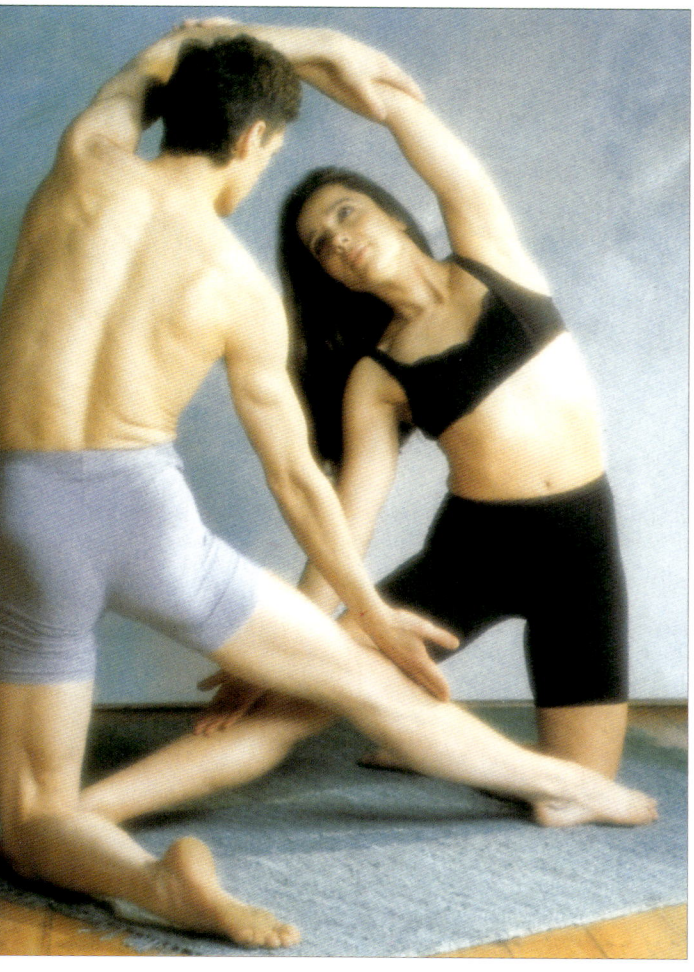

NÜTZLICHE HINWEISE

• Gehen Sie langsam an diese wirkungsvolle Übungs-einheit heran und nehmen Sie sich viel Zeit dafür. Neigen Sie sich vorsichtig seitwärts, überdehnen Sie nicht.

• Trainieren Sie die vorher beschriebenen Übungen, bevor Sie sich an diese Übungseinheit heranwagen.

• Denken Sie daran, langsam und tief zu atmen. Atmen Sie aus, wenn Sie eine Stellung einnehmen und vollenden Sie sie beim Einatmen.

• Halten Sie jede Stellung vier bis fünf Atemzüge lang.

WEITERE ERFAHRUNGEN
SEIN POTENTIAL VOLL ENTWICKELN

Sarah arbeitete in der Musikbranche, ihr Mann Anthony war in der Werbung tätig. Beide waren nicht darauf vorbereitet, wie belastend sich ein 12-Stunden-Tag und häufige Wochenendarbeit auf ihre Ehe auswirken würden. Die kurze Zeit, die sie miteinander verbrachten, wurde getrübt durch Auseinandersetzungen. Auf sexuellem Gebiet fand fast überhaupt nichts mehr statt.

Eine Freundin nahm Sarah zu einem Yogakurs mit, bei dem es vor allem um Entspannung und Stretching ging. Schon bald merkte sie, daß Yoga noch mehr für sie tun könnte. Sie begann, sich auf den wöchentlichen Yoga- und Meditations-kurs zu freuen und machte auch einige leichte Übungen zu Hause, z.B. zehn Minuten morgens vor der Arbeit. Nach einigen Wochen spürte sie, wie sich Yoga zunehmend positiv auf ihr Leben auswirkte. Sie fühlte sich ausgeglichener bei der Arbeit, blieb in streßvollen Situationen gelassener und sah ihre Arbeit und ihre Beziehung in einem positiverem Licht.

Anthony bemerkte die Veränderungen und begann sich für Yoga zu interessieren. Nach einer besonders streßvollen Woche machte er mit Sarah morgens einige Yoga-Übungen („Sein", „Öffnung", „Tor"). Positive Wirkungen wurden nicht sofort sichtbar. Er machte jedoch weiter, weil er sich insgesamt wohler fühlte.

Das Yoga-Training brachte die beiden dazu weiterzugehen und ihre Sexualität durch tantrischen Yoga zu erforschen. Tantra ist eine Philosophie und Lebensweise, die sexuelle Energie entwickelt, um geistige und körperliche Befreiung zu erlangen. Sie fanden, daß tantrischer Yoga (die Sanskritwurzel „tan" bedeutet „Abwicklung" oder „Ausdehnung") ihnen half, sich ihres körperlichen und emotionalen Potentials vollkommen bewußt zu werden und tieferes Glück beim Zusammen-sein – nicht nur sexuell – zu empfinden. Sarah und Anthony haben jetzt eine Tochter und beide sind im Beruf erfolgreich.

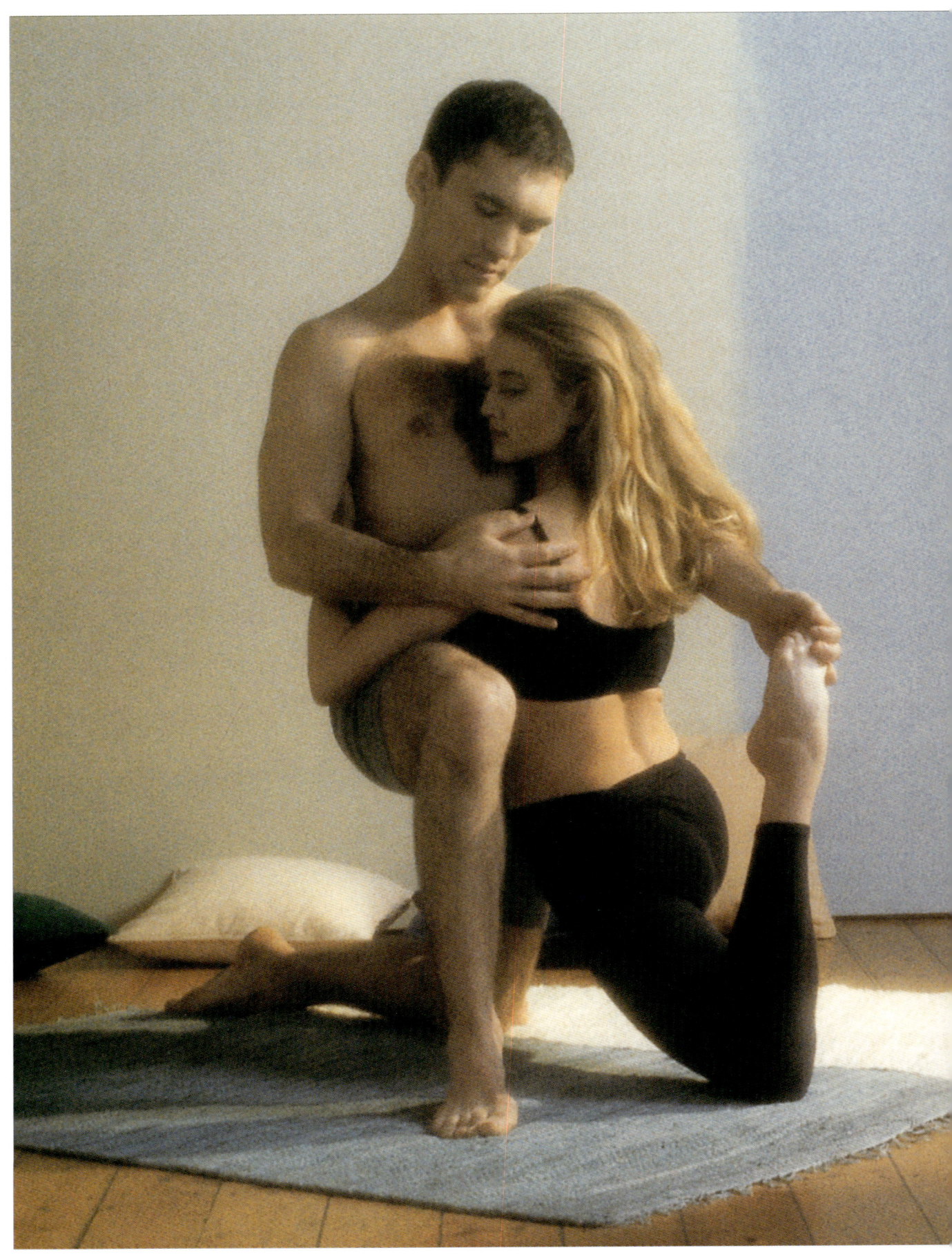

ZUSAMMEN-KOMMEN

E INE PARTNERSCHAFTLICHE BEZIEHUNG sollte für beide Partner befriedigend sein. Idealerweise werden die Schwächen des einen, durch die Stärken des anderen ausgeglichen. Als Individuen fühlen wir uns zu Partnern hingezogen, die Gebiete in unserem Leben befriedigen, die bei uns schwach ausgeprägt sind, oder wir suchen nach einem starken Partner, an den wir uns lehnen können. Dieser von beiden Seiten als angenehm empfundene Zustand kann jedoch eine Beziehung zum Stagnieren bringen, da keiner der Partner sich um individuelle Selbsterkenntnis bemühen muß. Wenn die Beziehung zerbricht, kann es zu starken Verlustängsten kommen; eventuell sind beide Partner nicht in der Lage, ohne den Beistand der „anderen Hälfte" zurechtzukommen.

Sich zu verlieben ist eine natürliche, wunderbare Erfahrung. Ohne diese Erfahrung ist das Leben arm und leer.

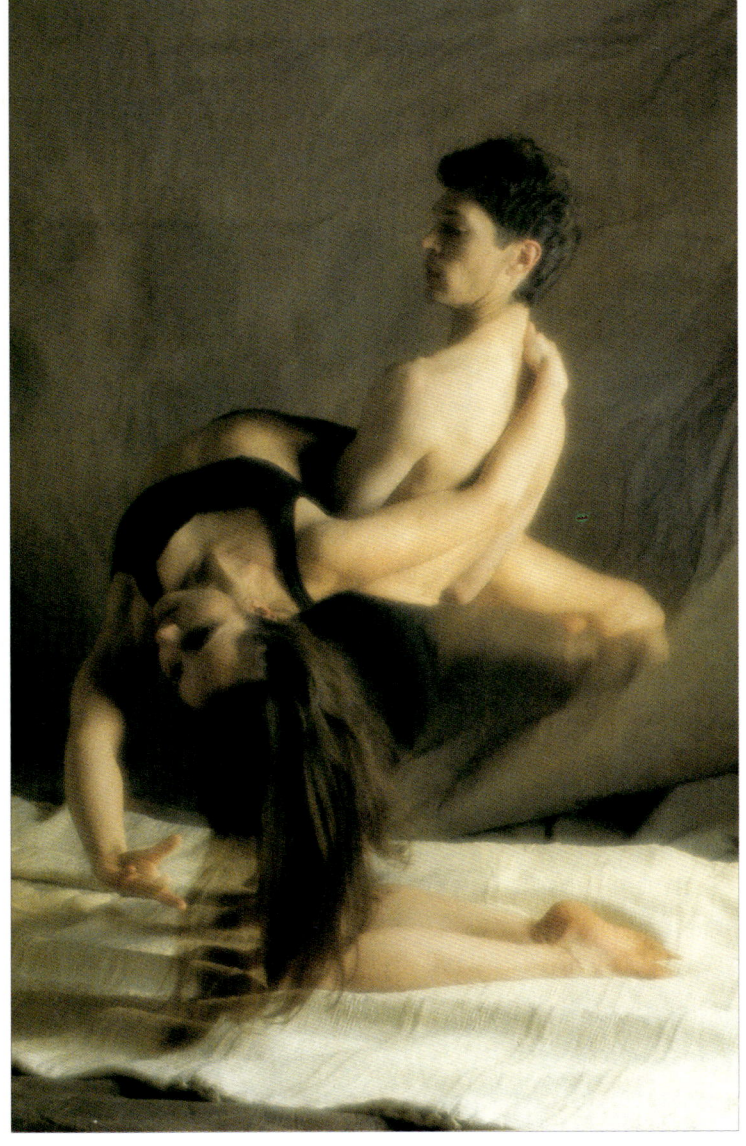

„Yoga für Paare" kann eine Beziehung durch liebevollen Umgang vertiefen und stärken.

In einer idealen Beziehung, die sich auf Liebe, Respekt und Ehrlichkeit gründet, bleiben beide Partner selbständig und werden durch den anderen gefördert. Damit eine liebevolle Beziehung entstehen und wachsen kann, brauchen wir Zeit, um eng miteinander verbunden zu sein und gemeinsame Erfahrungen zu machen.

Viele Menschen versuchen heute der täglichen Tretmühle zu entkommen und Verantwortung für ihr Leben und Wohlbefinden zu übernehmen. Wir wenden uns alten Formen der Heilkunst und Körperertüchtigung zu, die ganzheitlich orientiert sind und sich auf einer tieferen Ebene bewegen als moderne Übungsprogramme.

In dieser Hinsicht besonders populär ist Yoga, der nicht nur auf der körperlichen Ebene wirkt, sondern auch auf der mentalen, emotionalen und spirituellen Ebene.

„Yoga für Paare" kann uns helfen, eine tiefere liebevolle Beziehung zu entwickeln. Um die Methode zu verstehen, müssen wir sie selbst ausprobieren. Auf den ersten Blick scheint es sich nur um eine Reihe von seltsamen Körperstellungen zu handeln, die den Körper schlank und geschmeidig machen. Bei regelmäßigem Training werden wir jedoch feststellen, daß sich unsere Einstellung zum Leben allmählich ändert. Wenn wir mit der Unterstützung unseres Partners unseren Körper kontinuierlich anspannen und entspannen und unseren Geist zur Ruhe kommen lassen, werden wir inneren Frieden finden und unser Selbst entdecken.

Die am Yoga orientierten Übungen in diesem Kapitel wirken sich bei sorgfältiger Durchführung stark positiv auf jede Beziehung aus. Sie können die gegenseitige Anziehungskraft erhöhen und so die Beziehung vertiefen und neu beleben. Es gibt keine bessere Möglichkeit, Beziehungsprobleme zu lösen, als körperlich eng mit dem Partner zusammenzuarbeiten. Einander halten, sich miteinander dehnen, das kann mehr ausdrücken als Worte. Wenn Sie danach miteinander sprechen, werden Sie liebevoller kommunizieren.

Die folgenden Übungseinheiten sind etwas anspruchsvoller und die Unterstützung durch den Partner ist besonders wichtig, um die Stellungen vollkommen einzunehmen und zu vollenden. Sie können zu jeder Tageszeit durchgeführt werden, immer wenn Sie ungestört etwas Zeit miteinander verbringen können. Die Übungen steigern Ihr Wohlbefinden, wirken entspannend und Sie werden sich unweigerlich einander näher fühlen.

Es gibt viele Möglichkeiten, zusammen zu sein – spazierengehen, Essen gehen usw. Wenn Sie jedoch „Yoga für Paare" praktizieren, werden auch all Ihre anderen gemeinsamen Unternehmungen davon profitieren und intensiviert werden.

1. ENTFALTUNG

KÖRPERLICHE WIRKUNGEN

Beim Sitzen mit gekreuzten Beinen werden Versteifungen in den Hüftgelenken gelöst. Die Wirbelsäule wird elastisch, die Bauchorgane werden sanft gedehnt. Diese Stellung wirkt vitalisierend und die Gegendehnung zum Abschluß der Übungseinheit hat eine ausgleichende Wirkung auf den Energiefluß.

EMOTIONALE WIRKUNGEN

Emotionale Verspannungen finden sich oft im Bereich der Brustmuskulatur. Durch Dehnung dieser Muskeln können Gefühlsanspannungen gelöst werden. Falls Sie starke Emotionen verspüren, unterdrücken Sie sie nicht. Lassen Sie ihnen freien Lauf

MEDITATION

Ich gebe mich meinen Emotionen hin, lasse ihnen freien Lauf.

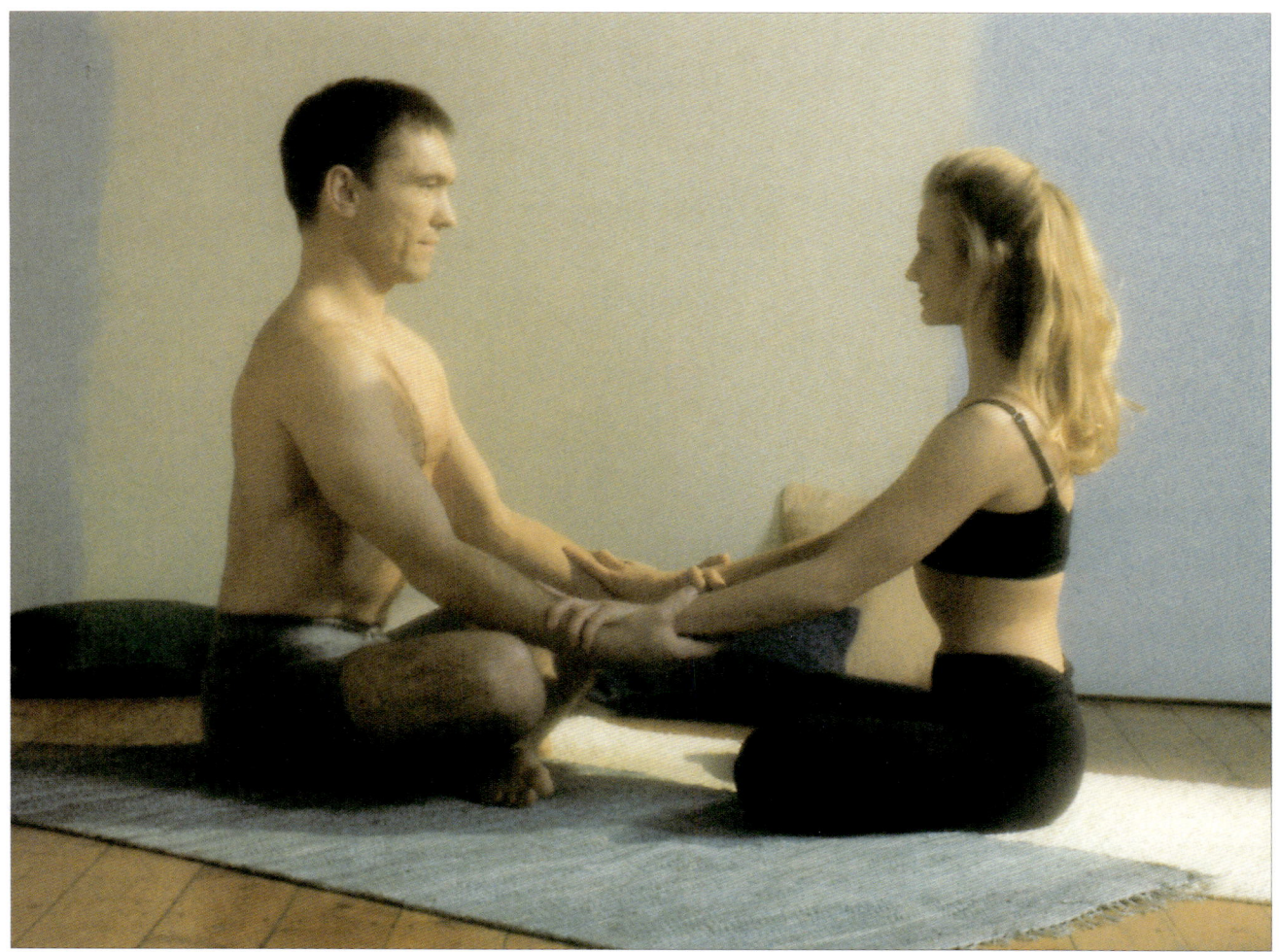

1. Sie sitzen sich mit gekreuzten Beinen (Schneidersitz) gegenüber, und Sie umfassen die Handgelenke Ihres Partners. Lassen Sie die Arme locker hängen, halten Sie den Rücken gerade und strecken Sie die Wirbelsäule. Ziehen Sie die Schulterblätter nach innen. Atmen Sie ruhig, und lassen Sie Ihren Körper in dieser Stellung entspannen. Achten Sie auf etwaige Verspannungen und lösen Sie sie beim Ausatmen.

2. Beide Partner drehen
den Oberkörper in die-
selbe Richtung, heben
einen Arm über den
Kopf und halten sich
dabei weiter an den
Handgelenken. Senken
Sie den anderen Arm,
und halten Sie sich
ebenfalls weiter an den
Handgelenken. Dadurch
wird der Ellbogen jeweils
gegen das Knie gedrückt
und die Drehung der
Wirbelsäule verstärkt.
Halten Sie die Stellung
vier bis fünf Atemzüge
lang.

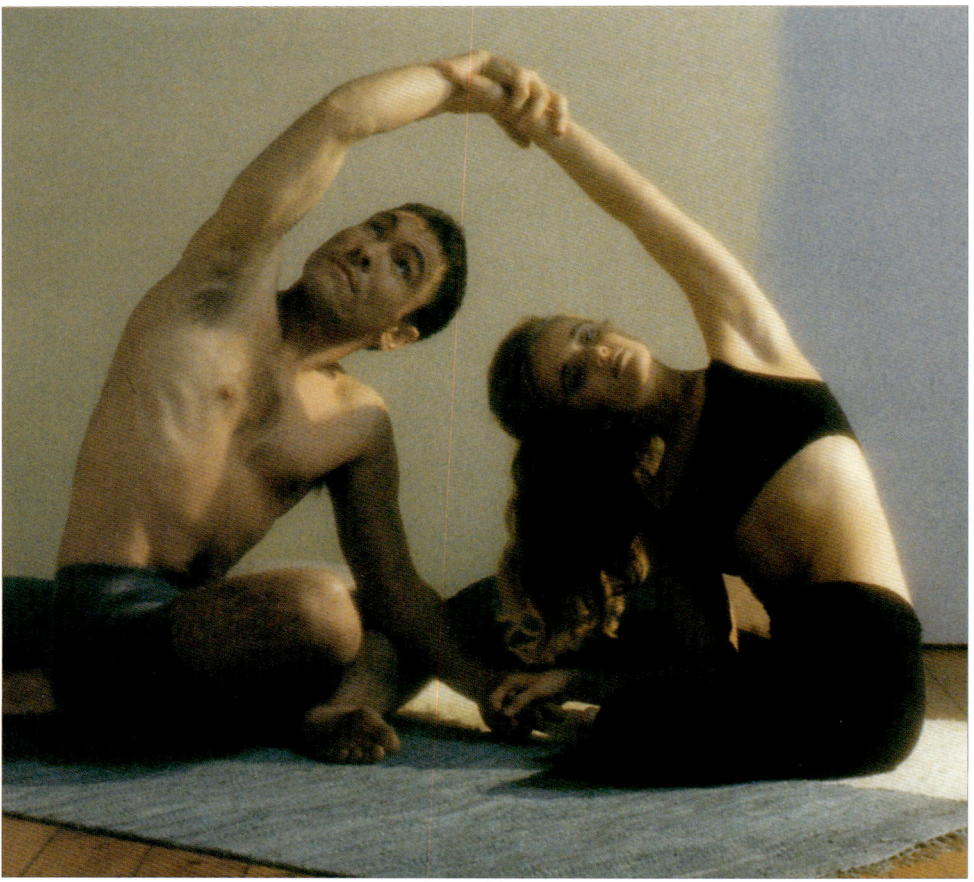

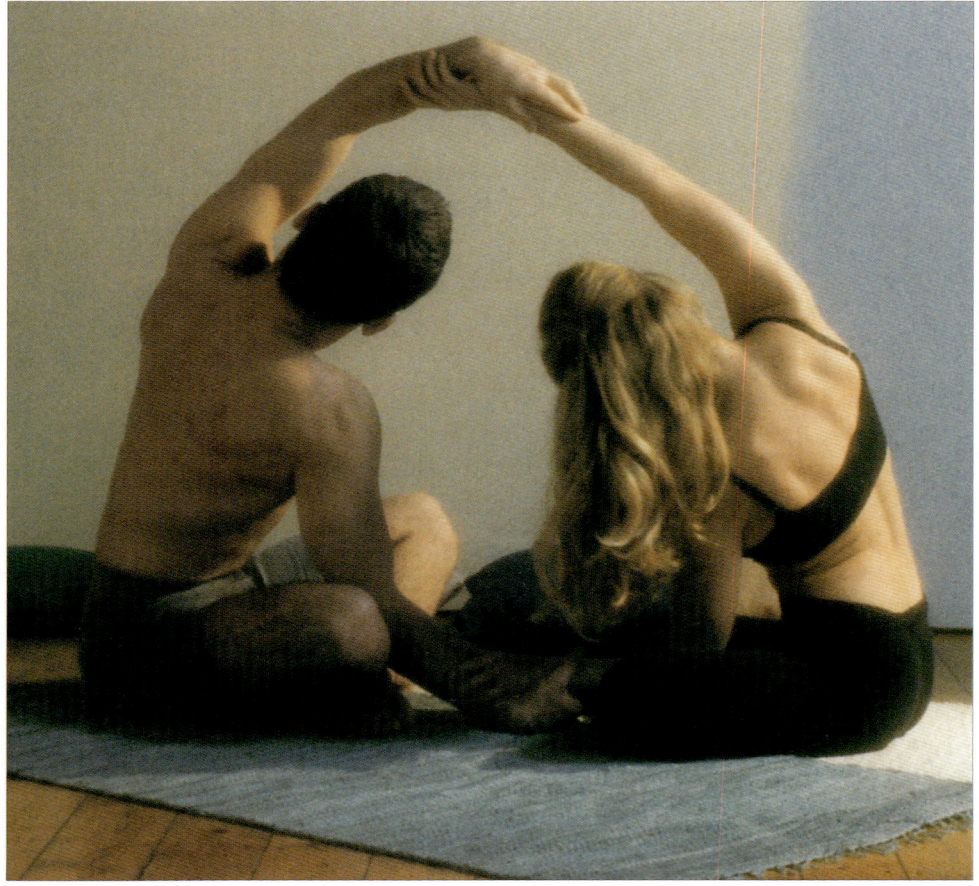

3. (links) Nehmen Sie
wieder die Mittelstellung
ein, drehen Sie sich zur
anderen Seite, und hal-
ten Sie die Stellung vier
bis fünf Atemzüge lang.
4. Nehmen Sie nun das
andere Bein nach vorn,
überkreuzen Sie die
Beine und wiederholen
Sie die ganze Übungs-
einheit.

5. (gegenüber) Ein
Partner beugt sich aus
der Hüfte heraus und
legt seinen Kopf an das
Knie des Partners; der
andere Partner beugt
sich sanft über den
Rücken des ersteren.
Halten Sie die Stellung
vier bis fünf Atemzüge
lang. Richten Sie sich
auf, wiederholen Sie die
Übung, wobei jetzt der
andere Partner oben ist.

NÜTZLICHE HINWEISE

• Wenn Sie sich im Schneidersitz unbehaglich fühlen, setzen Sie sich auf ein Kissen oder eine gefaltete Decke.

• Fühlen Sie, wie sich beim Vorwärtsbeugen des Rumpfes die Rippen von der Taille weg dehnen.

• Die Schulterblätter sollen eingezogen sein, damit sich die Schlüsselbeine heben können.

• Die Halspartie sollte wie immer entspannt sein.

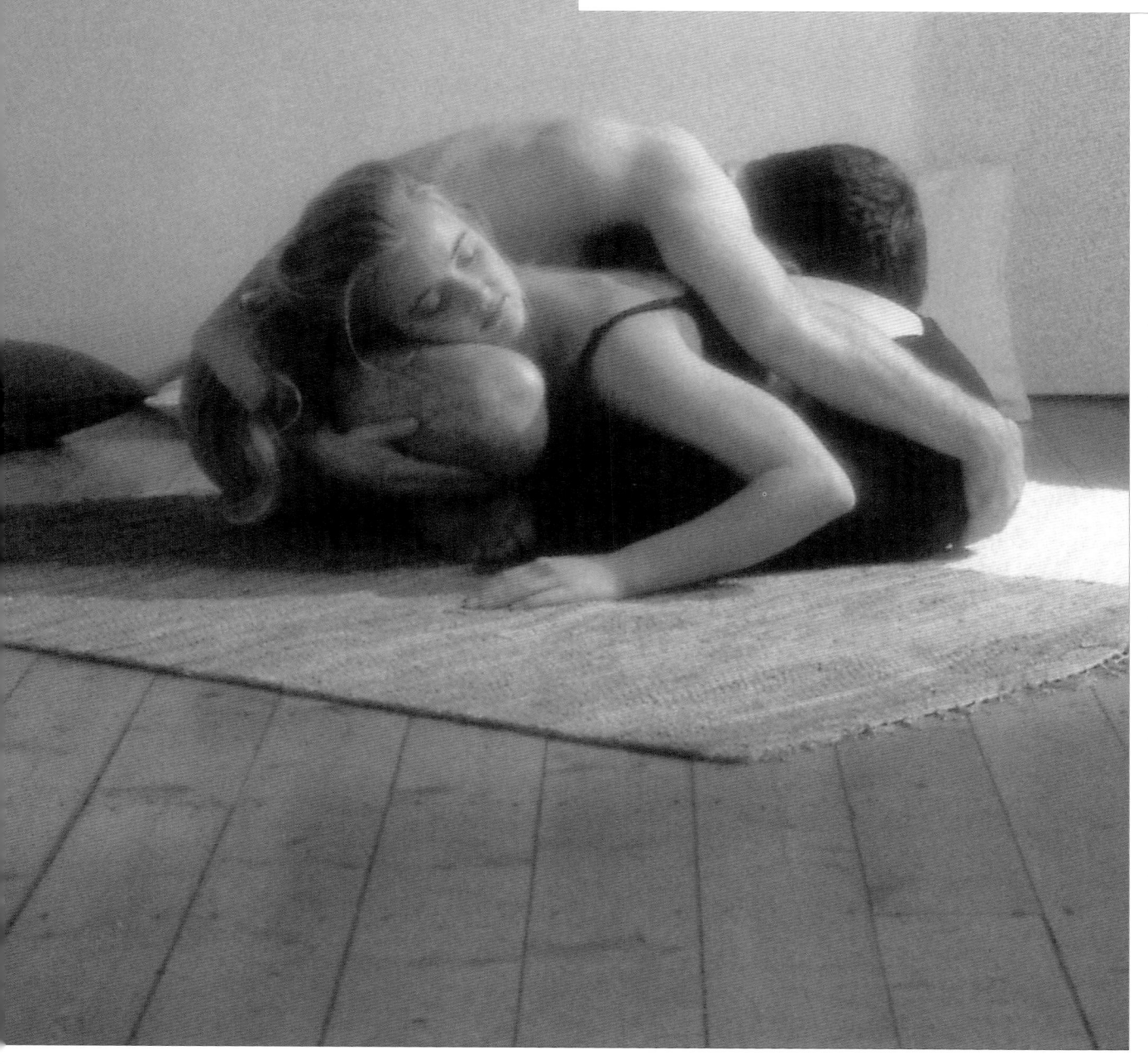

2. VORWÄRTSGEHEN

KÖRPERLICHE WIRKUNGEN

Diese Stellung dehnt die Beinmuskeln und mobilisiert die Knöchel. Versteifungen in den Hüftgelenken werden gelöst. Der Brustkorb wird gedehnt, die untere Rückenpartie wird gelockert und entspannt, wenn das gebeugte Knie zur Seite geführt wird. Diese Übung hilft besonders gegen Rückenschmerzen und Ischias.

Stellungen, die Versteifungen im Hüftgelenk lösen, fördern auch das allgemeine Wohlbefinden. Im Hüftbereich befinden sich viele Akupunkturpunkte, deren Kanäle durch diese Dehnungen stimuliert werden.

EMOTIONALE WIRKUNGEN

Steife Hüftgelenke und Beine behindern unsere emotionale Weiterentwicklung. Das führt zu einem Gefühl von seelischem Stillstand – so als ob man Wasser tritt – und unser wahres Potential wird nicht erreicht. Lösen Sie die Verspannungen und lassen Sie Ihren Träumen und Ambitionen freien Lauf.

MEDITATION

Ich habe den ersten Schritt getan, der Weg liegt klar vor mir.

1. Sie liegen auf dem Rücken, die Arme sind seitwärts ausgestreckt, die Handflächen weisen nach oben. Strecken Sie beide Beine, drücken Sie Fersen, Hüftknochen, Brustkorb, Schultern und Kopf fest auf den Boden. Dehnen Sie sich bis in die Fersen, und ziehen Sie die Zehen zum Körper – so weit es ohne Mißempfindung geht. Hals und Kieferpartie sind entspannt.
2. Der unterstützende Partner ergreift das rechte Bein am Knie und an den Zehen und hebt es vorsichtig – ohne Schmerzen zu verursachen – nach oben. Halten Sie die Stellung vier bis fünf Atemzüge lang.

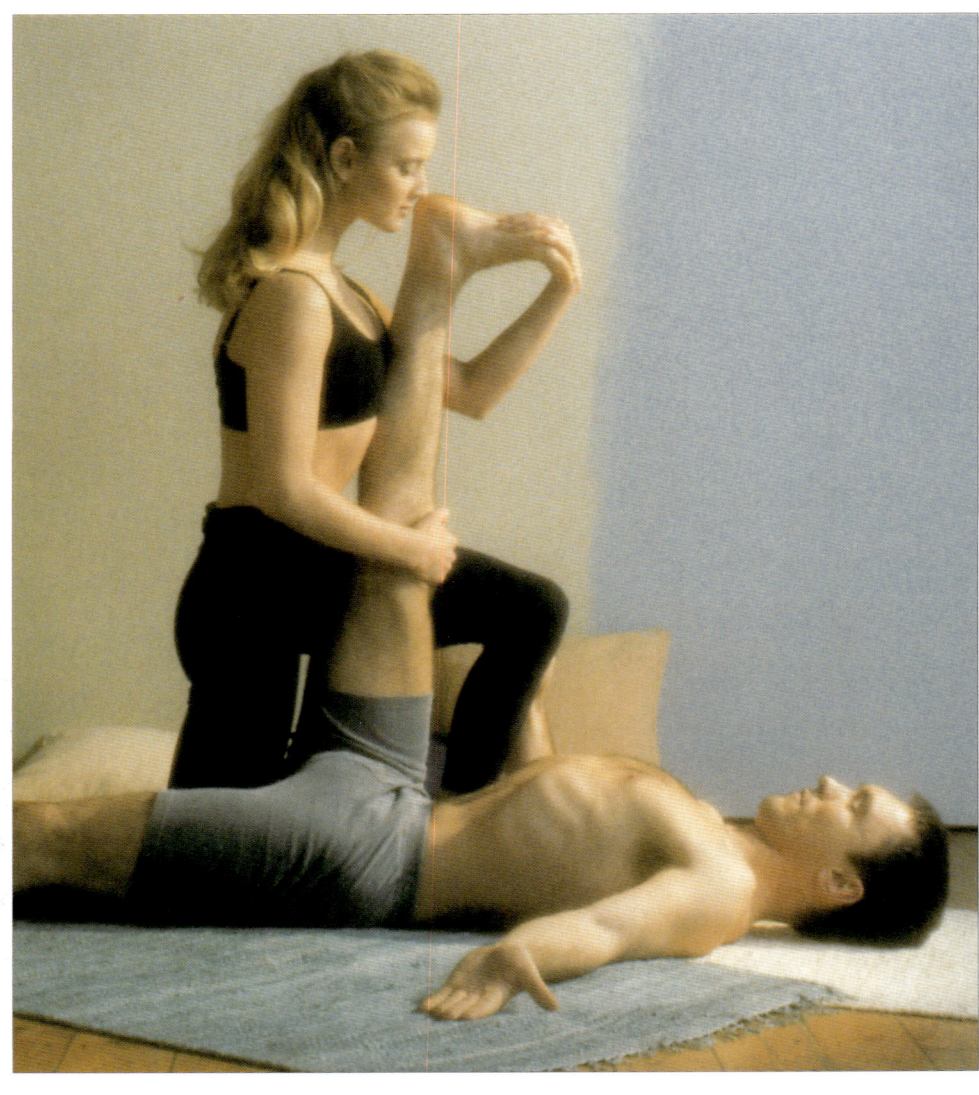

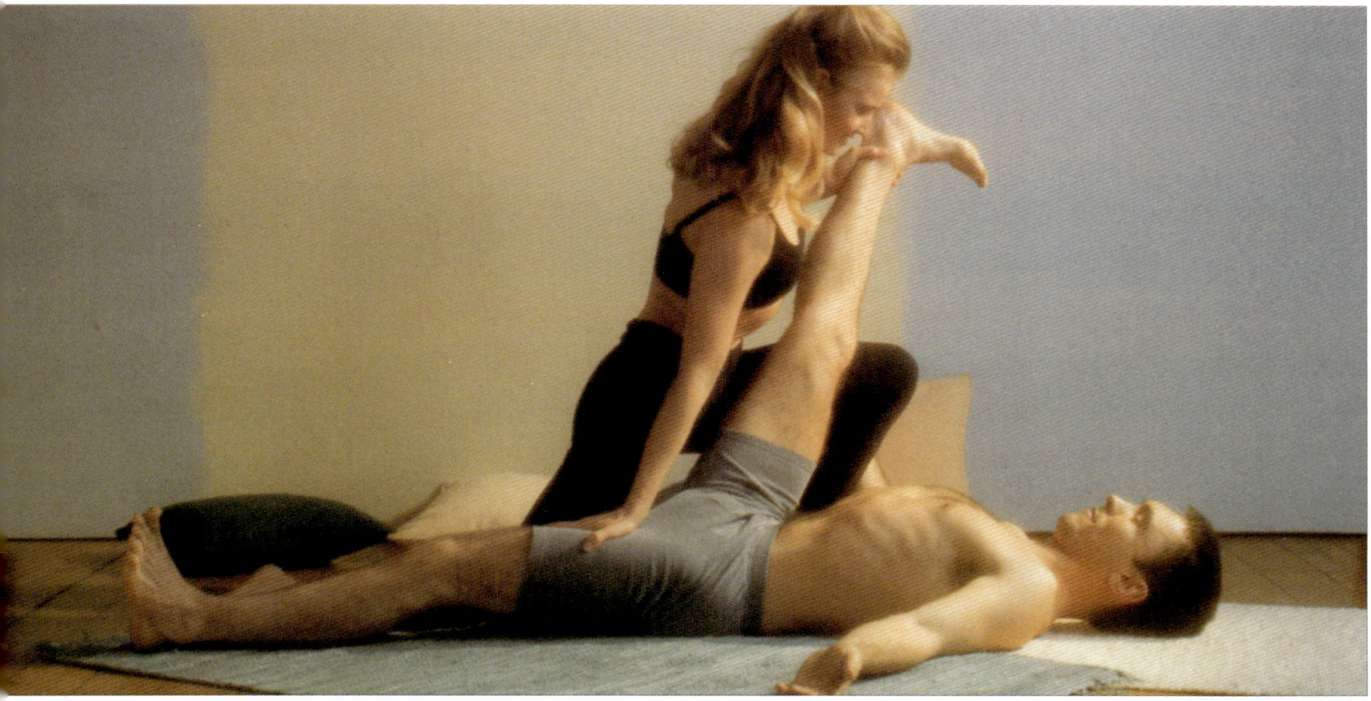

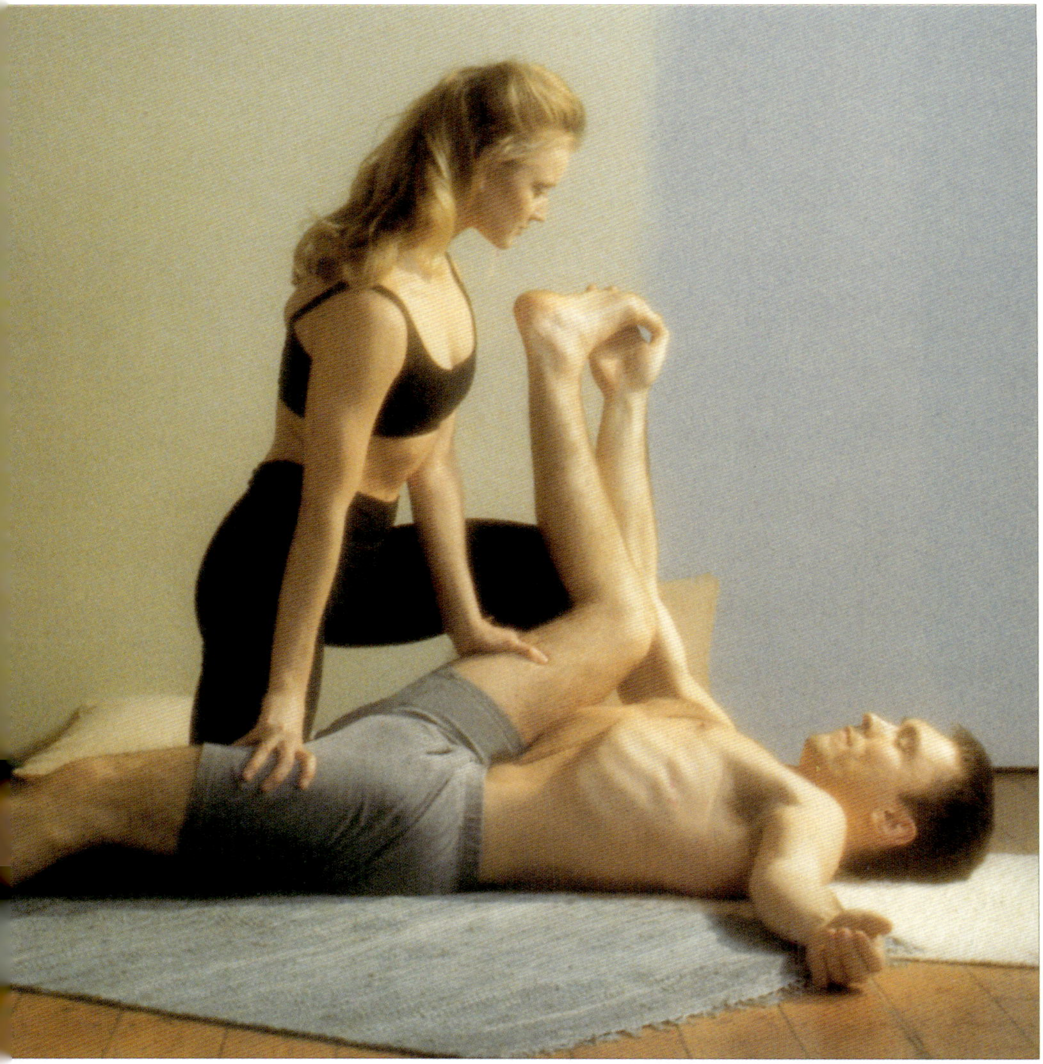

3. Das rechte Bein wird nun sanft – so weit es keine Beschwerden verursacht – zur Seite gesenkt. Erhöhen Sie die Dehnung, indem Sie fest auf den Oberschenkel des liegenden Partners drücken. Halten Sie die Stellung vier bis fünf Atemzüge lang. Führen Sie das Bein zurück in die Mittelstellung.

4. Beugen Sie das erhobene rechte Bein im Kniegelenk, ergreifen Sie die Zehe, ziehen Sie den Fuß nach unten und führen Sie das Knie in die rechte Achselhöhle. Halten Sie das Schienbein dabei vertikal. Halten Sie die Stellung, der Unterschenkel bleibt dabei gestreckt; der unterstützende Partner drückt nun auf das gebeugte Bein, wobei das Knie in die rechte Achselhöhle weist. Halten Sie die Stellung wieder vier bis fünf Atemzüge lang.

5. Bringen Sie den Fuß des gebeugten Beins zum Knie des anderen Beins. Der unterstützende Partner drückt das rechte Knie und die Schulter nach unten. Das Hüftgelenk wird dabei gedehnt. Halten Sie die Stellung vier bis fünf Atemzüge lang.

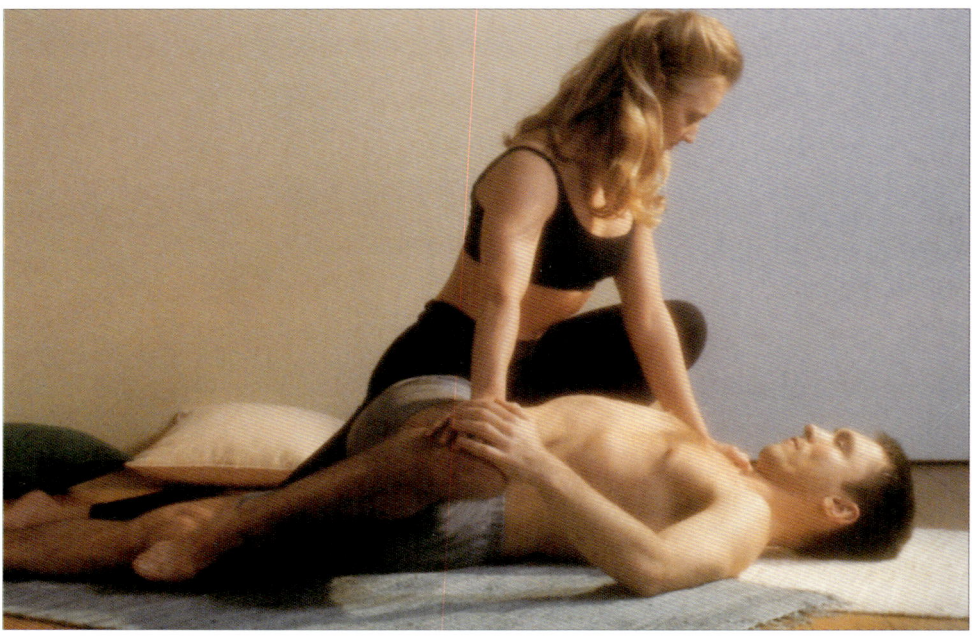

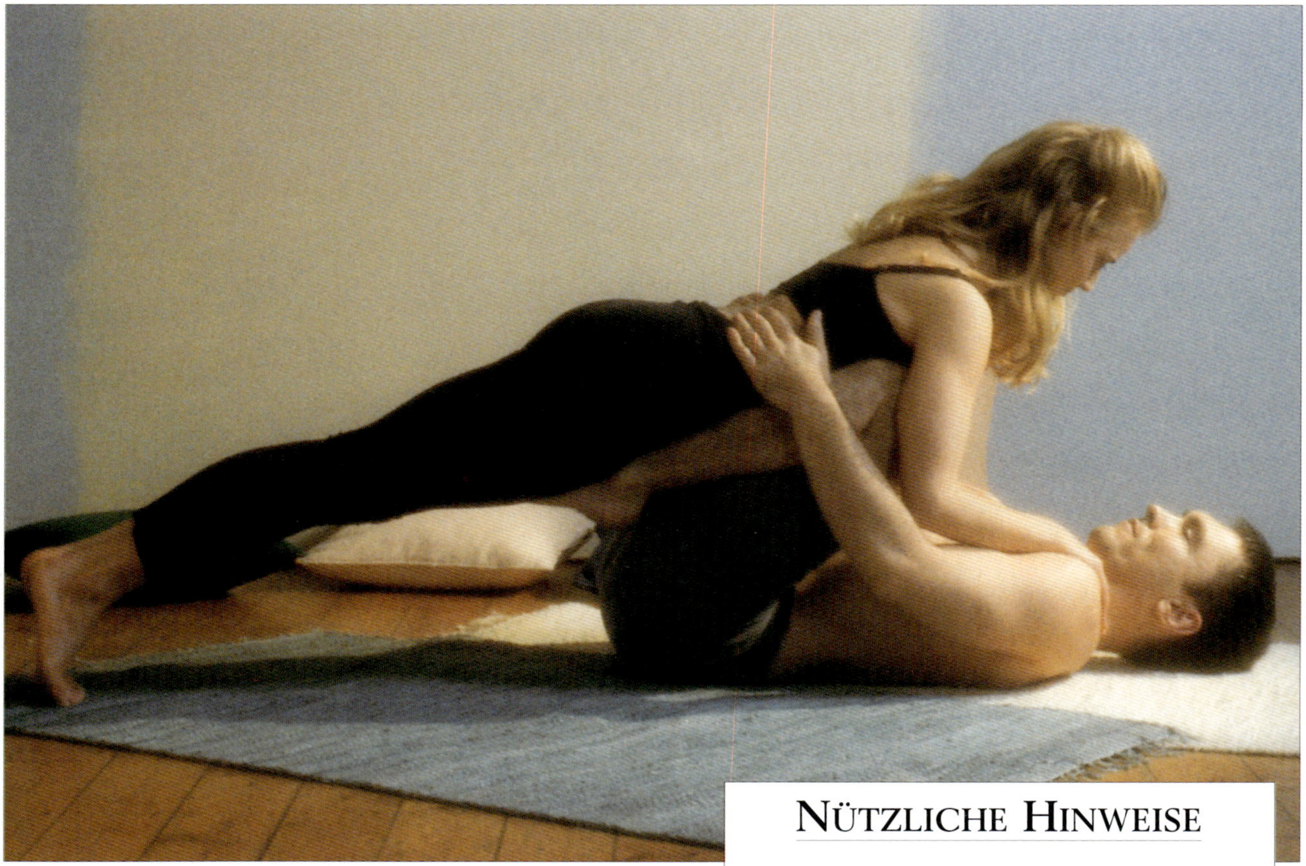

6. Wiederholen Sie die Übungseinheit mit dem linken Bein, und führen Sie dann beide Knie zur Brust. Der andere Partner legt sich auf die Knie, drückt mit seinem Körpergewicht sanft auf den unten liegenden Partner und löst dabei etwaige Verspannungen.
7. Die Partner wechseln nun die Position und beginnen von vorn.

NÜTZLICHE HINWEISE

• Führen Sie alle Bewegungen langsam aus. Achten Sie darauf, Beine und Hüftgelenke nicht zu überdehnen.

• Seien Sie vorsichtig, wenn Sie sich mit Ihrem Körpergewicht auf den Partner legen. Lassen Sie sich von Ihrem Partner leiten.

3. STÄRKUNG

KÖRPERLICHE WIRKUNGEN

Diese anspruchsvolle Übungseinheit ist schwierig zu halten. und eignet sich deshalb besonders gut für die Zusammenarbeit mit einem Partner, indem Sie Arme und Beine zur gegenseitigen Unterstützung benützen.

Die Übung wirkt ausgezeichnet gegen Magenbeschwerden, stimuliert die Nieren und stärkt die untere Rückenpartie.

Nach dieser Übung wird sich Ihr ganzer Körper warm und lebendig anfühlen.

EMOTIONALE WIRKUNGEN

Streß und Angst können zu Nierenproblemen führen. Auf emotionaler Ebene kann eine Stärkung von Nieren und Rücken Antriebskraft, Ausdauer und Willensstärke verleihen. Angst und Streß können besser bewältigt werden.

MEDITATION
Ich bewältige das Leben mit Kraft und Mut.

1. Sie sitzen im SCHUSTERSITZ und unterstützen sich gegenseitig mit den Armen. Achten Sie darauf, daß sich Ihre Zehen berühren. Atmen Sie tief und entspannen Sie.

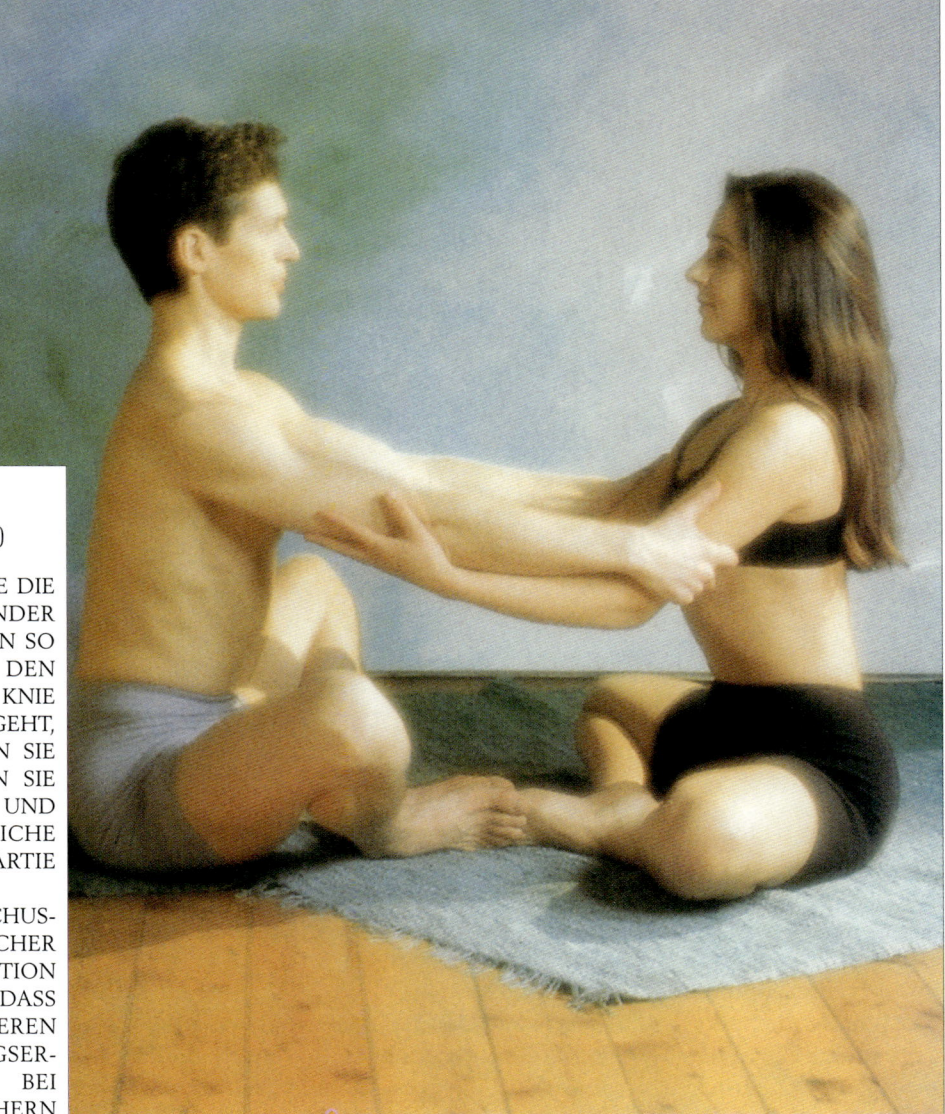

SCHUSTERSITZ
(*Sanskrit:* Baddha Konasana)

SETZEN SIE SICH. LEGEN SIE DIE FUSS-SOHLEN ANEINANDER UND ZIEHEN SIE DIE FERSEN SO ENG WIE MÖGLICH AN DEN UNTERLEIB. SENKEN SIE DIE KNIE VORSICHTIG, SO WEIT ES GEHT, ZU BODEN UND STRECKEN SIE DIE WIRBELSÄULE. HALTEN SIE DIE SCHULTERN ZURÜCK UND NACH UNTEN, DIE SEITLICHE UND HINTERE NACKENPARTIE WIRD GESTRECKT.
DIESE STELLUNG HEISST SCHUSTERSITZ, WEIL SCHUHMACHER IN INDIEN IN DIESER POSITION SITZEN. ES IST BEKANNT, DASS DIESE STELLUNG DIE NIEREN STIMULIERT. HARNWEGSERKRANKUNGEN KOMMEN BEI INDISCHEN SCHUHMACHERN SELTEN VOR.

2. Schließen Sie die Knie, lehnen Sie sich leicht zurück, halten Sie sich an den Händen, um das Gleichgewicht zu halten. Die untere Rückenpartie, Rippen, Brustkorb und Nacken sind gestreckt.

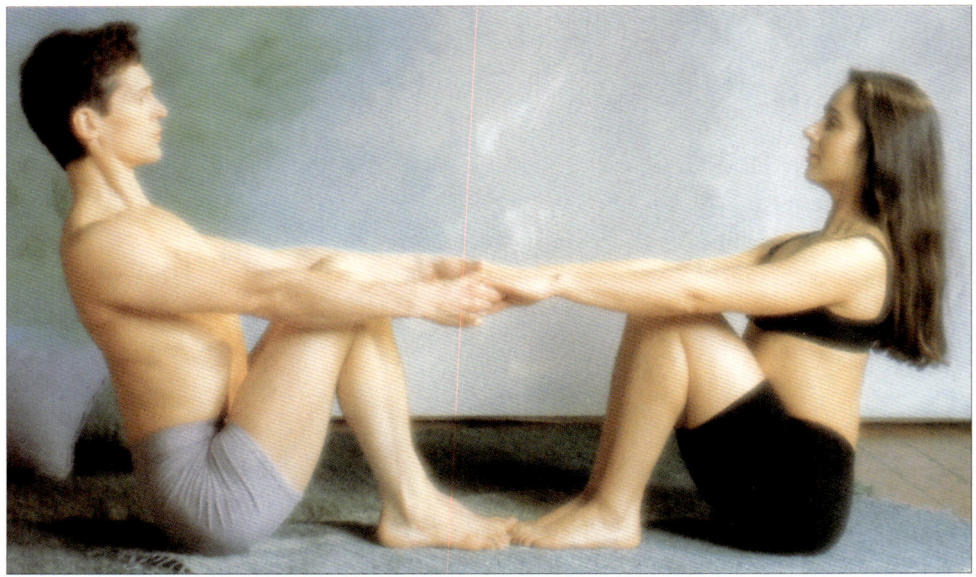

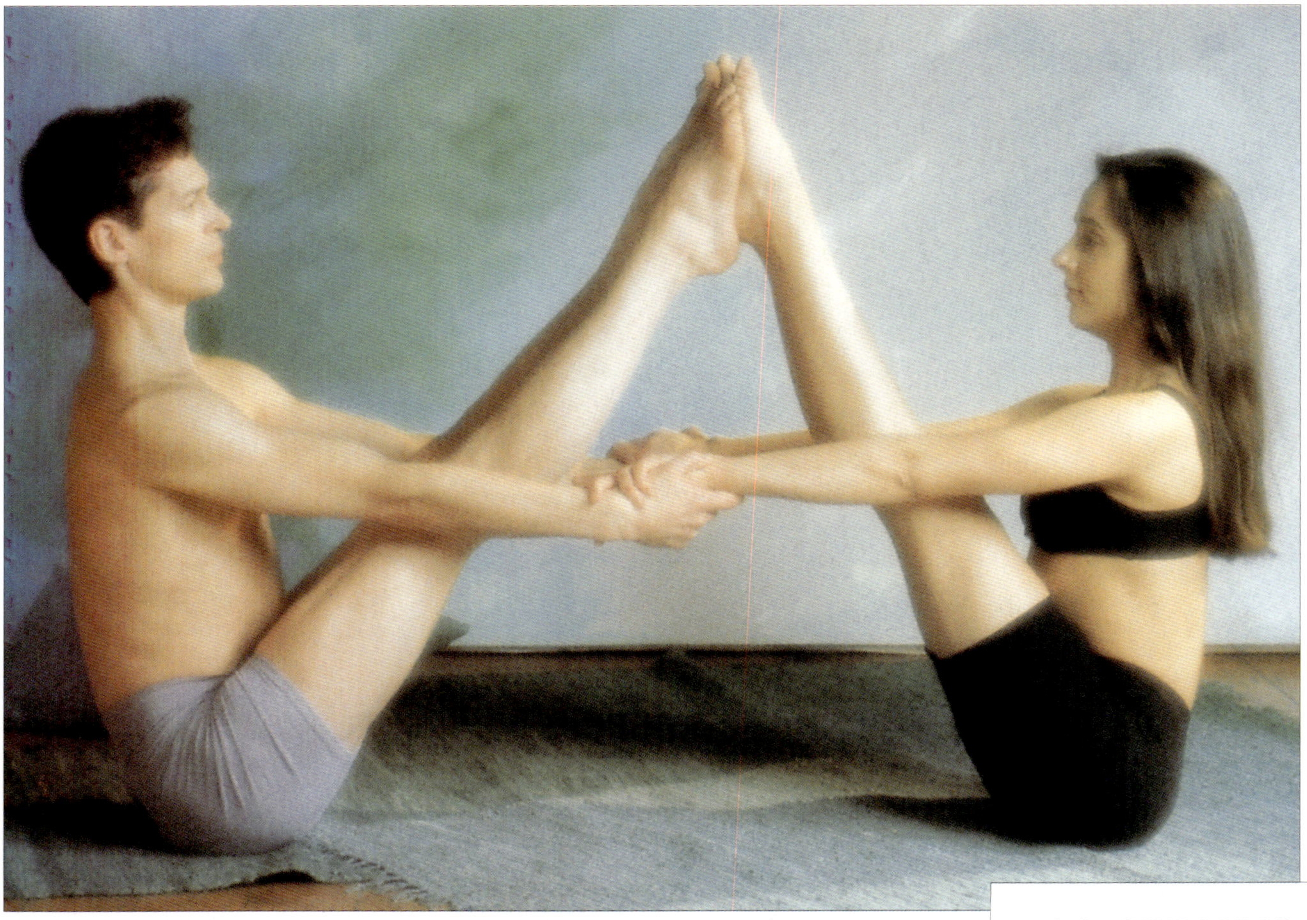

3. Gehen Sie von dieser Position in die BOOT-STELLUNG. Heben Sie Ihren rechten Fuß, und pressen Sie die Sohle gegen die linke Sohle Ihres Partners. Drücken Sie Fuß an Fuß, halten dabei das Gleichgewicht, und strecken Sie Ihr Bein innerhalb der Arme nach oben.
4. Wiederholen Sie die Übung mit Ihrem linken Fuß und Bein (bzw. dem rechten Fuß und Bein Ihres Partners), halten Sie das rechte (linke) Bein gestreckt. Achten Sie darauf, daß beide Beine geschlossen sind, und halten Sie die Stellung vier bis fünf Atemzüge lang.

BOOTSTELLUNG

(*Sanskrit:* Navasana)

DIESE STELLUNG ÄHNELT EINEM BOOT MIT RUDERN, DAHER DER NAME.

5. (rechts und unten)
Spreizen Sie die Beine,
pressen Sie die Knie
gegen Ihre Arme, und
halten Sie die Stellung
vier bis fünf Atemzüge
lang. Schließen Sie die
Beine, und führen Sie
ein Bein nach dem
anderen nach unten in
den SCHUSTERSITZ.

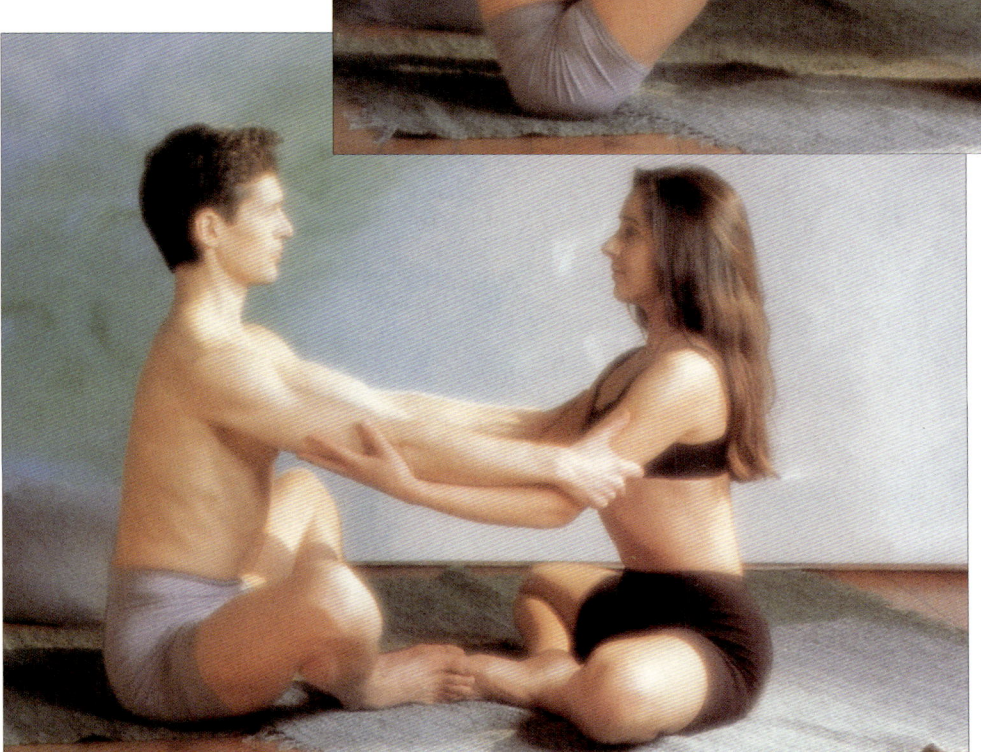

NÜTZLICHE HINWEISE

• Bevor Sie diese
Übungseinheit beginnen,
sollten Sie einige Zeit im
Schustersitz verharren
und ruhig zusammen mit
Ihrem Partner atmen.

• Nehmen Sie sich Zeit
bei der Durchführung.
Es ist wichtig, das
Gleichgewicht zu halten:
Ziehen Sie dazu die
untere Rückenpartie
nach innen, halten Sie
die Schultern zurück, die
Arme sind gut gestreckt,
der Blick unverkrampft
fixiert.

• Synchronisieren Sie
Ihre Bewegungen, wenn
Sie erst das eine und
dann das andere Bein
heben und strecken.

• Unterstützen Sie sich
gegenseitig während der
ganzen Übungseinheit.

6. Als Gegendehnung
beugt sich ein Partner
nach vorn, dehnt aus
der Hüfte heraus und
legt den Kopf – wenn
möglich – auf die Füße
des Partners. Der andere
Partner beugt sich dar-
über und umfaßt die
Hüften des Partners.
Entspannen Sie in die-
ser Stellung vier bis
fünf Atemzüge lang.

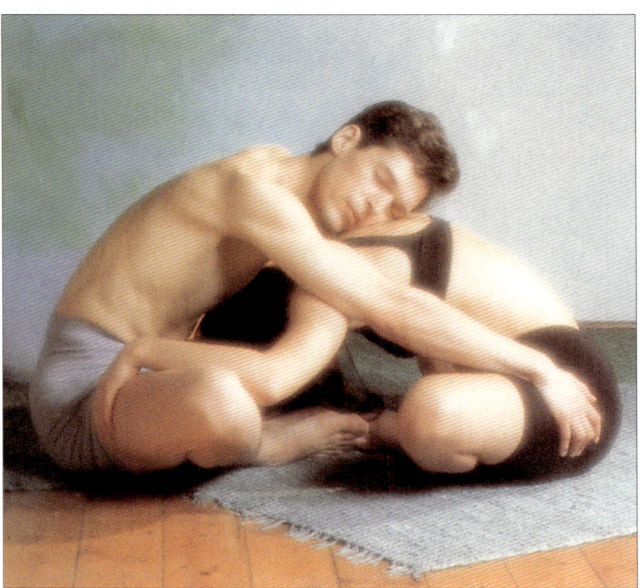

4. STÄRKUNG

KÖRPERLICHE WIRKUNGEN

Diese Übungseinheit macht den Körper geschmeidig und erhöht die Ausdauerkraft. Der Brustkorb wird gedehnt und die Atemkapazität erhöht. Schultern und Arme werden gestreckt, das Becken angehoben. Die Stellungen sind so miteinander kombiniert, daß jeweils der weibliche und männliche Partner die Rollen tauscht: Der Mann übernimmt die passive Rolle, er hilft der Frau, sich in ihrer starken Heldenstellung zu stabilisieren, indem er sie sanft stützt und führt.

Dann werden die Rollen getauscht. Im zweiten Teil der Übungseinheit werden Beine, Hüften und Wirbelsäule gestreckt und entspannt.

EMOTIONALE WIRKUNGEN

Indem die aktive und passive Rolle zwischen den Partnern getauscht werden, werden männliche und weibliche Energie entwickelt und ausgeglichen. Diese stimulierende Übungssequenz erhöht Ihr Energieniveau und verleiht Ihnen Kraft und Vitalität.

MEDITATION
Ich bin stark, aber ich brauche und respektiere meinen Partner.

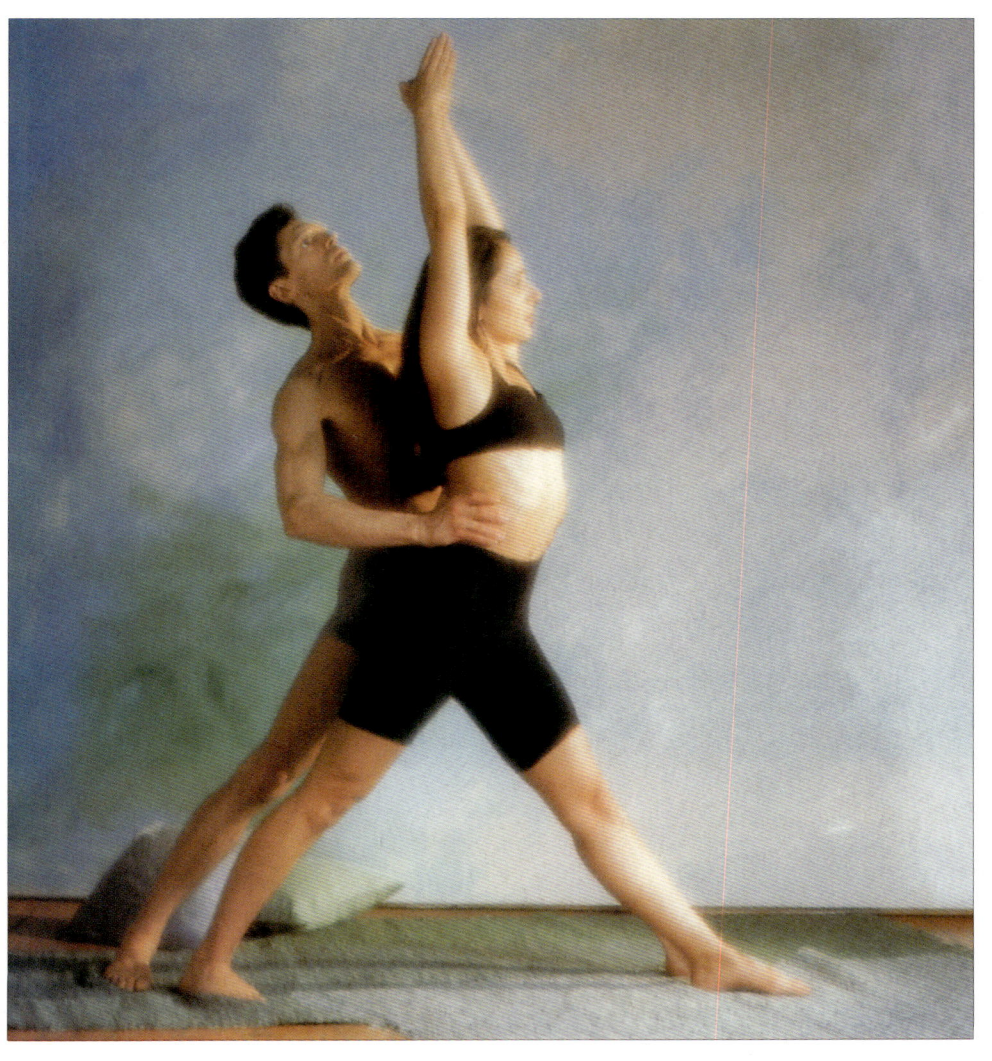

1. (links) Beide Partner stehen hintereinander, Hüfte an Hüfte, die Beine etwa einen Meter auseinander. Beide wenden sich nach links, drehen den rechten Fuß nach innen, der linke Fuß zeigt nach vorn. Der vordere Partner streckt die Arme in einer Linie mit den Ohren nach oben.

2. (gegenüber) Strecken Sie sich nach oben, und atmen Sie ruhig. Beide Partner beugen nun das vordere Bein im Knie, bis Oberschenkel und Schienbein einen Winkel von 90 Grad bilden. Der hinten stehende Partner hebt das Becken des vorderen Partners an. Das hintere Bein bleibt gestreckt. Atmen Sie tief, und halten Sie die Stellung vier bis fünf Atemzüge lang.

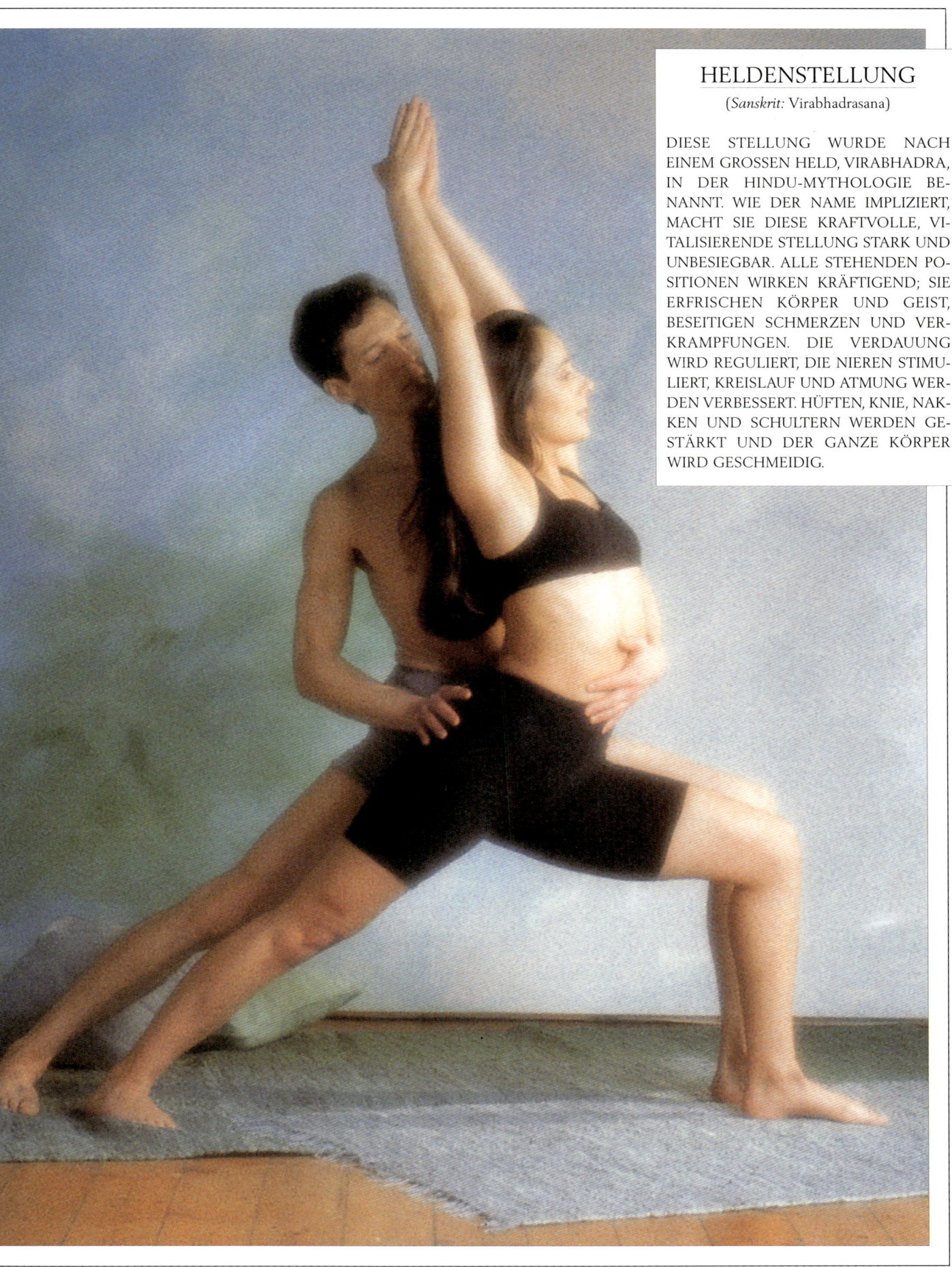

HELDENSTELLUNG

(*Sanskrit:* Virabhadrasana)

DIESE STELLUNG WURDE NACH EINEM GROSSEN HELD, VIRABHADRA, IN DER HINDU-MYTHOLOGIE BE-NANNT. WIE DER NAME IMPLIZIERT, MACHT SIE DIESE KRAFTVOLLE, VI-TALISIERENDE STELLUNG STARK UND UNBESIEGBAR. ALLE STEHENDEN PO-SITIONEN WIRKEN KRÄFTIGEND; SIE ERFRISCHEN KÖRPER UND GEIST, BESEITIGEN SCHMERZEN UND VER-KRAMPFUNGEN. DIE VERDAUUNG WIRD REGULIERT, DIE NIEREN STIMU-LIERT, KREISLAUF UND ATMUNG WER-DEN VERBESSERT. HÜFTEN, KNIE, NAK-KEN UND SCHULTERN WERDEN GE-STÄRKT UND DER GANZE KÖRPER WIRD GESCHMEIDIG.

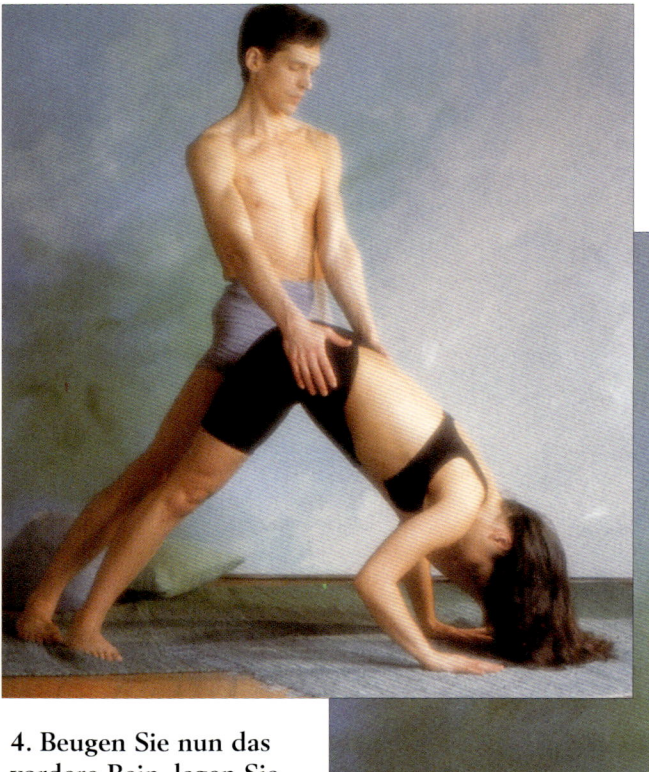

3. Beide Partner ziehen die linke Hüfte zurück, das linke Bein wird gestreckt. Der vorn stehende Partner dehnt sich am linken Bein nach unten, streckt den Rumpf und legt die Hände auf den Boden. Halten Sie die Stellung vier bis fünf Atemzüge lang.

4. Beugen Sie nun das vordere Bein, legen Sie beide Hände übereinander auf den gebeugten Oberschenkel, und drücken Sie sich langsam nach oben in die aufrechte Stellung. Halten Sie die Position ein bis zwei Atemzüge lang, und kehren Sie dann in die Ausgangsstellung zurück.

5. Wiederholen Sie die Übung mit dem rechten Bein vorn; dann tauschen Sie die Rollen, indem der passive Partner nun die aktive Rolle übernimmt.

NÜTZLICHE HINWEISE

• Drücken Sie die Füße während der ganzen Übung fest auf den Boden. Es ist wichtig, sich immer von einer stabilen Basis aus zu bewegen, vor allem bei der intensiven Dehnung nach oben.

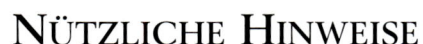

• Im ersten Teil der Übung, wenn Sie sich in die Heldenstellung dehnen, ist es wichtig, daß das Steißbein nach innen gezogen bleibt, damit die untere Rückenpartie nicht überlastet wird. Das Becken wird angehoben.

• Achten Sie darauf, daß Sie während der ganzen Übung gleichmäßig tief und ruhig atmen.

• Halten Sie die Stellung so lange wie angegeben. Verharren Sie darin, wenn Sie einen positiven Effekt verspüren. Bei Mißempfindungen hören Sie früher auf.

5. ZUSAMMENKOMMEN

KÖRPERLICHE WIRKUNGEN

Für diese Stellung brauchen Sie eine starke Basis; das ausgestreckte Bein sollte fest auf den Boden gepreßt werden. Diese Übungseinheit stimuliert Leber, Nieren und Milz und fördert die Verdauung. Das Becken wird geweitet, die Wirbelsäule wird gedehnt. Die Kopf-Knie-Stellung wirkt angenehm beruhigend, gleichzeitig beseitigt sie Müdigkeit und belebt den Geist. Nehmen Sie sich Zeit, atmen Sie tief und führen Sie diese Übungen langsam durch.

EMOTIONALE WIRKUNGEN

Der Anfangsteil der Übung gibt Ihnen ein Gefühl der Sicherheit in Ihrem eigenen Raum, während Sie gleichzeitig mit Ihrem Partner zusammen sind. In der Endstellung spüren beide Partner die gegenseitige Nähe, Wärme und Unterstützung.

Diese Stellung vermittelt jedem Partner das Gefühl der eigenen separaten Identität und gleichzeitig das Bewußtsein der Zusammengehörigkeit mit dem anderen.

MEDITATION
Ich bin ich und doch ein Teil von dir.

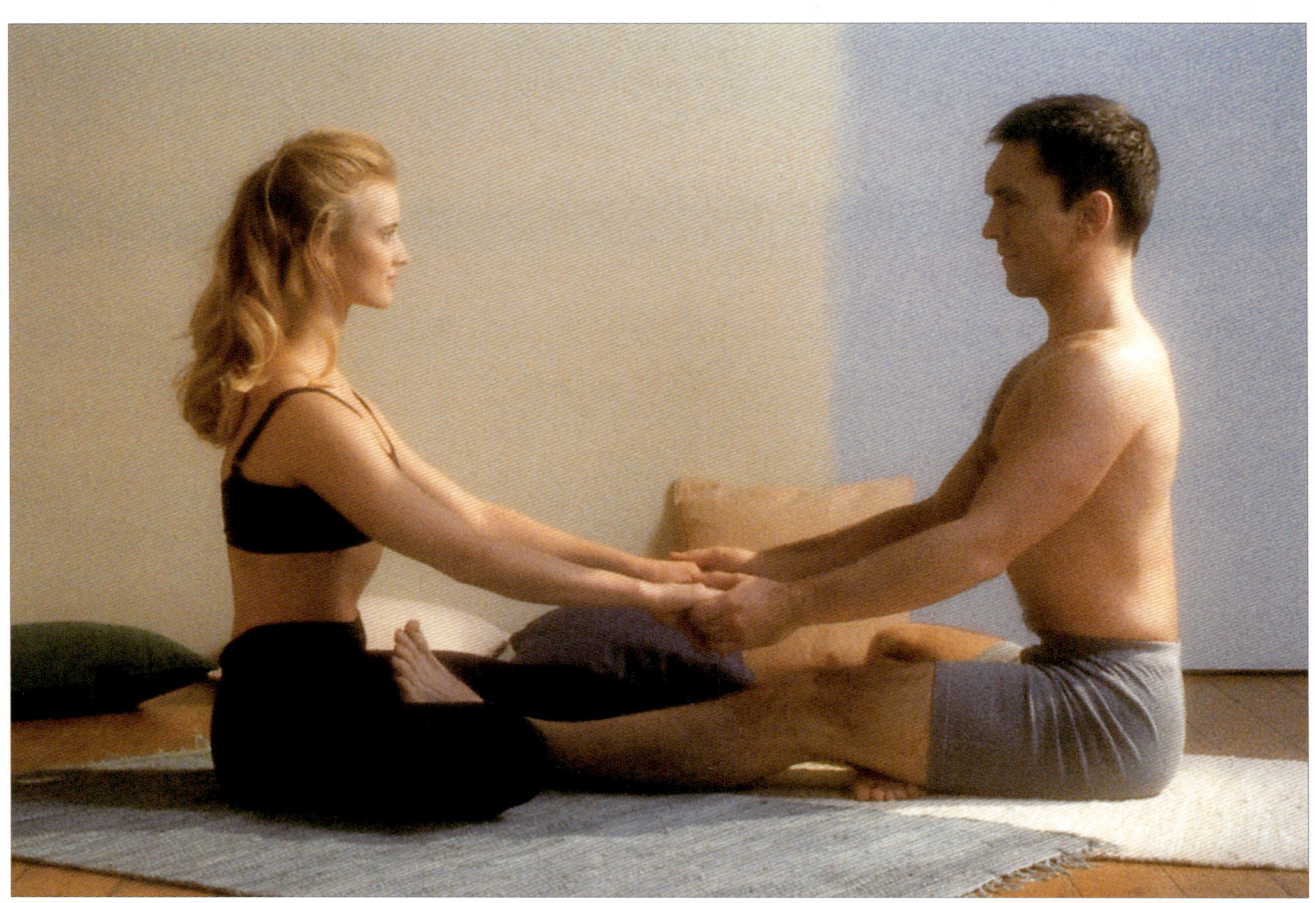

1. Sie sitzen auf dem Boden und blicken den Partner an. Strecken Sie das linke Bein, beugen Sie das rechte Bein und legen Sie die rechte Ferse in die Leistengegend.
Legen Sie die Ferse des gestreckten Beins an den Fuß des gebeugten Beins Ihres Partners. Halten Sie sich an den Händen, die Arme sind locker entspannt. Strecken Sie den Rücken, und atmen Sie tief. Halten Sie die Wirbelsäule gedehnt, und nehmen Sie die Schultern zurück.

2. Jeder der Partner streckt sich durch die Wirbelsäule und dreht sich zu seinem gebeugten Bein. Eine Hand legen Sie auf den Boden hinter dem Steißbein; die andere Hand drückt gegen das äußere Knie des Partners, um die Aufwärtsstreckung zu stützen und die Haltung zu stabilisieren. Halten Sie die Position vier bis fünf Atemzüge lang.

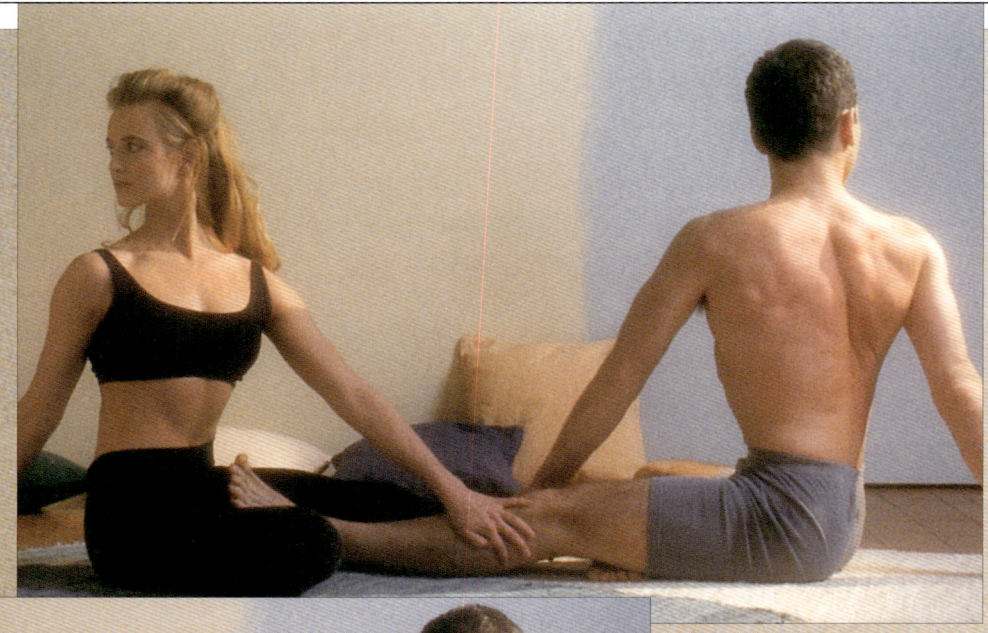

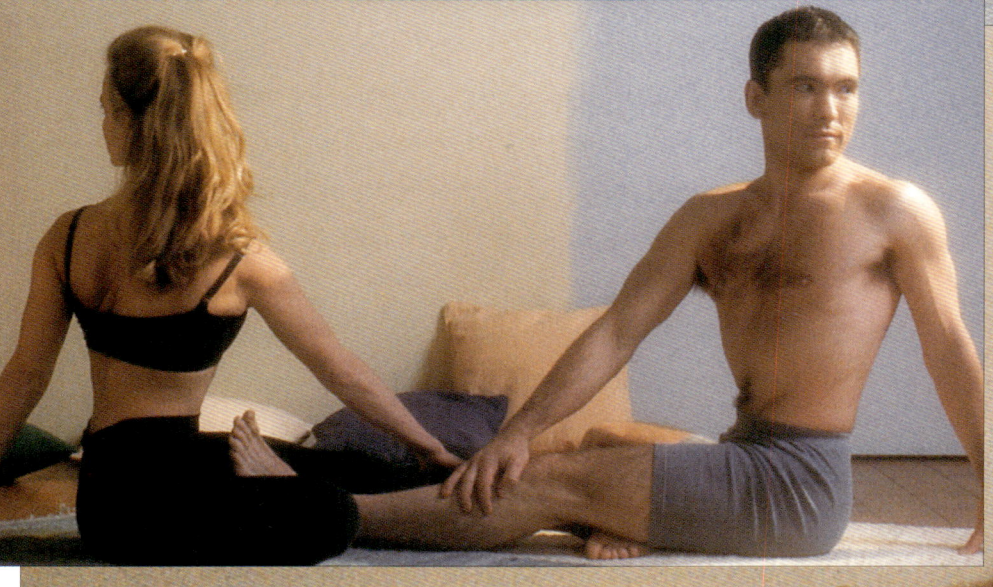

3. Jeder der Partner hebt und dreht den Rumpf in die Gegenrichtung, und sie blicken jeweils über die Hüfte des gestreckten Beins. Eine Hand wird wiederum nach hinten gelegt, die andere an das Knie des gestreckten Beins. Halten Sie die Stellung vier bis fünf Atemzüge lang.

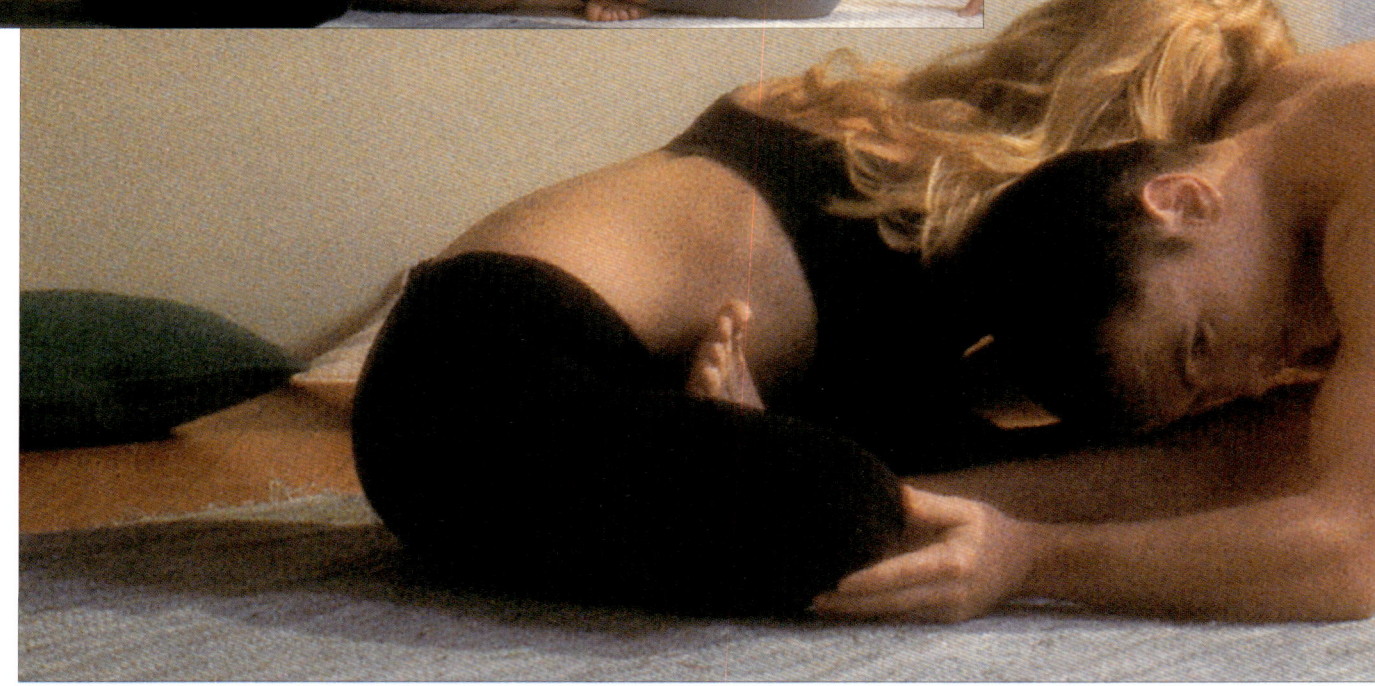

NÜTZLICHE HINWEISE

• Legen Sie ein Kissen oder eine gefaltete Decke unter Ihr Gesäß.

• Legen Sie ein Polster unter das gebeugte Knie, wenn es den Boden nicht berühren kann.

• Legen Sie eine gefaltete Decke oder ein Kissen unter den Brustkorb des Partners.

• Atmen Sie ruhig und tief beim Vorbeugen in die Kopf-Knie-Stellung, so daß sich Ihr Körper immer mehr entspannen kann.

• Versuchen Sie, das ungebeugte Bein während der ganzen Übung gestreckt zu halten. Ist dies zu schwierig, dann beugen Sie es leicht.

4. (unten) Gehen Sie in die Ausgangsstellung zurück, und beugen Sie sich nach vorn in die KOPF-KNIE-STELLUNG. Halten Sie dabei das ungebeugte Bein gut gestreckt, dehnen Sie die Wirbelsäule und den Brustkorb, und ziehen Sie das Sitzbein ein. Der andere Partner beugt sich über den unteren Partner. Halten Sie die Stellung so lang, wie Sie sich wohlfühlen.

5. Kehren Sie in die Ausgangsstellung zurück, wechseln Sie die Position der Beine, und wiederholen Sie die Übungseinheit.

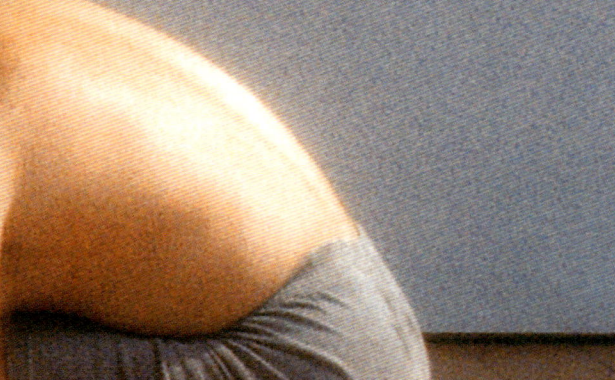

KOPF-KNIE-STELLUNG

(*Sanskrit:* Janu Sirsasana)

„JANU" BEDEUTET „KNIE" UND „SIRSA" „KOPF". BEIM VORBEUGEN WIRD DER KOPF ZUM KNIE GEBRACHT. DIESE ÜBUNG IST BESONDERS WIRKSAM, WENN SIE SICH SCHLAPP UND MÜDE FÜHLEN.

WEITERE ERFAHRUNGEN
Beziehung vertiefen

Karen und Philip lernten sich bei einem Wochenendkurs kennen. Beide hatten aus unterschiedlichen Gründen mit Yoga begonnen: Karen wollte damit das Jahr vor ihrer Magisterprüfung in englischer Literatur besser bewältigen; Philip fühlte sich frustriert bei seiner Arbeit in einem Verlag.

Zunächst waren beide sehr mit sich selbst beschäftigt und versuchten, mit Hilfe von Yoga ihre persönlichen Bedürfnisse zu befriedigen. Karen hatte die größere Yoga-Erfahrung und begann Philip bei bestimmten Übungseinheiten zu helfen, bei denen er Schwierigkeiten hatte. Bei diesem Wochenendkurs sollten die Teilnehmer vor allem lernen, unter Aufsicht zusammenzuarbeiten. Das war für beide eine neue Erfahrung, da sie vorher noch nie mit einem Partner gearbeitet hatten.

Während der nächsten beiden Tage kamen sie sich näher. Waren sie anfangs nur mit sich selbst beschäftigt, so empfanden sie die Zusammenarbeit bald entspannend und kreativ.

Karen und Philip entwickelten übrigens die Übungseinheit „Zusammenkommen", die seither in vielen Kursen verwendet worden ist. Philip beobachtete, daß die Yoga-Übungen seine Depressionen besserten, seinen Horizont erweiterten und er an Selbstbewußtsein gewann. Karen lernte abzuschalten und nicht mehr nur an das Examen zu denken, das vorher ihr Leben bestimmt hatte.

Beide sind überzeugt, daß die Zusammenarbeit im Wochenendkurs ihnen eine Vertrautheit und Freundschaft gebracht hat, die sich sonst vielleicht erst nach Jahren entwickelt hätte. Aufgrund ihrer unterschiedlichen Biographien hätten sich Karen und Philip unter gewöhnlichen Umständen wahrscheinlich nie getroffen. Yoga brachte sie zusammen, und es entwickelte sich eine wunderbare Freundschaft zwischen ihnen.

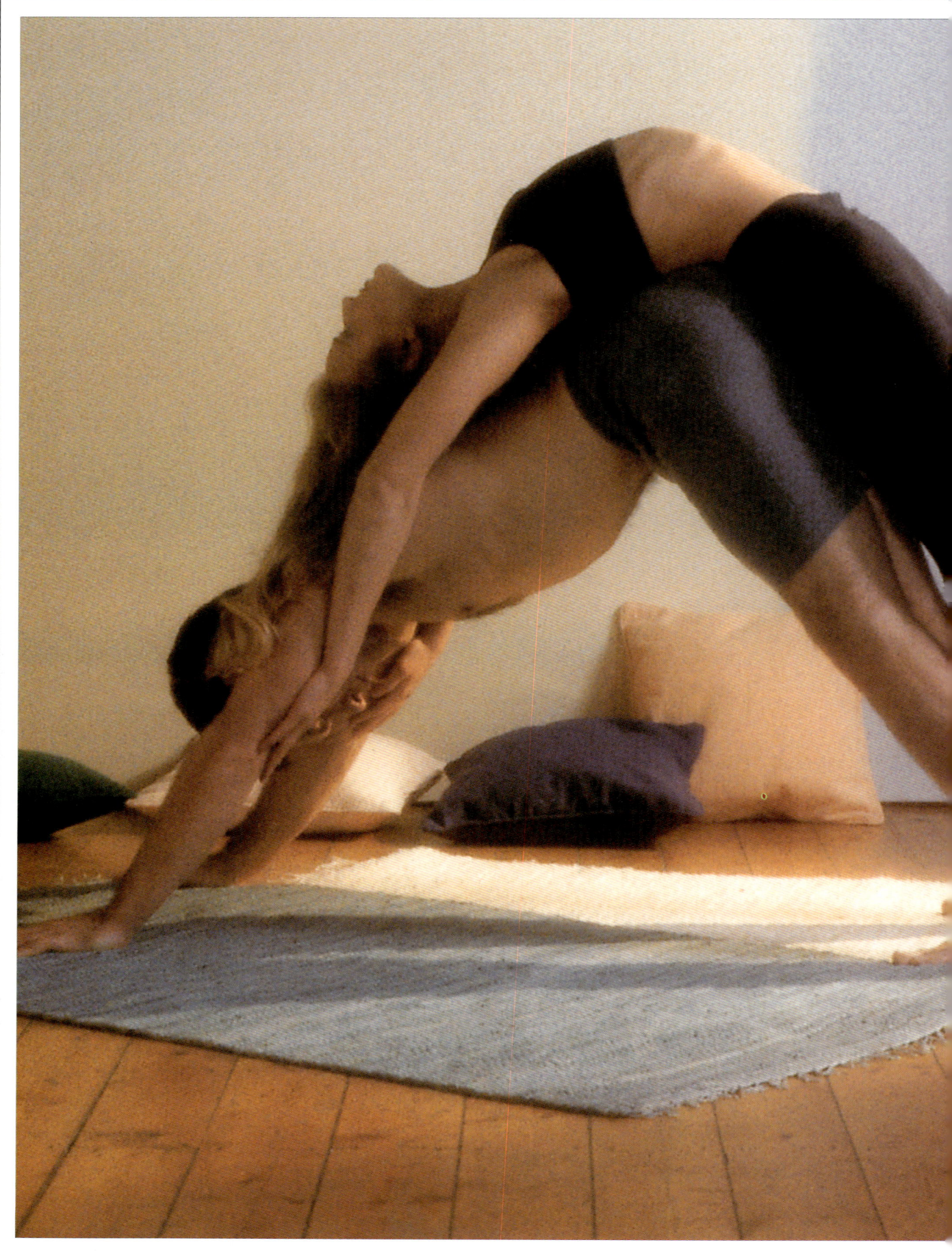

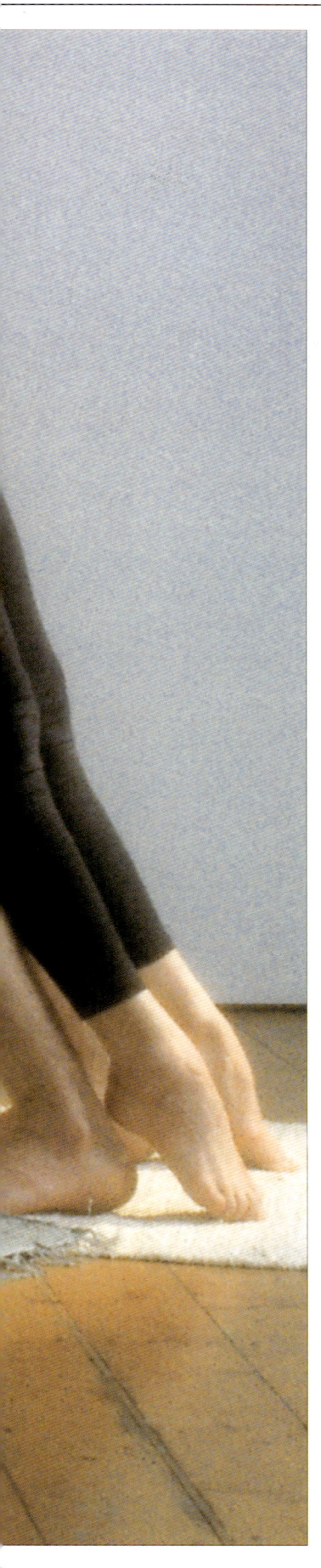

GEMEINSAM IN DEN TAG

IM ZUSTAND DES WACHSEINS reagieren wir sensibel auf uns selbst und auf unsere Umwelt. Dieses Gespür und diese Sensibilität sind eine Grundvoraussetzung für die Liebe. Leider sind viele von uns heutzutage – emotional gesehen – halb schlafend, wenn sie wach sind, und halbwach, wenn sie schlafen. Um die Kunst des Liebens zu praktizieren, ist es jedoch nötig, bewußt und aktiv zu denken und zu fühlen.

Worte können zu Mißverständnissen führen, aber Liebende können sich finden, ohne zu sprechen, ohne zu verstehen.

1. EMPFANGEN

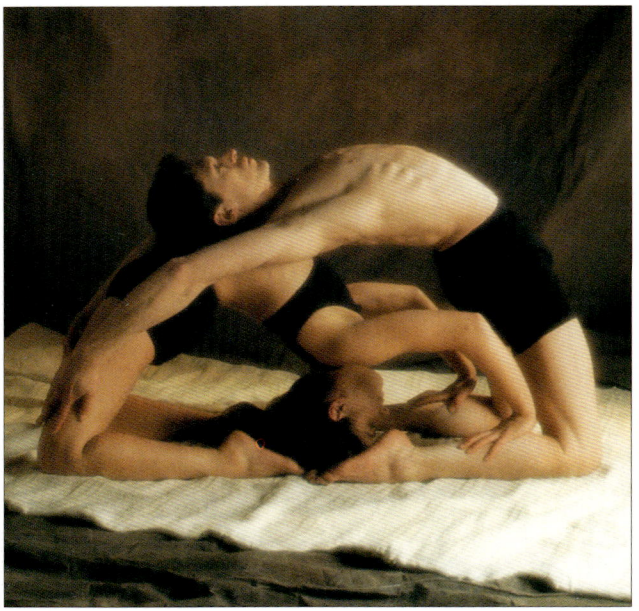

Wir sind offen für das Geschenk der Liebe, wenn wir lebendig sind, klar denken und ausgeglichen sind.

In jeder Beziehung sind die frühen Morgenstunden besonders wichtig. Wenn wir nicht vollkommen wach und aufgeschlossen füreinander sind, können sich am Morgen Spannungen und Emotionen anstauen. Kleinere Konflikte werden aus Zeitmangel vermieden. Körperlich und emotional sind wir an unserem Tiefpunkt. Eine sinnvolle Kommunikation findet meistens nicht statt; scheinbar kleine Probleme werden oft von Tag zu Tag mitgeschleppt, sie nehmen an Intensität zu, bis sie eines Tages voller Wut explodieren.

Es ist deshalb sehr hilfreich, wenn wir den Tag mit „Yoga für Paare" beginnen. Die Übungseinheiten wirken ausgleichend und vitalisierend, sie klären Körper und Geist und bereiten sie auf den kommenden Tag vor. Im Mittelpunkt stehen Harmonie, Fürsorge und Kommunikation. In Kapitel 3 „Zusammenkommen" wurde deutlich, wie körperlicher Kontakt dort eine Brücke bauen kann, wo verbale Kommunikation zwischen den Partnern schwierig oder gestört ist.

Die Übungen lösen Verspannungen und Verkrampfungen im Nacken-, Schulter- und Hüftbereich. Emotionen werden harmonisiert und der Geist für den Tag geschärft. Die Stellungen wirken vitalisierend und machen Sie fit für den Tag.

KÖRPERLICHE WIRKUNGEN

Mit dieser Übung können Sie den Tag optimal gemeinsam beginnen. Es handelt sich um eine einfache Aufwärtsdehnung, wobei Sie tief einatmen und so viel Sauerstoff wie möglich aufnehmen, um den Körper nach dem Schlaf mit Sauerstoff vollzutanken. Nachdem Sie sich am Rücken des Partners nach oben gestreckt und entspannt haben, fühlen Sie sich vital und bereit für den Tag.

Durch die Aufwärtsstreckung des Körpers zentrieren Sie Ihre natürlichen Energieströme. Der Brustkorb wird gedehnt, die Atemkapazität erhöht sich. Wirbelsäule und Nacken sowie Schulter- und Armmuskeln werden gestreckt. Die Aufwärtsdehnung durch die Beine strafft die Oberschenkel und die Hüftpartie.

EMOTIONALE WIRKUNGEN

Mit dieser Übungseinheit bereiten Sie Körper und Geist auf den Tag vor. Sie zentrieren dabei Ihre Energieströme, schärfen Ihren Geist, überwinden die Nachtschwere und stärken Ihren Körper.

MEDITATION
Ich empfange den Tag.

NÜTZLICHE HINWEISE

• Seien Sie sich Ihres Partners bewußt.

• Versuchen Sie, sich zusammen mit Ihrem Partner sanft nach oben zu dehnen. Ziehen Sie den Bauch nach innen und oben, wenn Sie die Arme heben.

• Beim Drehen zur Seite sollten beide Partner ihre Hüften und die gestreckten Arme eng aneinanderdrücken.

• Entspannen Sie die Augen-, Hals- und Kieferpartie und atmen Sie tief und regelmäßig.

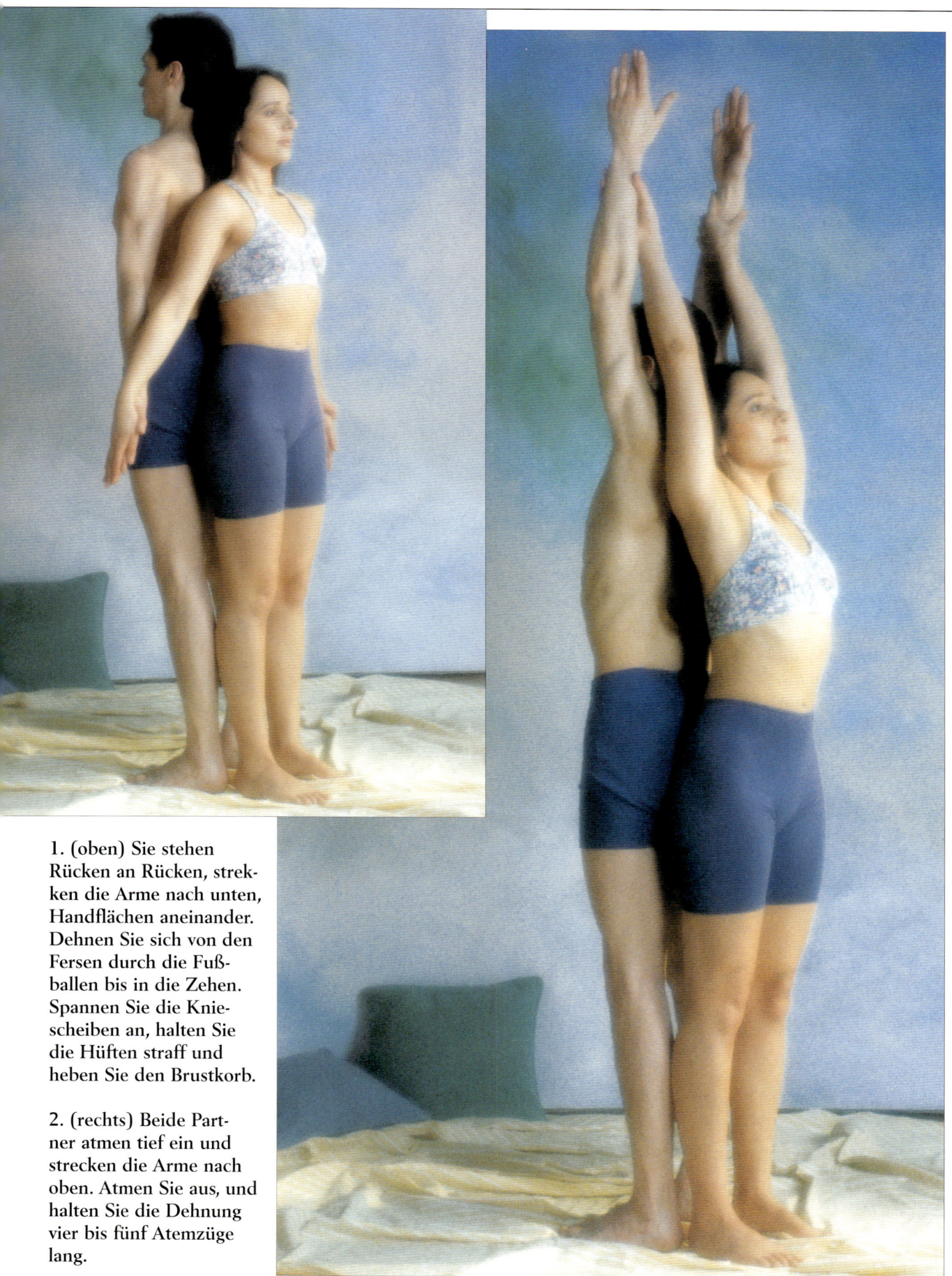

1. (oben) Sie stehen Rücken an Rücken, strekken die Arme nach unten, Handflächen aneinander. Dehnen Sie sich von den Fersen durch die Fußballen bis in die Zehen. Spannen Sie die Kniescheiben an, halten Sie die Hüften straff und heben Sie den Brustkorb.

2. (rechts) Beide Partner atmen tief ein und strecken die Arme nach oben. Atmen Sie aus, und halten Sie die Dehnung vier bis fünf Atemzüge lang.

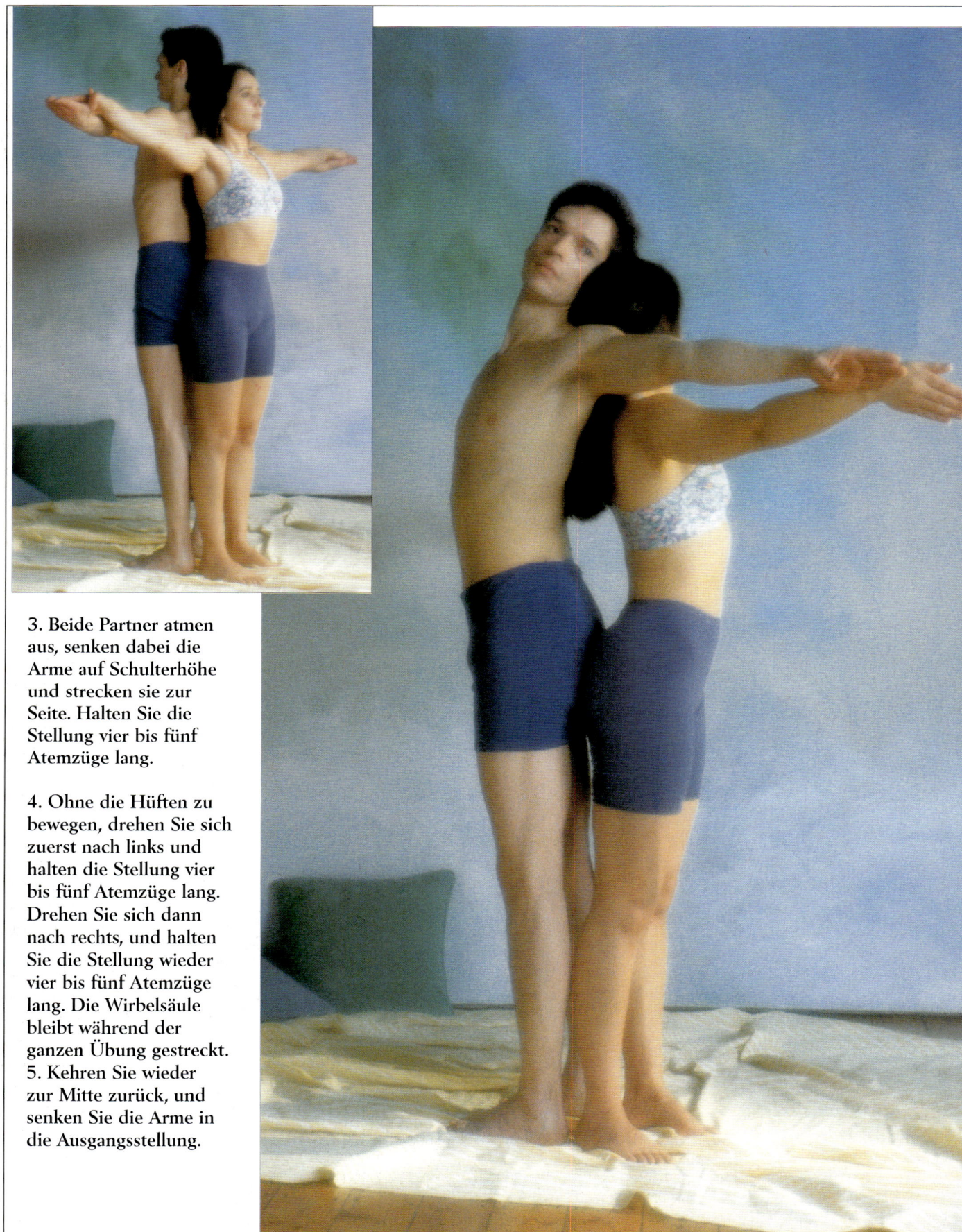

3. Beide Partner atmen aus, senken dabei die Arme auf Schulterhöhe und strecken sie zur Seite. Halten Sie die Stellung vier bis fünf Atemzüge lang.

4. Ohne die Hüften zu bewegen, drehen Sie sich zuerst nach links und halten die Stellung vier bis fünf Atemzüge lang. Drehen Sie sich dann nach rechts, und halten Sie die Stellung wieder vier bis fünf Atemzüge lang. Die Wirbelsäule bleibt während der ganzen Übung gestreckt. 5. Kehren Sie wieder zur Mitte zurück, und senken Sie die Arme in die Ausgangsstellung.

2. UMARMUNG

KÖRPERLICHE WIRKUNGEN

Dies ist eine Weiterentwicklung der vorangegangenen Übungseinheit, indem die Dehnung durch Beine und Hüften verstärkt wird. Beide Partner stehen sich gegenüber und müssen sich in dieser Stellung gegenseitig noch mehr unterstützen.

Die Wirbelsäule ist gestreckt; mit Hilfe des Partners können Sie sich noch intensiver entspannen und dehnen. Bei dieser Übungseinheit brauchen Sie sich gegenseitig, um stabilen Halt zu finden. Im zweiten Teil der Übung wird ein Bein nach vorn geführt. Dabei kommt es zu einer ausgezeichneten Dehnung der Kniesehne und der Wadenmuskeln.

EMOTIONALE WIRKUNGEN

Diese Übungseinheit entwickelt sich aus einer stabilen Stellung heraus, in der sich jeder Partner stark und sicher in sich selbst fühlt. Indem Sie Ihre Arme für den Partner öffnen und sich gegenseitig umarmen, zeigen Sie, daß Sie sich gegenseitig vertrauen.

MEDITATION
Ich öffne die Arme und umarme den Tag.

1. Sie stehen sich gegenüber und schauen sich an. Legen Sie die Hände auf die Schultern Ihres Partners. Ihr Partner legt seine Hände auf Ihre Hüften.

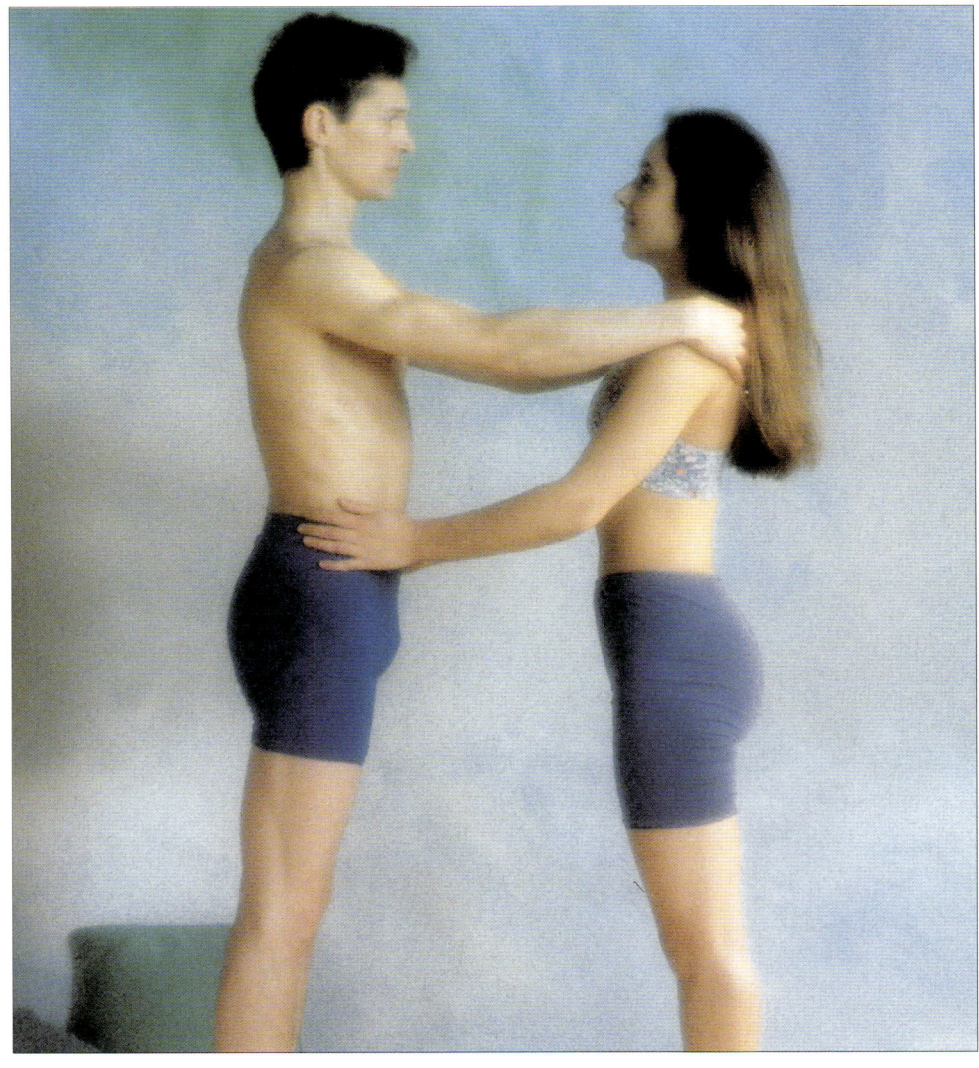

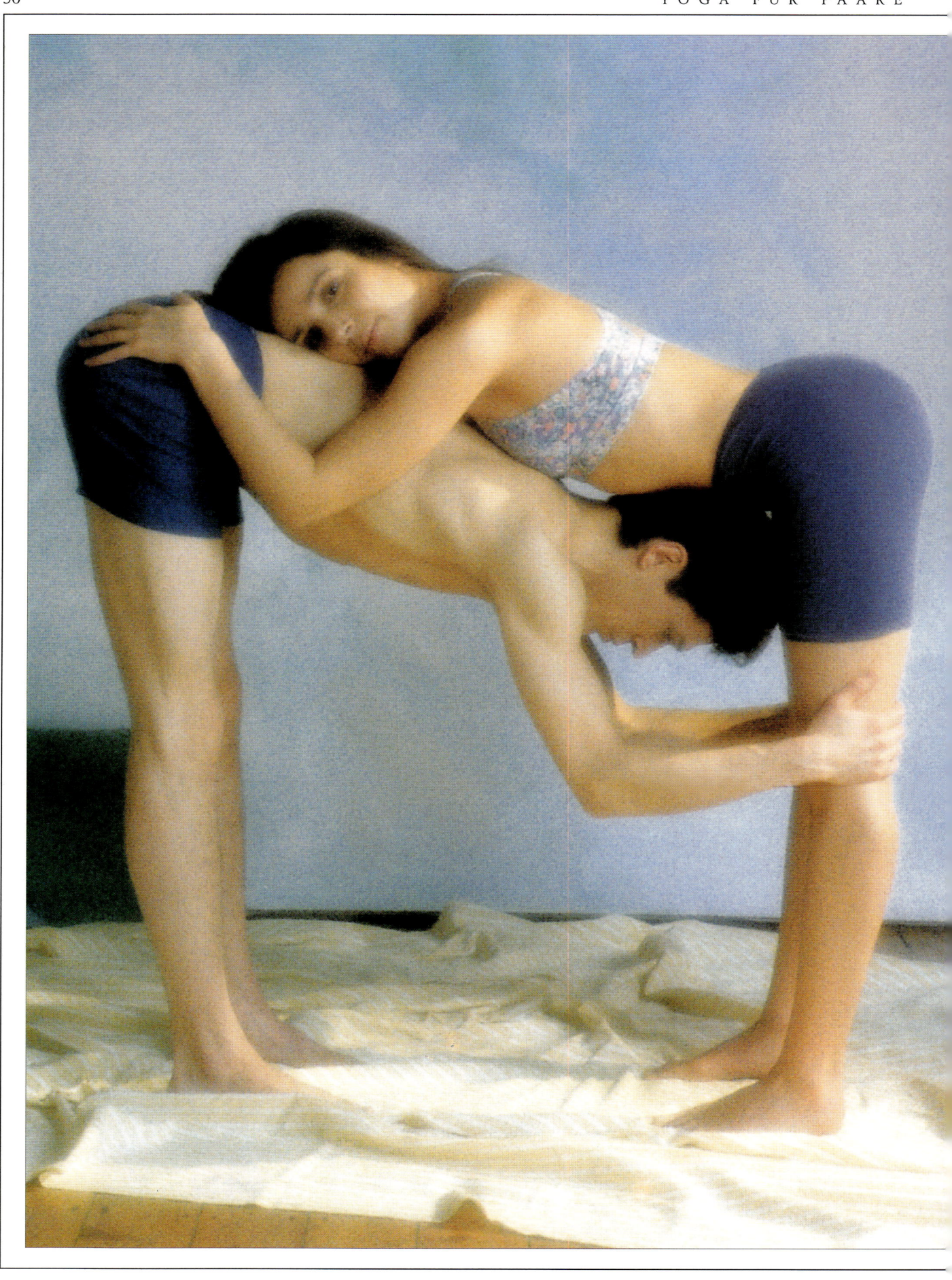

2. (gegenüber) Beugen Sie sich nach vorn, bis der Rücken eine horizontale Linie bildet, dann umfassen Sie die Oberschenkelrückseite Ihres Partners. Ihr Partner streckt sich dann über Ihren vorgebeugten Rücken und umfaßt Ihre Hüften. Halten Sie die Stellung vier bis fünf Atemzüge lang.

3. Gehen Sie langsam in die Ausgangsstellung zurück. Beugen Sie sich wieder nach vorn, so daß sich nun der andere Partner oben befindet. Halten Sie die Stellung wieder vier bis fünf Atemzüge lang.

NÜTZLICHE HINWEISE

• Halten Sie die Beine gut durchgestreckt. Falls Sie jedoch Schmerzen an der Beinrückseite spüren, beugen Sie sie etwas von Zeit zu Zeit.

• Atmen Sie während der ganzen Übungssequenz ruhig und gleichmäßig und geben Sie einander volle Unterstützung.

4. Kehren Sie in die Ausgangsstellung zurück, und ergreifen Sie die Hände Ihres Partners. Beide Partner bringen nun das linke Bein nach vorn und halten das rechte Bein nach hinten ausgestreckt. Hüften und Brustkorb werden gerade gehalten.

5. Beide Partner beugen sich wieder nach vorn und umfassen einander; wiederum streckt sich ein Partner über den Rücken des anderen. Halten Sie die Stellung vier bis fünf Atemzüge lang.

6. Richten Sie sich auf, und wiederholen Sie die Schritte 4 und 5, indem nun das rechte Bein nach vorn gebracht wird.

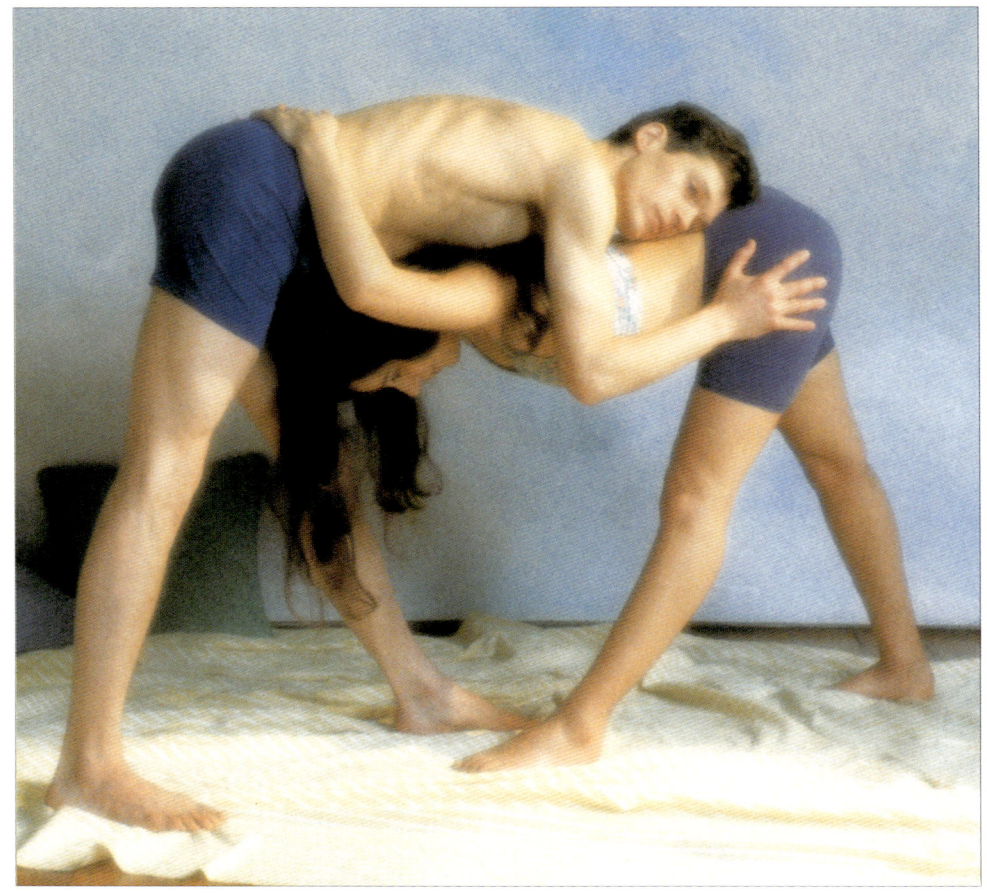

3. WECHSEL

KÖRPERLICHE WIRKUNGEN

Diese Übungseinheit löst Verspannungen im unteren Rückenbereich.

Sie strafft die Bauchpartie, trainiert die Bauchmuskeln und lindert Magenprobleme.

Beine, Arme und Brustkorb werden kräftig gedehnt. Diese Übungen wirken vor allem belebend und vitalisierend.

EMOTIONALE WIRKUNGEN

Die Straffung der Bauchpartie und Kräftigung der Bauchorgane macht Sie Veränderungen gegenüber aufgeschlossener, und Sie können besser mit neuen Ereignissen oder Emotionen umgehen.

MEDITATION
Ich bin bereit zu Veränderungen.

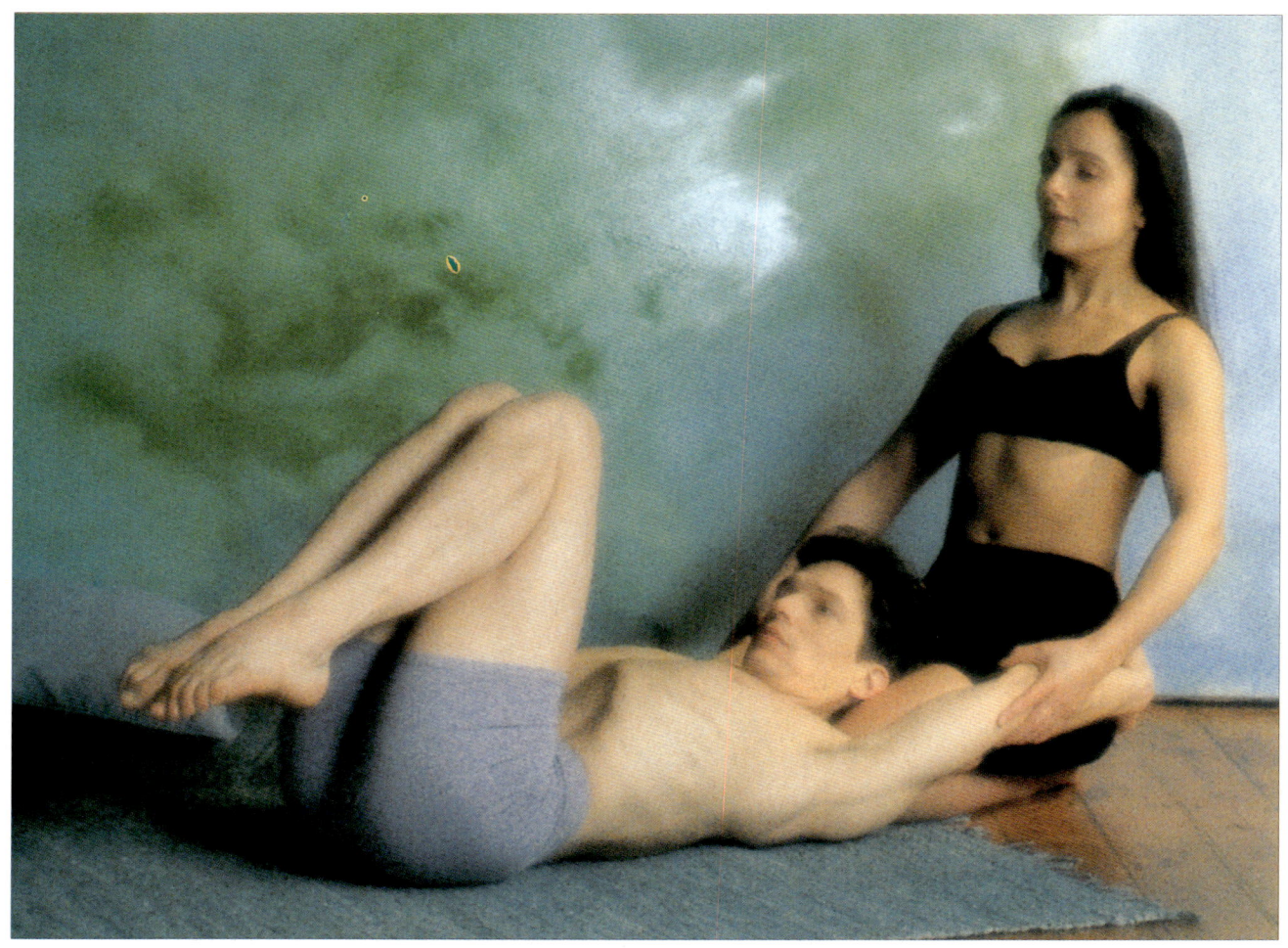

1. Sie liegen flach auf dem Boden, strecken die Arme nach hinten und umfassen die Taille Ihres Partners. Ziehen Sie nun die Knie an die Brust.

2. Drücken Sie die Taille auf den Fußboden, und führen Sie die Beine senkrecht nach oben. Ihr Partner zieht Sie an den Oberarmen kräftig nach hinten und streckt dadurch Ihren Brustkorb und die Wirbelsäule. Halten Sie die Stellung vier bis fünf Atemzüge lang.

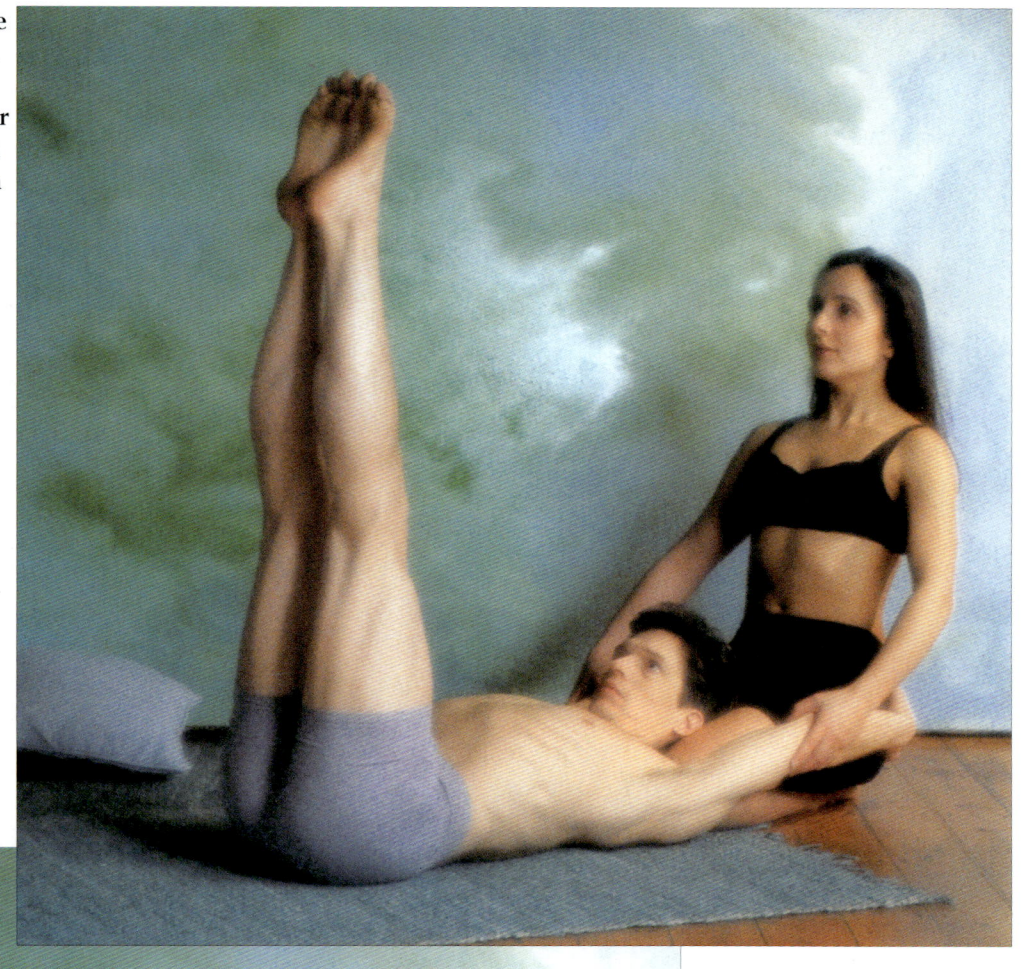

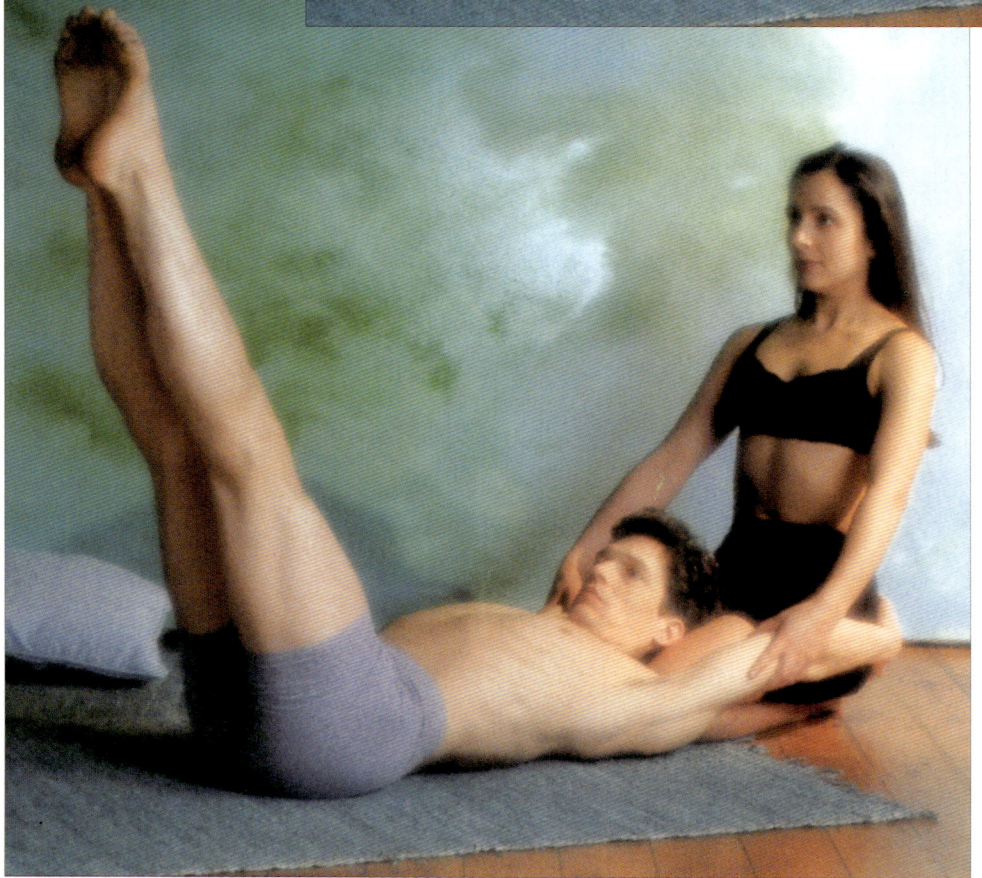

3. Atmen Sie tief ein, und senken Sie dann beim Ausatmen die Beine, bis sie sich in einem Winkel von 60 Grad über dem Boden befinden. Halten Sie sie in dieser Stellung zwei Atemzüge lang. Strecken Sie sich maximal bis in die Zehenspitzen, und pressen Sie die Taille weiter fest auf den Boden.

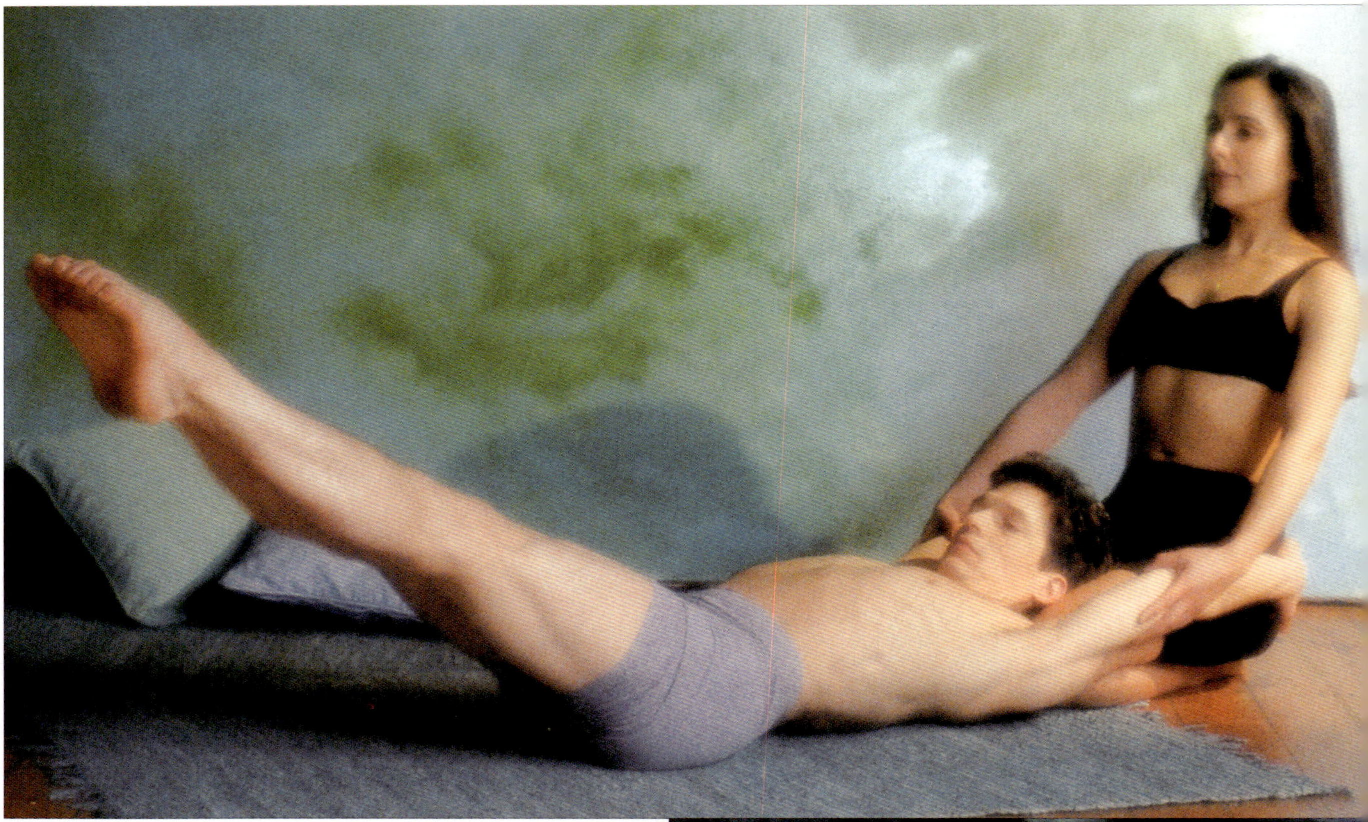

4. Atmen Sie wieder tief ein, senken Sie beim Ausatmen die Beine, bis sie sich in einem Winkel von 30 Grad über dem Boden befinden. Bleiben Sie zwei Atemzüge lang in dieser Stellung, und halten Sie Beine und Rumpf so weit wie möglich gestreckt.
5. Senken Sie die Beine langsam zu Boden. Ihr Partner sollte dabei weiter Ihre Arme kräftig nach hinten strecken.
6. Beugen Sie die Knie, und ziehen Sie die Schienbeine zu den Oberschenkeln. Ihr Partner sollte nun von vorn auf Ihre Schienbeine drücken, um etwaige Verspannungen im unteren Rückenbereich zu lösen.
7. Tauschen Sie die Rollen.

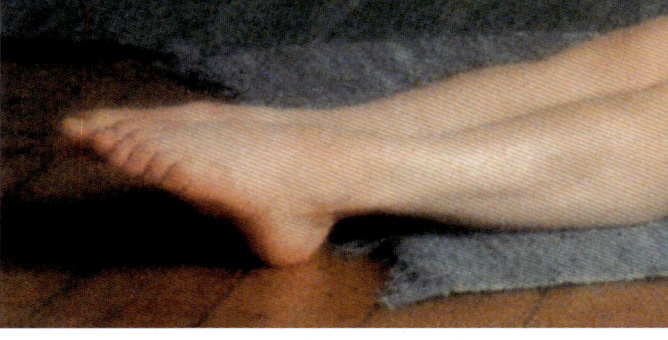

NÜTZLICHE HINWEISE

• Sollte Ihr Rücken während dieser Übung schmerzen, versuchen Sie, die untere Rückenpartie stärker auf den Boden zu pressen.

• Halten Sie die Hals-, Kiefer- und Augenpartie locker. Hals und Kiefer werden bei dieser Übung oft automatisch angespannt.

• Atmen Sie während der ganzen Übung ruhig und regelmäßig.

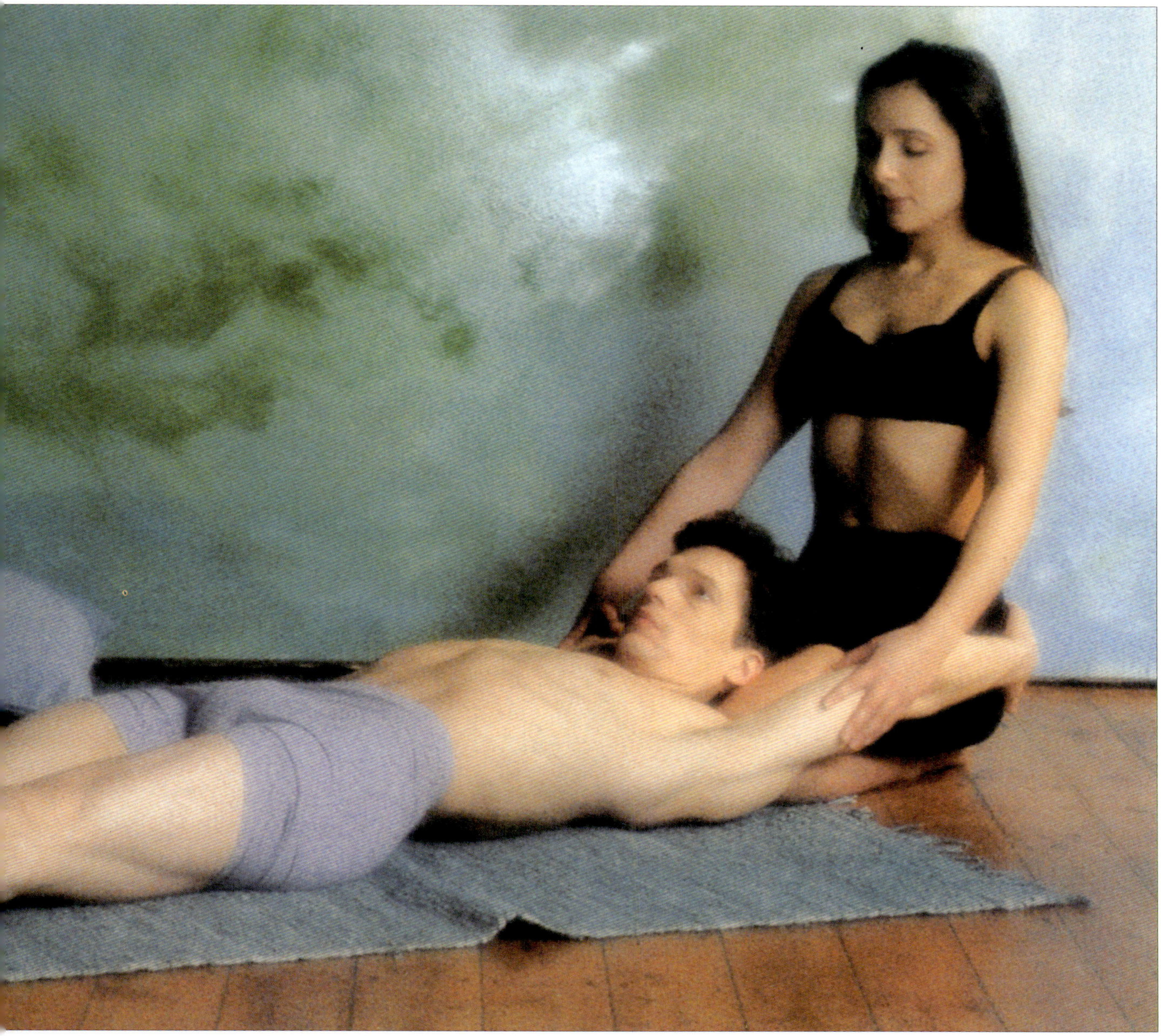

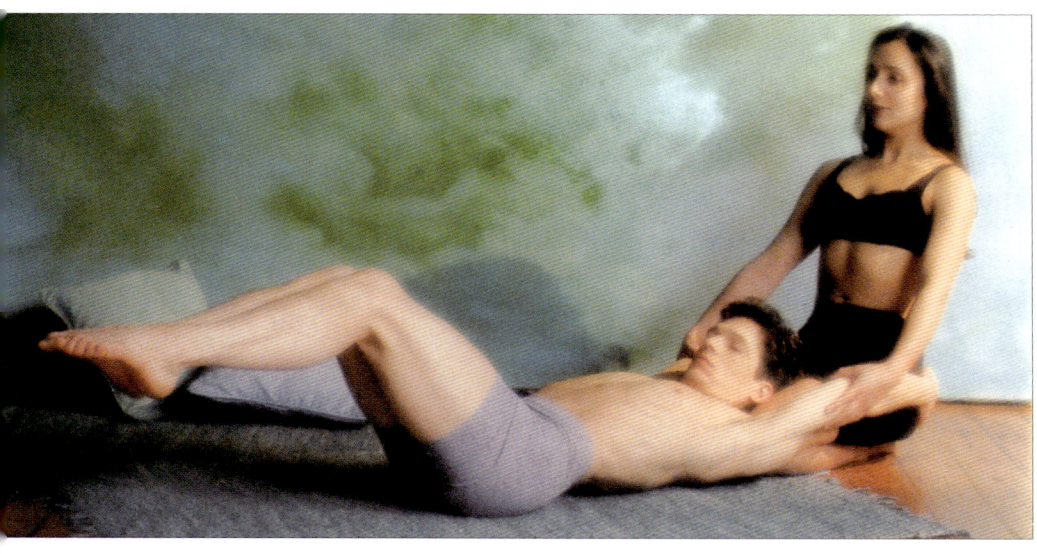

4. LEBENSKRAFT

KÖRPERLICHE WIRKUNGEN

Bevor Sie damit beginnen, sollten Sie Ihren Körper durch die vorher beschriebenen Übungseinheiten aufwärmen.

Diese Übungseinheit stärkt Ihren Körper. Die Wirbelsäule wird stark gedehnt, die Beine werden maximal gestreckt und die inneren Organe werden stimuliert.

Durch die Unterstützung Ihres Partners können Sie sich von einer stabilen Stellung aus maximal dehnen.

EMOTIONALE WIRKUNGEN

In der Yoga-Philosophie wird die Wirbelsäule als der Sitz der Lebenskraft angesehen.

Diese Energie wird als „Kundalini" bezeichnet (Sanskrit: „die Zusammengerollte" oder „Schlangenkraft"). Verspannungen der Wirbelsäule hemmen die Lebenskraft und machen Sie müde und lustlos.

Die in diesem Kapitel beschriebenen Wirbelsäulendehnungen lösen die Verkrampfungen und lassen Ihre Lebenskraft ungehindert fließen.

MEDITATION
Ich bin erfüllt von kosmischer Energie.

1. Die Partner stehen im Abstand von etwa einem Meter hintereinander, Hüfte an Hüfte, Schultern an Brust.
2. Beide Partner drehen den rechten Fuß leicht nach innen und das linke Bein ganz nach außen. Ihre linke Ferse sollte eine Linie mit dem rechten Fußgewölbe bilden. Der aktive Partner hebt die Arme seitwärts und streckt sie bis in die Fingerspitzen, die Handgelenke befinden sich dabei in Schulterhöhe. Der unterstützende Partner legt seine Hände auf Ihre Hüften und gibt Ihnen dadurch Stabilität und Balance.

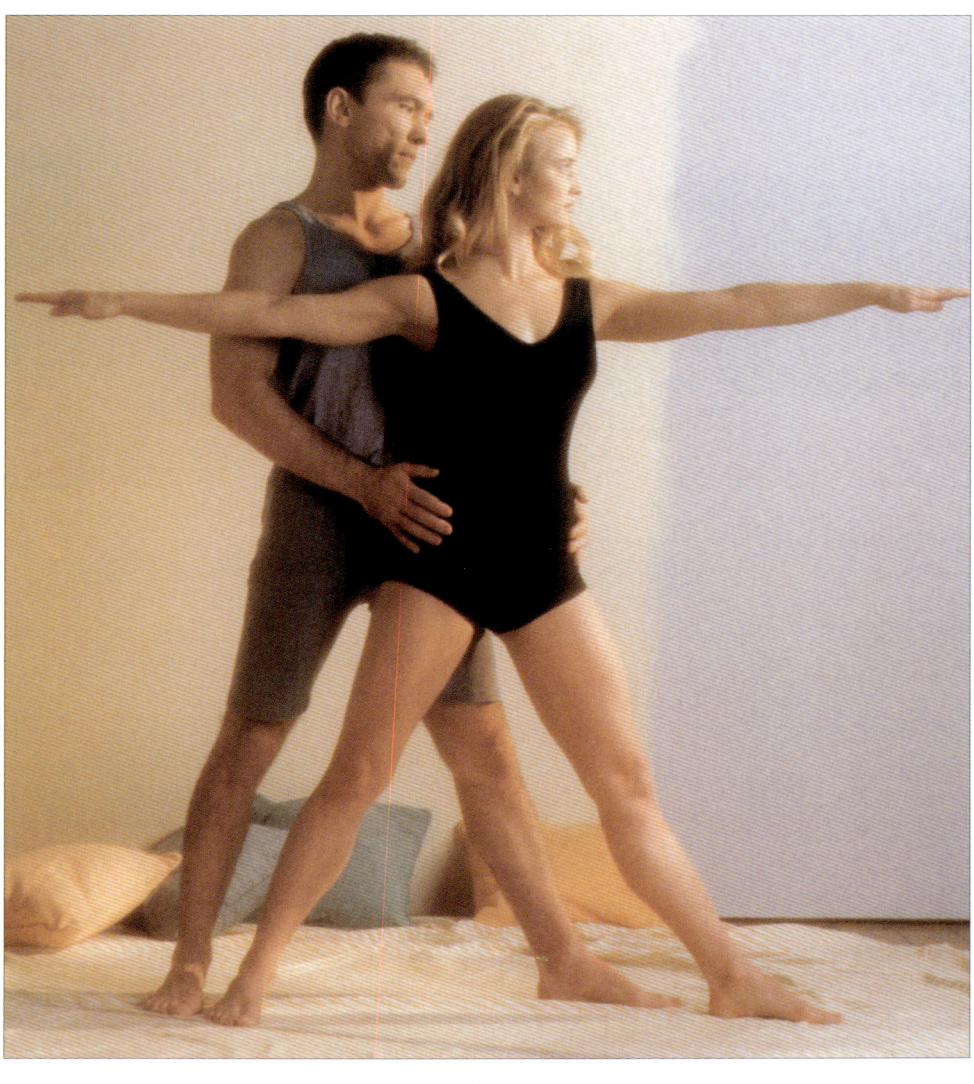

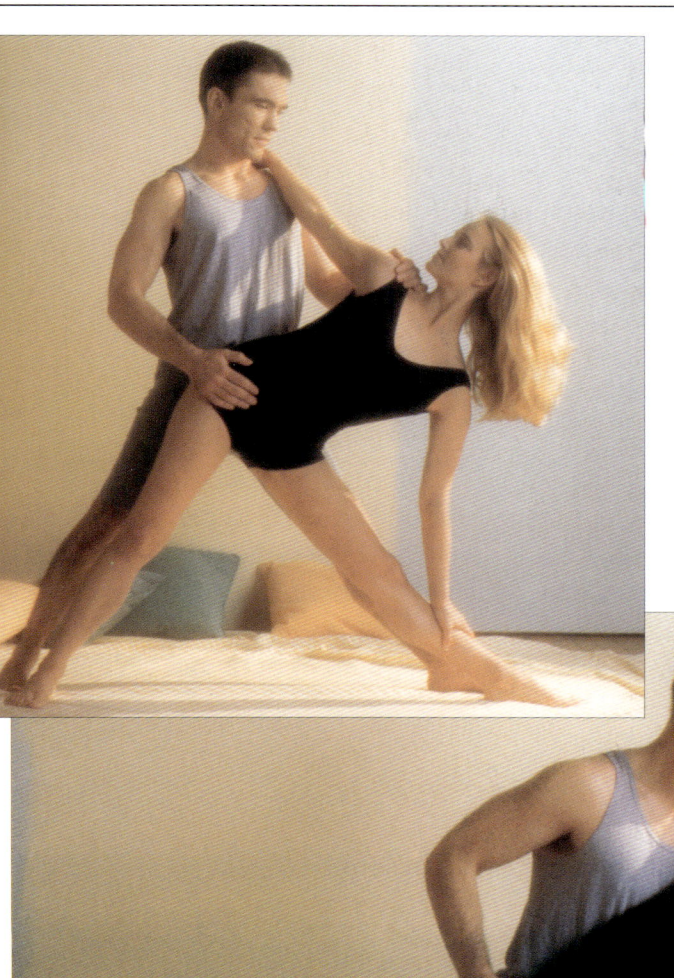

3. Der unterstützende Partner legt die linke Hand auf Ihre rechte Schulter, wenn Sie den Rumpf langsam nach links unten bewegen. Legen Sie Ihre linke Hand um den linken Knöchel. Ihre rechte Hand legen Sie auf die Schulter Ihres Partners und stützen sich so an Ihrem Knöchel und am Partner ab. Halten Sie die Stellung vier bis fünf Atemzüge lang.

NÜTZLICHE HINWEISE

• In dieser Übungseinheit sollte der unterstützende Partner helfen, Rücken und Hüfte in einer Linie zu halten.

• Beide Partner sollten sich bei dieser schwierigen Übung gut unterstützen. Atmen und dehnen Sie sich synchron mit dem Partner.

• Drücken Sie die Beine fest auf den Boden, damit Sie sich von einer stabilen Basis aus dehnen können.

• Auf dem Weg in die Endstellung, stellen Sie sich vor, daß sich eine gerade Linie von den Fersen bis zum Hinterkopf zieht und dehnen Sie sich dementsprechend.

• Während der ganzen Übung werden die Schulterblätter eingezogen und die Schultern nach hinten geführt, damit der Brustkorb nicht eingeengt wird.

• Entspannen Sie die Augen-, Hals- und Kieferpartie und atmen Sie gleichmäßig.

• Halten Sie die Stellung nur so lange, wie Sie sich wohl dabei fühlen.

4. Beide Partner beugen nun das linke Knie, bis sich der Oberschenkel parallel zum Boden befindet und das Schienbein senkrecht steht. Pressen Sie dabei die linke Ferse fest auf den Boden. Das gebeugte Knie befindet sich direkt über der Mitte des Vorderfußes. Der aktive Partner bewegt den Rumpf zum gebeugten Knie. Dehnen Sie dabei den Brustkorb gleichmäßig. Bringen Sie die linke Hand zum Fußboden (zunächst nur die Fingerspitzen, mit zunehmender Übung sollten Sie in der Lage sein, die ganze Handfläche auf den Boden zu legen).

5. Finden Sie Ihr Gleichgewicht mit Hilfe Ihres Partners, und halten Sie die Stellung vier bis fünf Atemzüge lang.

6. Atmen Sie ein, und drücken Sie sich dabei nach oben. Wiederholen Sie die Übungssequenz zur anderen Seite. Der Bewegungsablauf sollte fließend sein.

7. Tauschen Sie nun die Rollen.

5. NAHRUNG

KÖRPERLICHE WIRKUNGEN

Bei dieser Übung profitieren beide Partner von der starken Dehnung im zweiten Übungsteil.

In der Hundestellung werden Knöchel und Beine kräftig gestreckt und dadurch Versteifungen in diesen Partien beseitigt.

Die Schultern werden stark gedehnt, die Bauchmuskeln durchtrainiert und gestrafft.

Diese Übungseinheit ernährt die Hirnzellen und bekämpft Müdigkeit.

Im zweiten Teil der Übungseinheit werden die Rollen getauscht und der unterstützende Partner wird zum unterstützten Partner. Wenn nun der unterstützte Partner seinen Rücken entlang der Wirbelsäule des helfenden Partners streckt, wird das Zwerchfell gedehnt; im Endteil der Übung wird der obere Brustkorb maximal gedehnt.

Die Übungsabfolge wirkt kräftigend und verjüngend.

EMOTIONALE WIRKUNGEN

Der unterstützende Partner befindet sich bei dieser Übung in der stabilen Hunde- oder Kindesstellung. Stellen Sie sich einen Baum vor, der tief im Boden verwurzelt ist, seine Energie aus der Erde zieht und Nahrung, Schutz und Halt gibt.

MEDITATION
Ich bin stark und bereit zu geben.

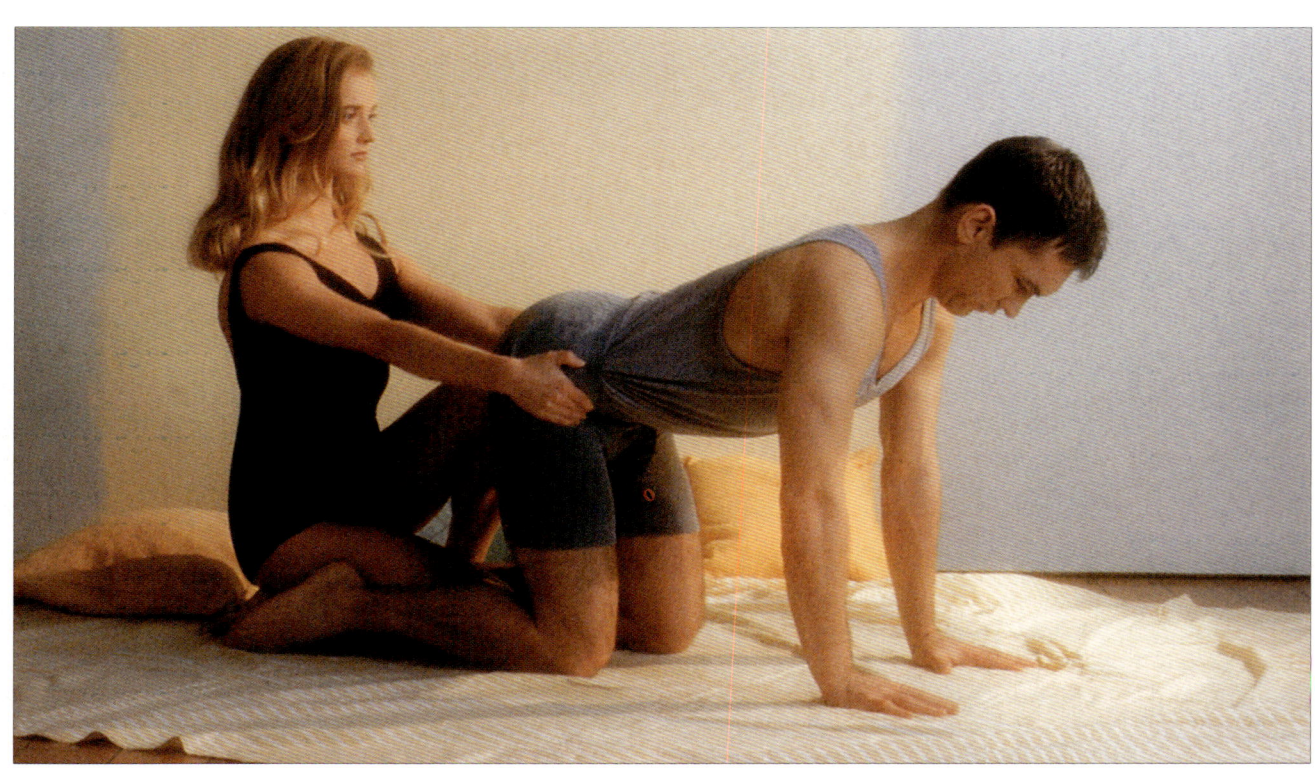

1. Knien Sie nieder, setzen Sie die Hände auf den Boden und strecken Sie die Wirbelsäule. Ihr Partner befindet sich hinter Ihnen in einer Position, die bequem für ihn ist; er umfaßt Ihre Hüften und dehnt sie nach hinten. Halten Sie die Stellung vier bis fünf Atemzüge lang.

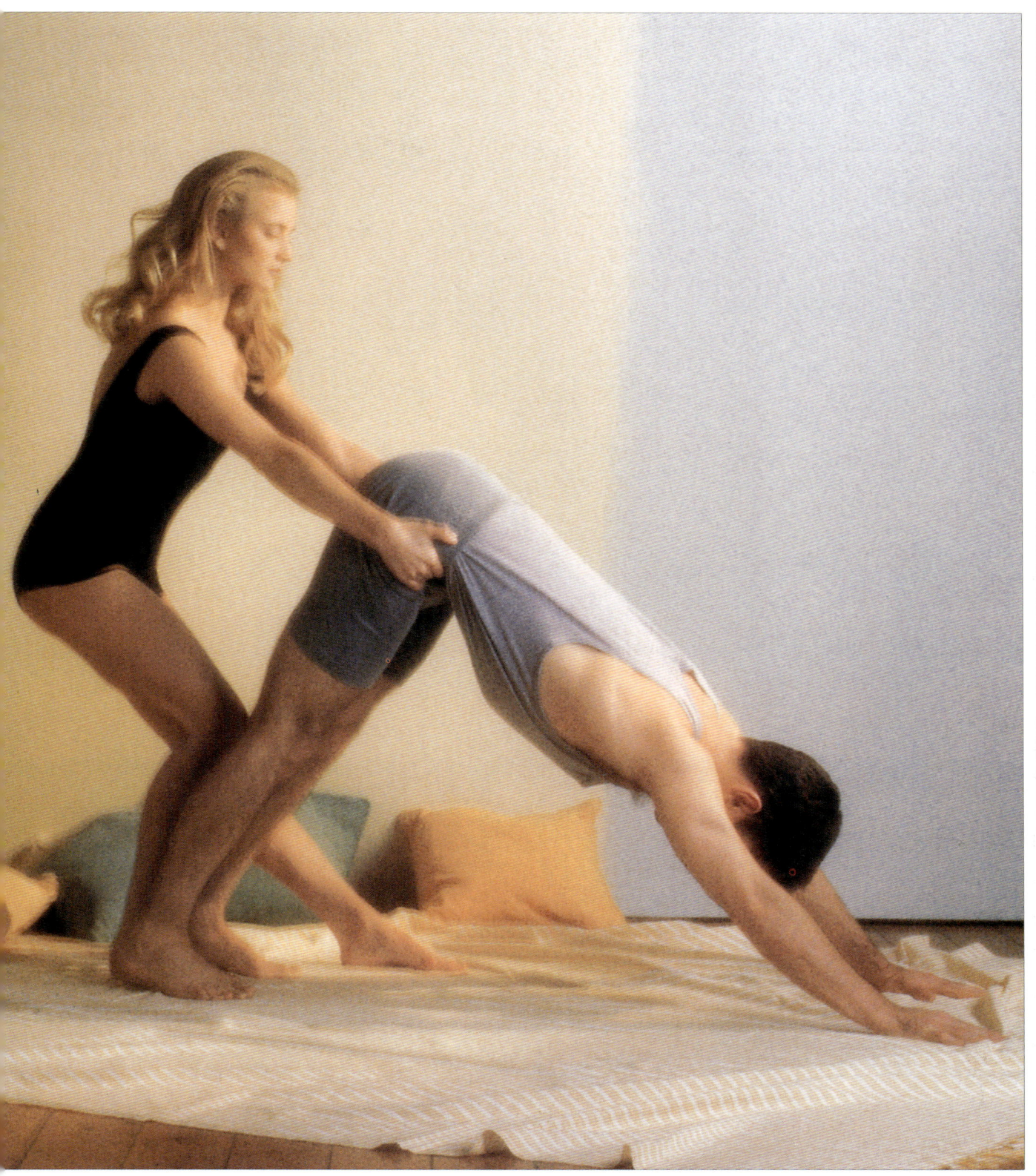

2. Ihr Partner richtet sich auf und zieht dabei Ihre Hüften nach oben in die HUNDESTELLUNG, bis die Beine gestreckt sind. Drücken Sie Ihre Fersen und Hände fest auf den Boden, während Sie den Rücken von den Schultern weg zur Hüfte hin dehnen. Bewegen Sie die Brust in Richtung Beine. Der Rumpf bildet jetzt ein V, wobei die Beine von den Fersen aus gestreckt sind und der Rumpf von den Händen weg nach oben gedehnt wird.

Halten Sie die Hüften mit Hilfe Ihres Partner oben, strecken Sie Schienbeine und Oberschenkel weg vom Rumpf.

Atmen Sie gleichmäßig, vier bis fünf Atemzüge lang.

HUNDESTELLUNG
(*Sanskrit:* Adho Mukha Svanasana)

„ADHO MUKHA" BEDEUTET „DAS GESICHT NACH UNTEN HALTEN"; „SVAN" BEDEUTET „HUND". DIE STELLUNG ERINNERT AN EINEN HUND, DER SICH STRECKT, WOBEI KOPF UND VORDERBEINE NACH UNTEN VORN ZEIGEN. DIE HINTERBEINE BEFINDEN SICH AUF DEM BODEN. DIESE STELLUNG BERUHIGT HERZ UND KREISLAUF UND VERJÜNGT DEN KÖRPER; DURCH DIE VERBESSERTE DURCHBLUTUNG WIRD DAS GEHIRN ERNÄHRT.

3. (rechts) Ihr Partner geht zu Ihrem Kopfende, stellt die Füße zwischen Ihre Hände und lehnt sich mit den Hüften leicht gegen Ihre obere Wirbelsäule; er legt sich dann entlang Ihrer Wirbelsäule hin, läßt den Kopf über Ihre Hüften nach unten hängen und streckt dabei die Beine.

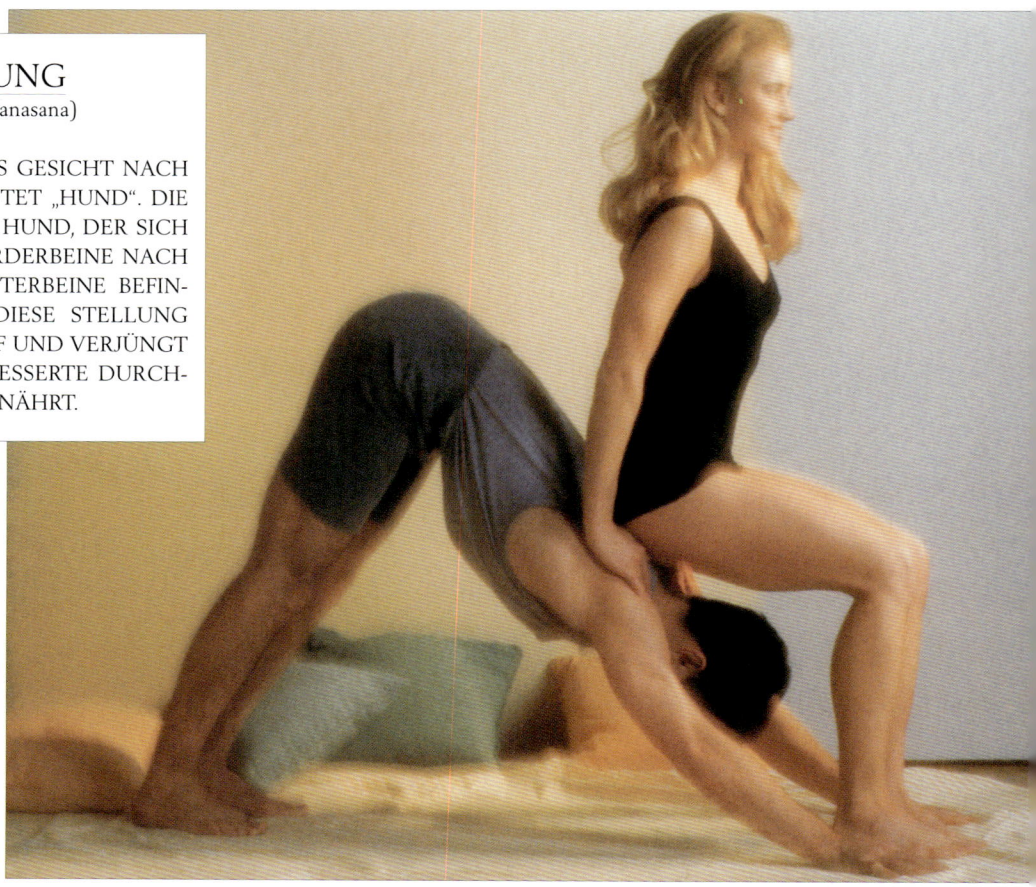

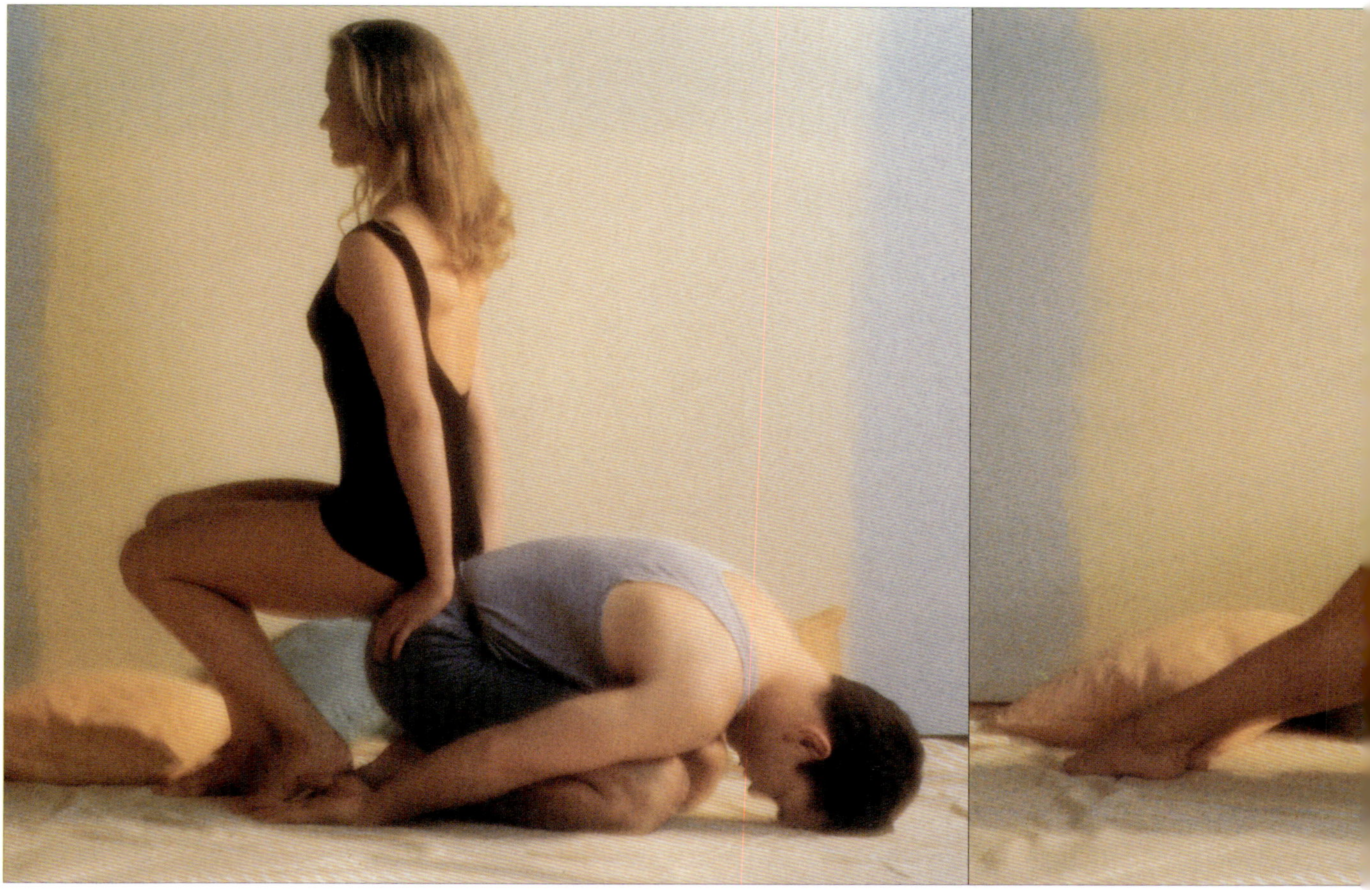

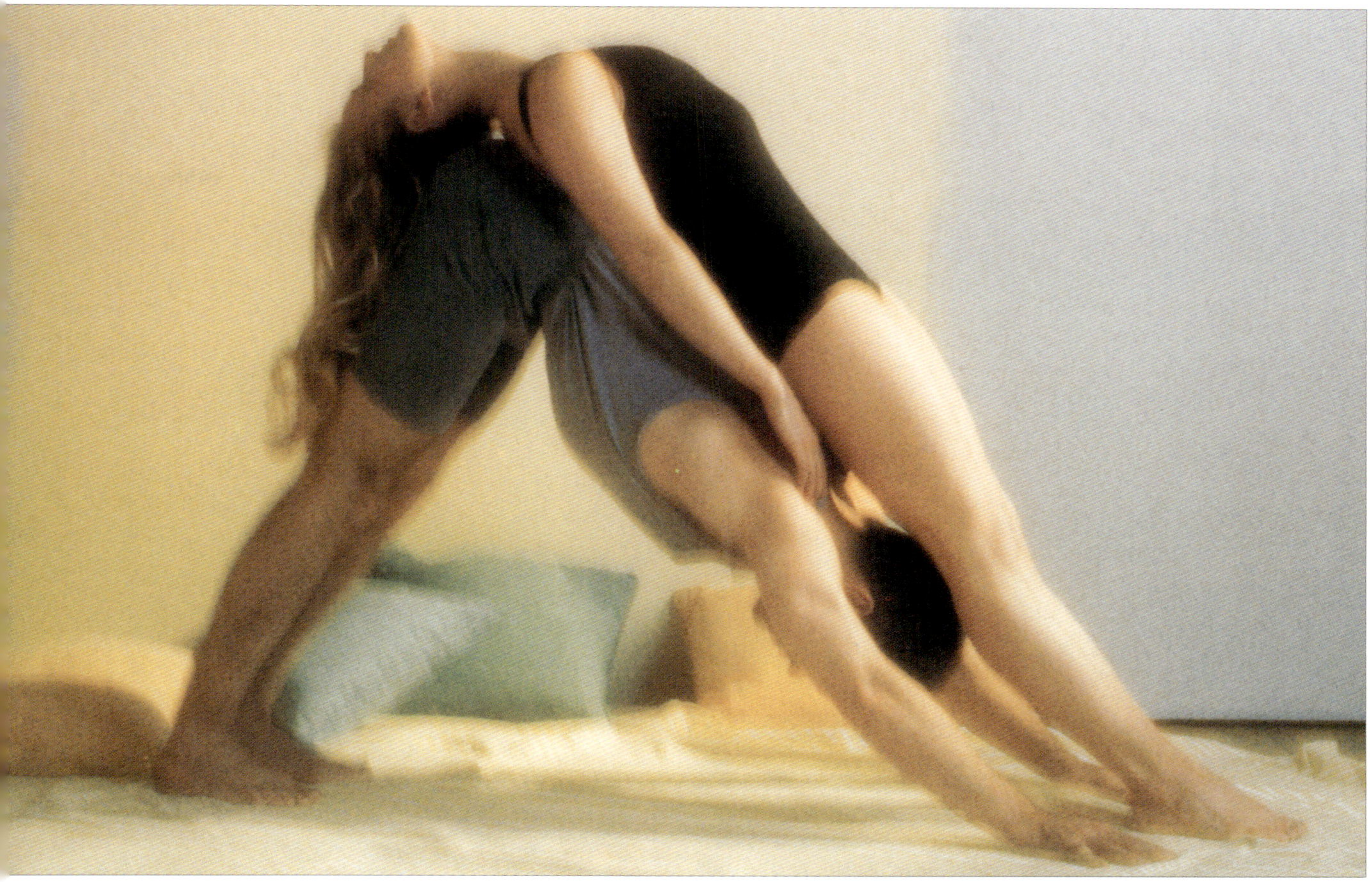

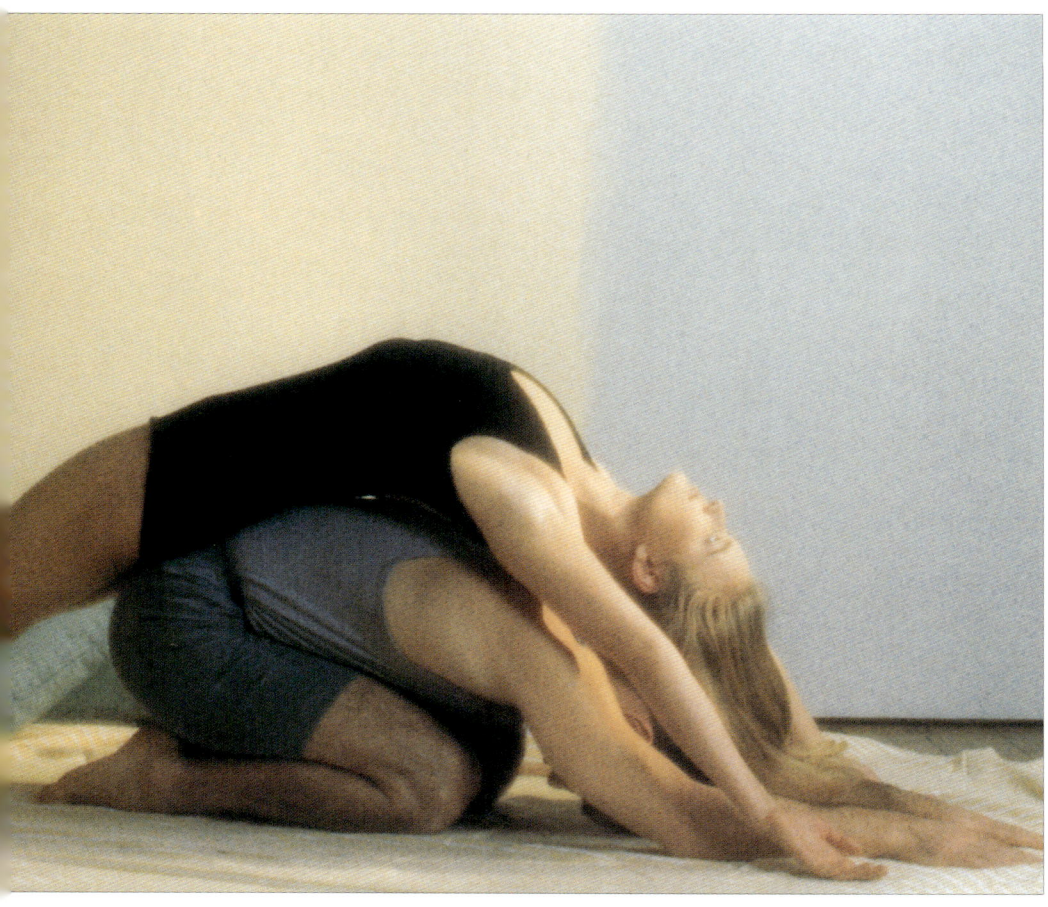

4. (links) Nehmen Sie die KINDESSTELLUNG ein. Ihr Partner setzt sich auf Ihre Hüften und streckt seinen Rumpf über Ihre Wirbelsäule, wobei Arme und Beine ausgestreckt werden. Halten Sie die Stellung vier bis fünf Atemzüge lang.

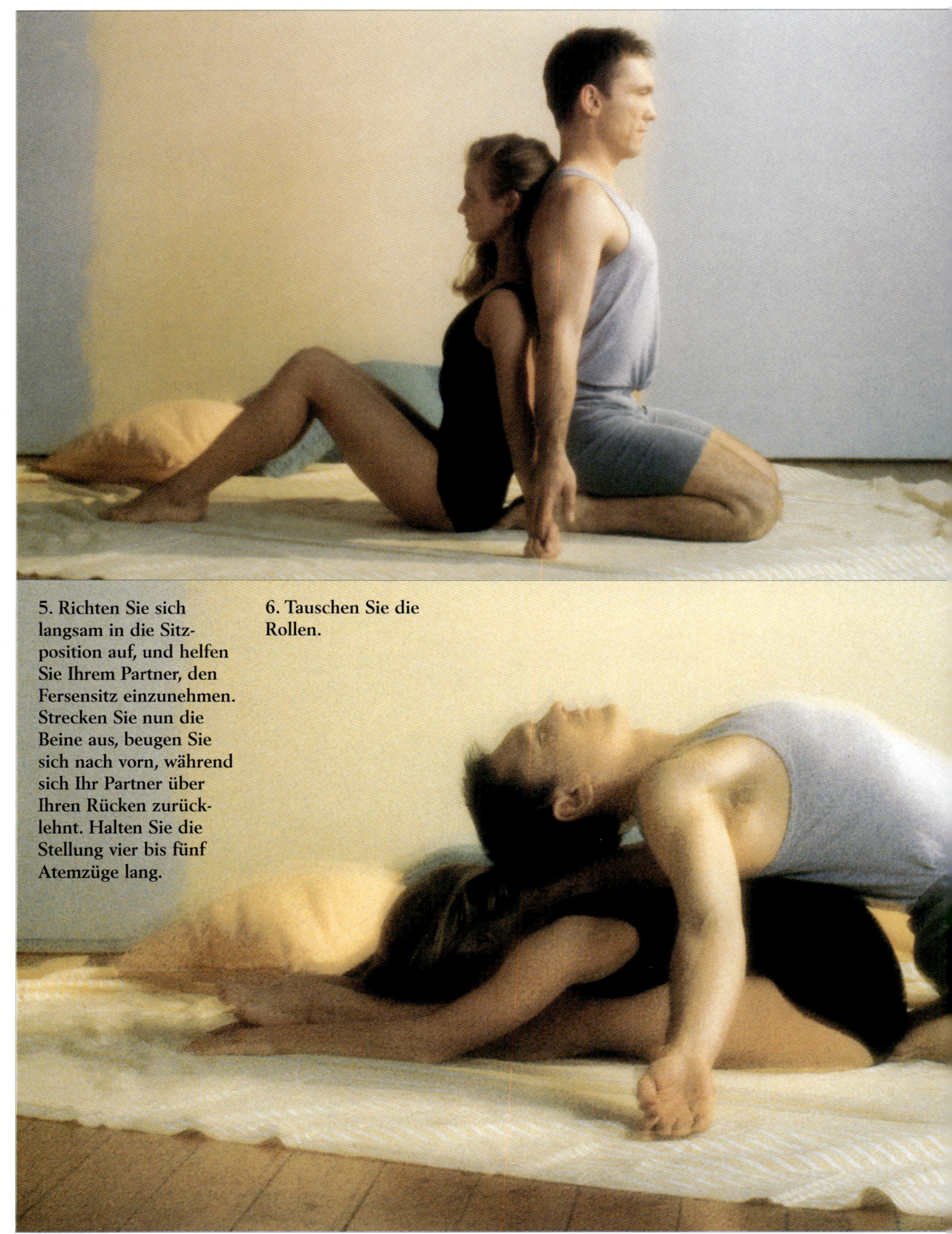

5. Richten Sie sich langsam in die Sitzposition auf, und helfen Sie Ihrem Partner, den Fersensitz einzunehmen. Strecken Sie nun die Beine aus, beugen Sie sich nach vorn, während sich Ihr Partner über Ihren Rücken zurücklehnt. Halten Sie die Stellung vier bis fünf Atemzüge lang.

6. Tauschen Sie die Rollen.

NÜTZLICHE HINWEISE

• Achten Sie auf eine optimale Aufwärtsdehnung bei dieser Übung. Atmen Sie dabei ruhig und gleichmäßig.

• In der Hundestellung ziehen Sie die Bauchmuskeln nach innen zur Wirbelsäule, das Zwerchfell nach oben.

• Versuchen Sie, Kopf und Nacken während der verschiedenen Stellungen nicht zu verkrampfen. Augen-, Hals- und Kieferpartie bleiben entspannt.

• Achten Sie auf die Bedürfnisse Ihres Partners während der Übungseinheit und geben Sie einander genügend Halt und Unterstützung.

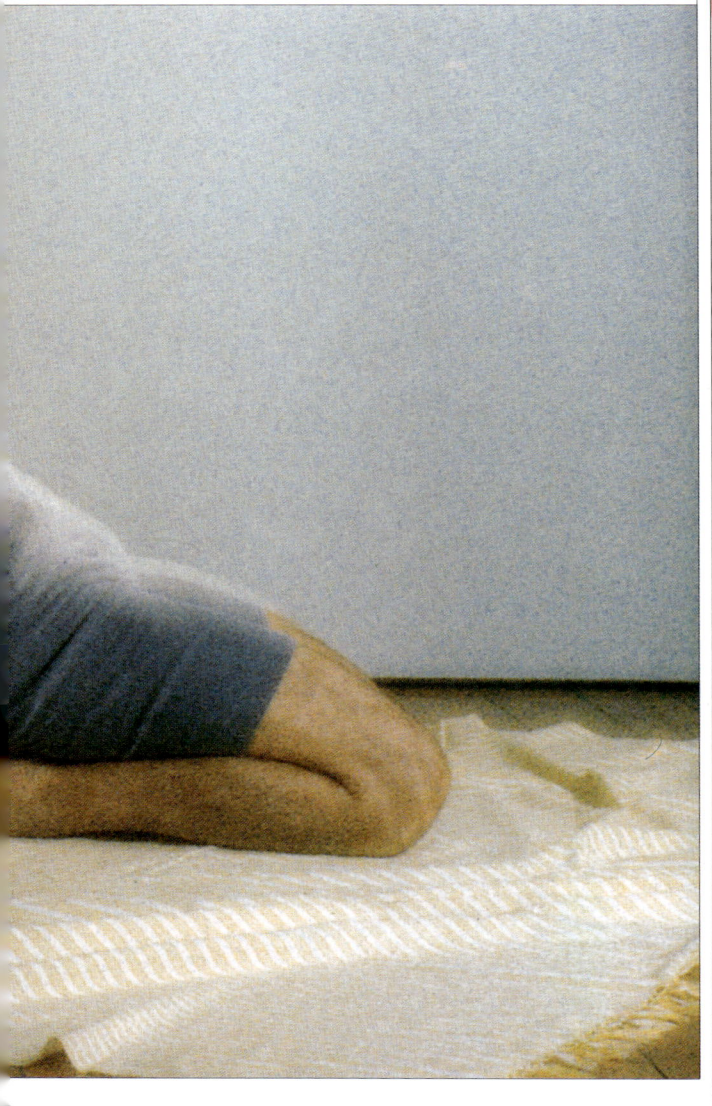

WEITERE ERFAHRUNGEN
Erwachen

Eliza ist Krankenschwester von Beruf. Sie stellte fest, daß sie den täglichen Streß am Arbeitsplatz mit Yoga am besten bewältigen konnte. Auch nach größten Anspannungen fand sie mit Hilfe von Yoga wieder ihr Gleichgewicht. Sie empfand die Übungen „Lebenskraft" und „Nahrung" als besonders hilfreich.

Ivan, ein gelernter Buchhalter, begann mit Yoga, nachdem er viele Jahre lang an Rückenschmerzen gelitten hatte. Er hatte verschiedene Fachärzte konsultiert, krankhafte Veränderungen konnten aber nicht festgestellt werden. Oft waren die Schmerzen jedoch so stark, daß er sich nicht bewegen konnte. Seine Arbeit erforderte eine starke Konzentrationsfähigkeit, und Ivan konnte früher den Streß mit Hilfe von Fußball bewältigen, bis er diese sportliche Betätigung verletzungsbedingt aufgeben mußte. Er konnte nur schwer mit anderen Menschen kommunizieren und hatte eine Reihe meist unbefriedigender Beziehungen hinter sich.

Ivan und Eliza lernten sich bei einem Yogakurs kennen. Anfangs fühlten sie sich unbehaglich bei den gemeinsamen Übungen. Da sie jedoch davon profitierten, arbeiteten sie auch bei späteren Kursen weiter zusammen.

Nach den Übungen „Empfangen", „Umarmen" und „Nahrung" ließen Ivans Rückenschmerzen nach und verschwanden mit der Zeit völlig. Er weiß jetzt, daß seine Rückenschmerzen durch streßbedingte Verspannungen der Rückenmuskeln verursacht worden waren. Eliza arbeitete zusammen mit Ivan an einer Reihe von Stellungen, die die Schmerzen und Versteifungen linderten.

Ivan wurde außerdem auch kommunikationsfreudiger. Während er anfangs nur still dasaß und wenig sagte, spielte er allmählich eine aktivere Rolle in der Klasse und unterhielt sich auch mit Eliza über deren Probleme.

Eliza und Ivan waren in früheren Beziehungen verletzt und enttäuscht worden. Beide waren noch nicht zu einer neuen Partnerschaft bereit. Sie arbeiteten im Kurs jedoch gut zusammen.

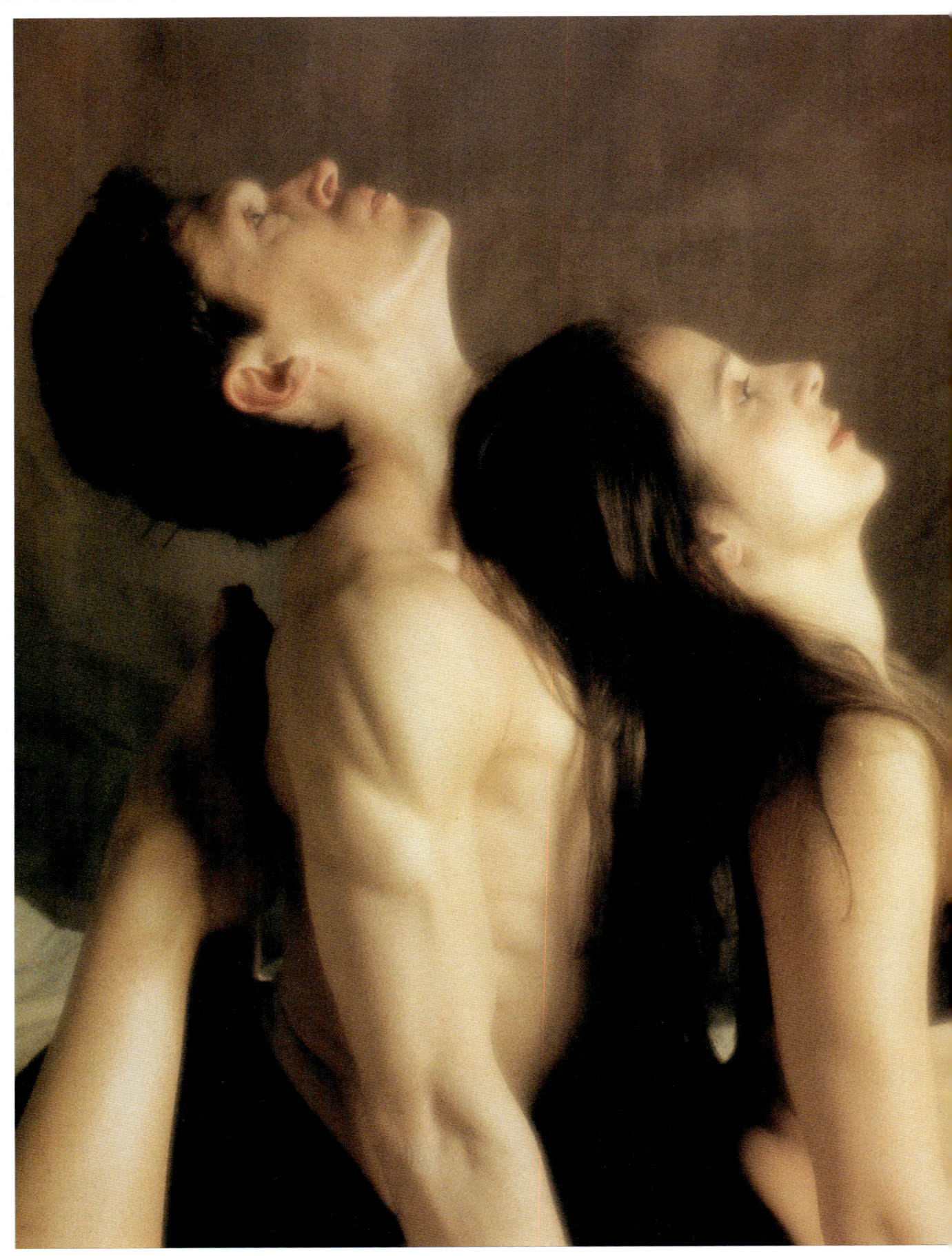

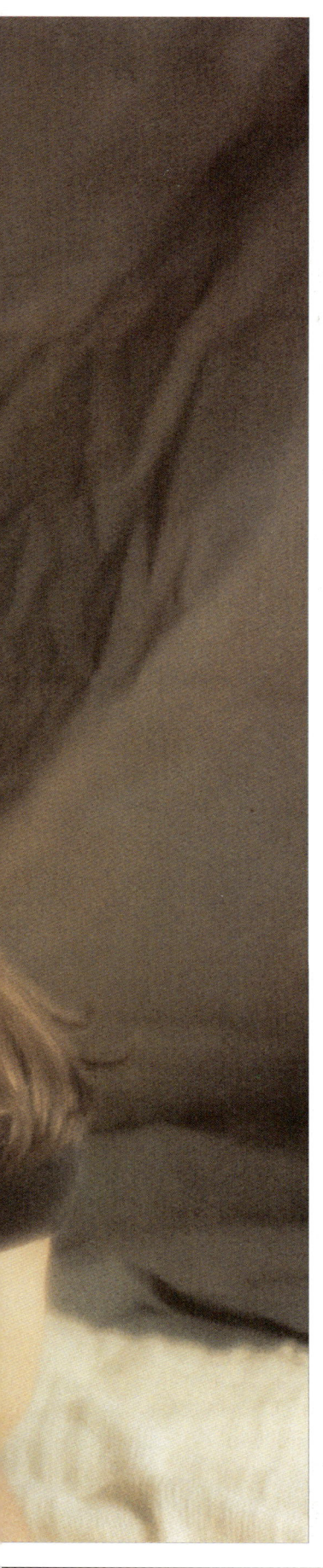

ATEM IST LEBEN

ATEM IST LEBEN. Wir können tagelang ohne Nahrung oder Wasser auskommen, aber wir sterben, wenn die Atmung nur einige Minuten lang aussetzt. Es ist erstaunlich, wie wenig wir im täglichen Leben auf die Atmung achten. Durch die Atmung wird das Blut mit Sauerstoff versorgt und damit dem Körper lebensnotwendige Energie zugeführt. Auf der Grundlage der richtigen Atemtechnik haben wir eine Reihe von speziellen Übungen entwickelt, die den Körper vital und gesund machen.

Empfangen ist eine Art von Geben. Gib,
als ob du etwas empfängst, und empfange,
als ob du gibst.

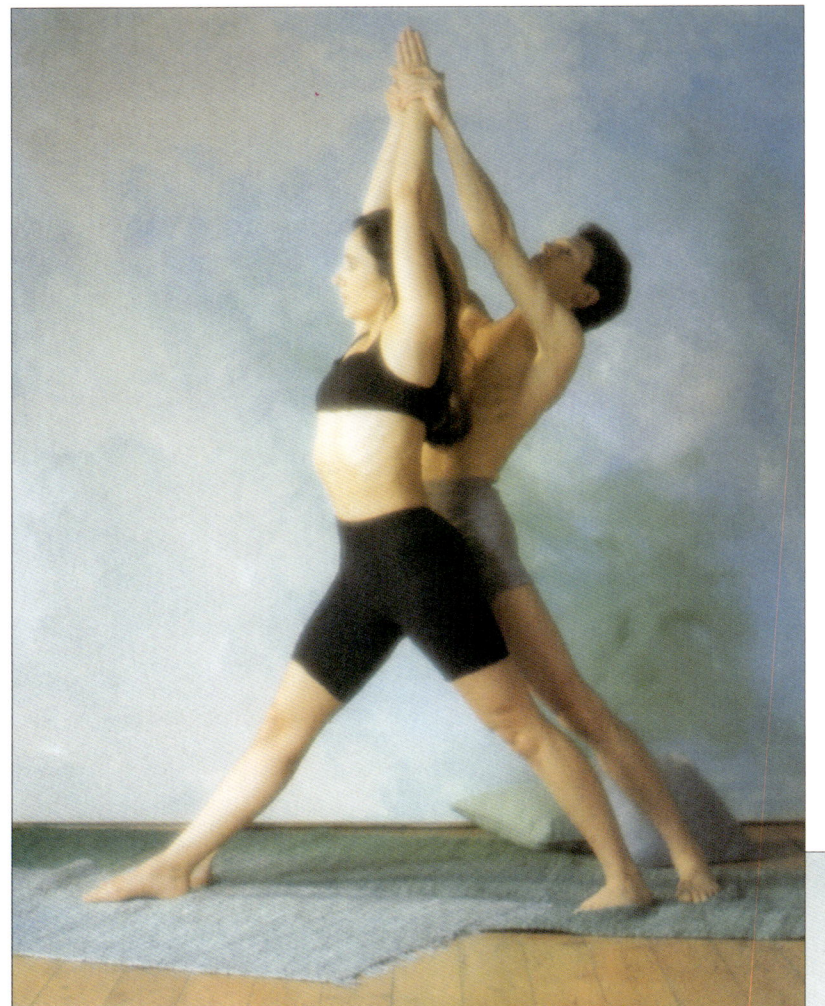

Bei korrekter Atmung halten wir den Mund geschlossen und atmen durch die Nase ein. Wir atmen tief ein und aus und füllen die Lungen vollständig mit Sauerstoff. Beim Ausatmen kontrahiert sich der Bauch, und das Zwerchfell bewegt sich nach oben und massiert das Herz; beim Einatmen weitet sich der Bauch, das Zwerchfell senkt sich und massiert die Bauchorgane.

Durch Atemübungen lernen wir, unseren Geist zu kontrollieren. Empfinden wir Ärger oder Furcht, so atmen wir flach, schnell und unregelmäßig; sind wir hingegen entspannt oder in Gedanken versunken, so vertieft und verlangsamt sich unsere Atmung. Sie können das leicht selbst testen. Lauschen Sie einen Moment lang dem tiefsten Ton im Raum. Indem wir uns darauf konzentrieren,

Atem ist Leben. Durch kontrollierte Atmung können wir Körper revitalisieren und Emotionen harmonisieren.

Man unterscheidet drei verschiedene Formen der Atmung: Schlüsselbein- oder klavikuläre (= flache) Atmung, Rippen- oder kostale (= mittlere) Atmung und Bauch- oder abdominale (= tiefe) Atmung. Die vollständige Atmung umfaßt alle drei Typen. Sie beginnt mit einer tiefen Einatmung, die sich durch Dehnung der Rippen bis hoch zu den Schlüsselbeinen fortsetzt. Die meisten von uns wissen gar nicht mehr, wie man richtig atmet. Wir atmen flach durch den Mund ein, vernachlässigen das Zwerchfell und heben entweder die Schultern oder kontrahieren den Bauch. Auf diese Weise wird nur wenig Sauerstoff aufgenommen, und lediglich die oberen Lungenpartien werden benutzt.

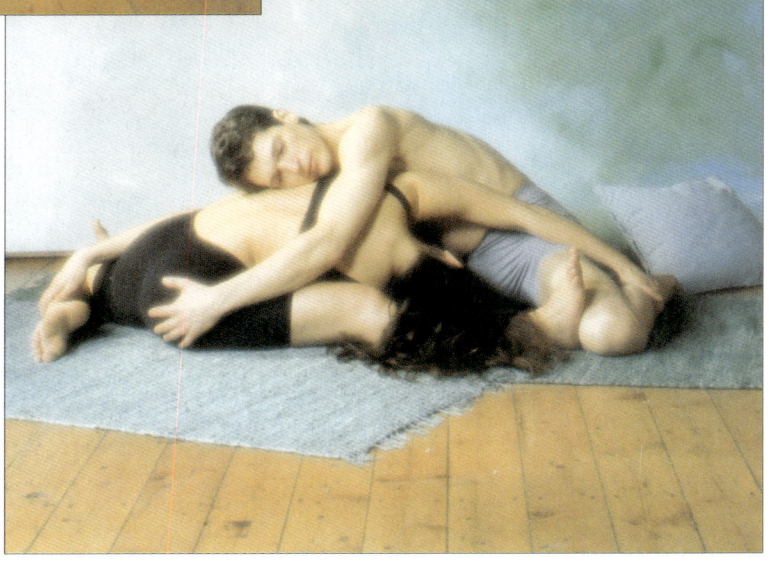

verlangsamen wir automatisch unsere Atmung oder setzen sogar kurz damit aus.

Da sich unsere Geisteshaltung in unserer Atmung widerspiegelt, können wir unsere Denkfähigkeit verbessern, indem wir die Atmung kontrollieren.

1. ATEMÜBUNG IM SITZEN

KÖRPERLICHE WIRKUNGEN

Ist Ihre Zeit knapp bemessen, dann wird diese einfache Übung eine beruhigende Wirkung auf beide Partner ausüben. Steht Ihnen mehr Zeit zur Verfügung, können Sie als Alternative zur „Atem-übung im Liegen" übergehen.

Beim Atmen im Sitzen ist die Wirbelsäule ge-streckt, und Versteifungen im Rücken werden ge-löst. Der Brustkorb wird sanft gedehnt. Versuchen Sie gleich lang ein- und auszuatmen.

EMOTIONALE WIRKUNGEN

Diese Übungseinheit schenkt Ihnen eine kurze Zeit des ruhigen Beisammenseins, wobei Sie nur durch das gemeinsame Atmen das elementare Gefühl verspüren, lebendig zu sein.

Stellen Sie sich während der folgenden Atem- und Entspannungsübungen vor, daß Sie reines, weißes, reinigendes Licht einatmen und all Ihre negativen Gefühle ausatmen.

MEDITATION
Ich bin erfüllt von reiner, klarer Energie.

1. Beide Partner sitzen Rücken an Rücken, Schulter an Schulter, die Handrücken ruhen auf den Knien. Die untere Partie der Wirbelsäule wird angehoben, die untere Bauchregion wird eingezogen. Heben Sie Brustkorb, Brustbein und Schlüsselbein. Bringen Sie Brust und vordere Achselhöhle nach vorn. Ziehen Sie die Schulter-blattspitzen ein und die Schultern nach hinten. Lassen Sie Ihren Kopf am Kopf des Partners ruhen.
2. Achten Sie auf den steigenden und fallenden Atemfluß und versuchen Sie, in gleichem Rhyth-mus wie Ihr Partner zu atmen. Atmen Sie lang-sam und gleichmäßig und spüren Sie, wie sich der Brustkorb Ihres Partners beim Atmen ausdehnt. Lassen Sie Ihre Augäpfel tief in die Augenhöhlen sinken, schließen Sie die Lider, und richten Sie den Blick nach innen.

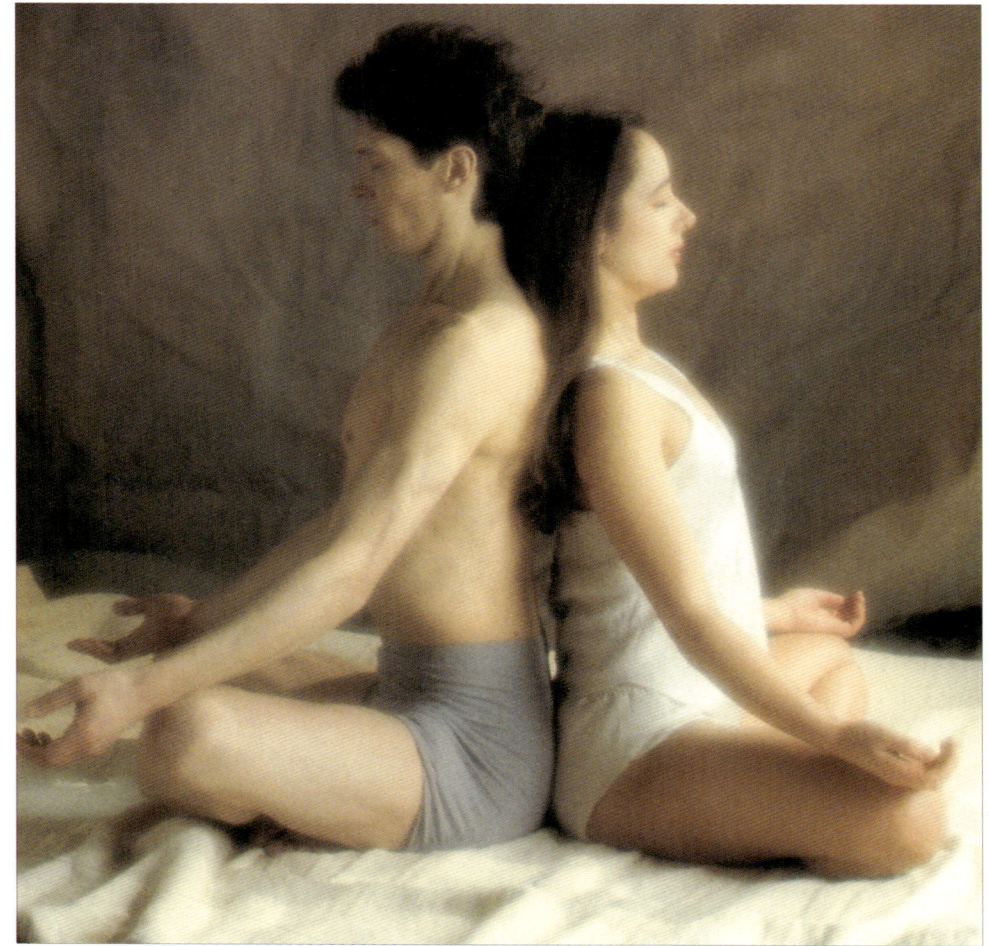

3. Richten Sie Ihre ganze Aufmerksamkeit auf den steigenden und fallenden Atemfluß.

4. Atmen Sie in dieser Position ein bis zwei Minuten lang.

5. Ein Partner über-nimmt die unterstützen-de Rolle und setzt sich hinter den anderen.

6. Legen Sie Ihre Hände sanft um den Brustkorb Ihres Partners in Zwerchfellhöhe. Der aktive Partner sollte in und durch Ihre Handflächen atmen und sich sanft gegen den unterstützenden Partner lehnen, dabei die Wirbelsäule jedoch geradehalten. Machen Sie vier bis fünf tiefe Atemzüge in dieser Stellung, und atmen Sie dann einige Sekunden lang normal.

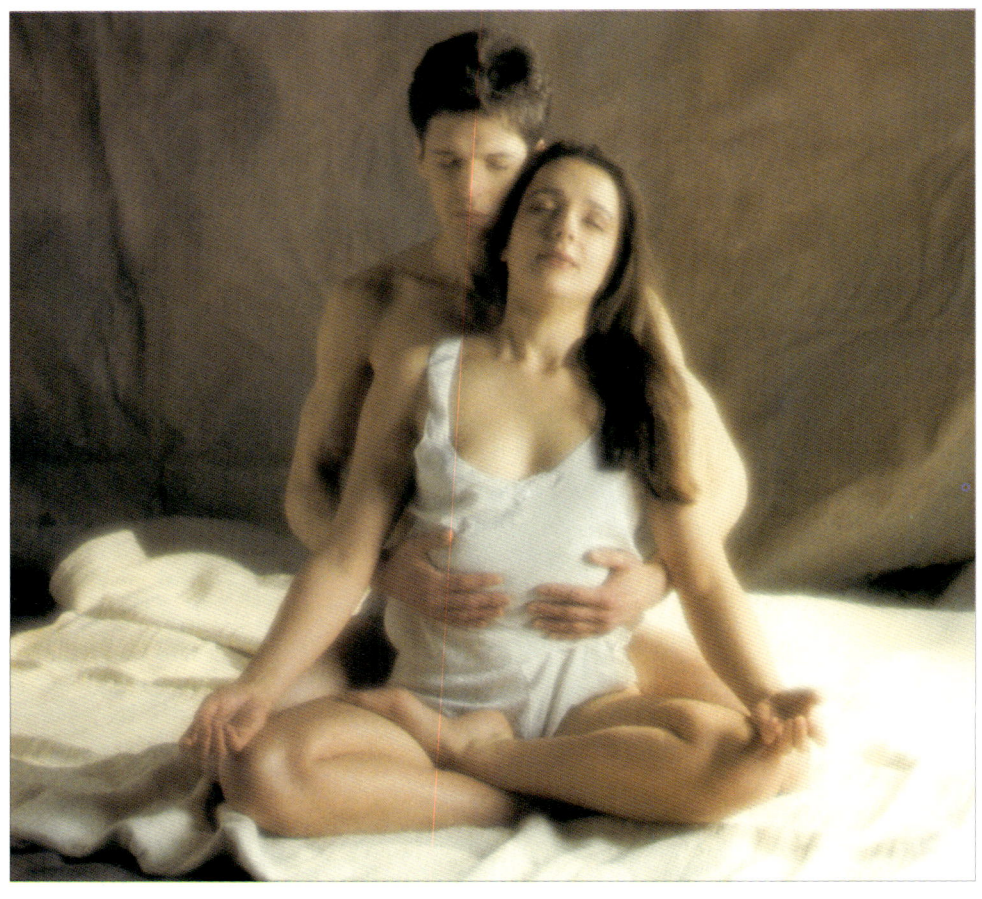

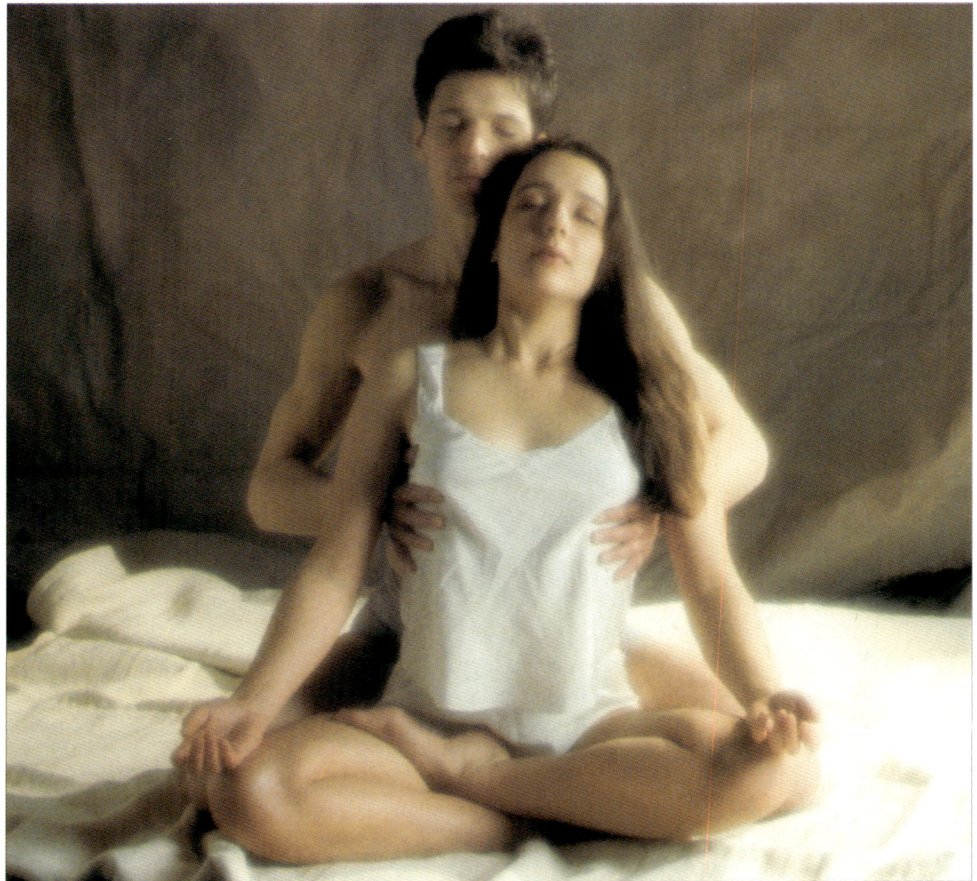

7. Der unterstützende Partner legt seine Hände an Ihre seitliche Rippenpartie. Atmen Sie durch den Brustkorb in die Handflächen des unterstützenden Partners, und drücken Sie sie durch Ihren Atem leicht zur Seite. Machen Sie vier bis fünf tiefe Atemzüge, und atmen Sie dann normal.

8. Der unterstützende Partner legt seine Hände sanft auf die obere Brustpartie des anderen, die Handballen befinden sich jeweils an der vorderen Achselhöhle, die Finger ruhen auf dem Schlüsselbein. Atmen Sie gegen die Handballen, dann gegen die Fingerspitzen. Machen Sie vier oder fünf tiefe Atemzüge, und atmen Sie dann normal.

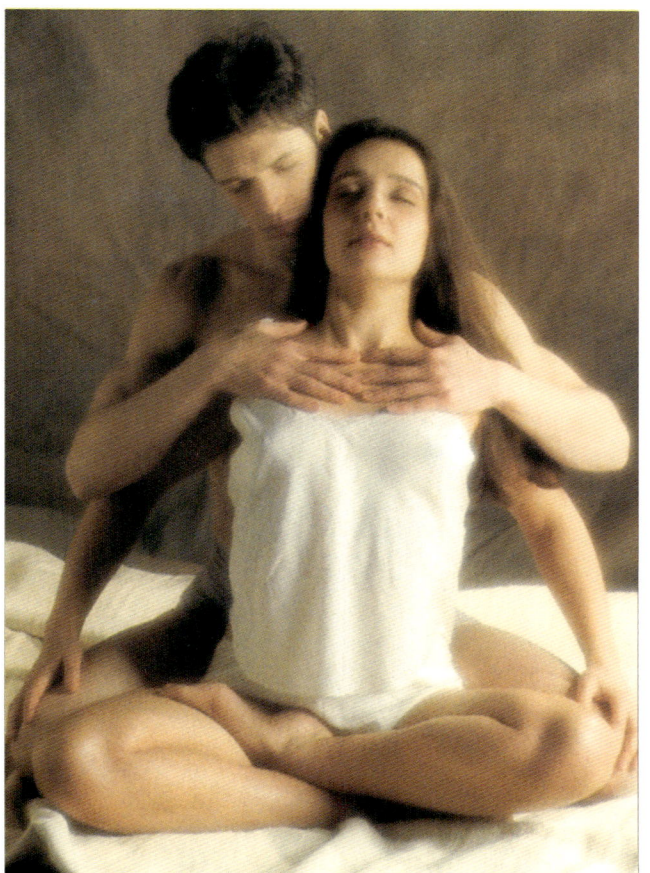

NÜTZLICHE HINWEISE

• Setzen Sie sich auf eine Decke, wenn Sie einen Druck im unteren Rükkenbereich fühlen, und legen Sie ein Polster unter die Knie, falls Sie Beschwerden haben.

• Stabilisieren Sie Ihre Position, indem Sie die Beckenbodenmuskeln anziehen und das Gesäß auf den Boden pressen.

• Während der ganzen Übungseinheit sollten Sie die Hals-, Kiefer- und Augenpartie sowie alle Gesichtsmuskeln entspannt halten.

9. Der unterstützende Partner legt eine Hand über den Nabel des vor ihm sitzenden Partners, die andere Hand oben auf die Brust. Atmen Sie tief, zuerst gegen die untere und dann gegen die obere Hand. Machen Sie vier oder fünf tiefe Atemzüge, und atmen Sie dann normal. Damit ist dieser Atemzyklus abgeschlossen.
10. Tauschen Sie die Rollen.

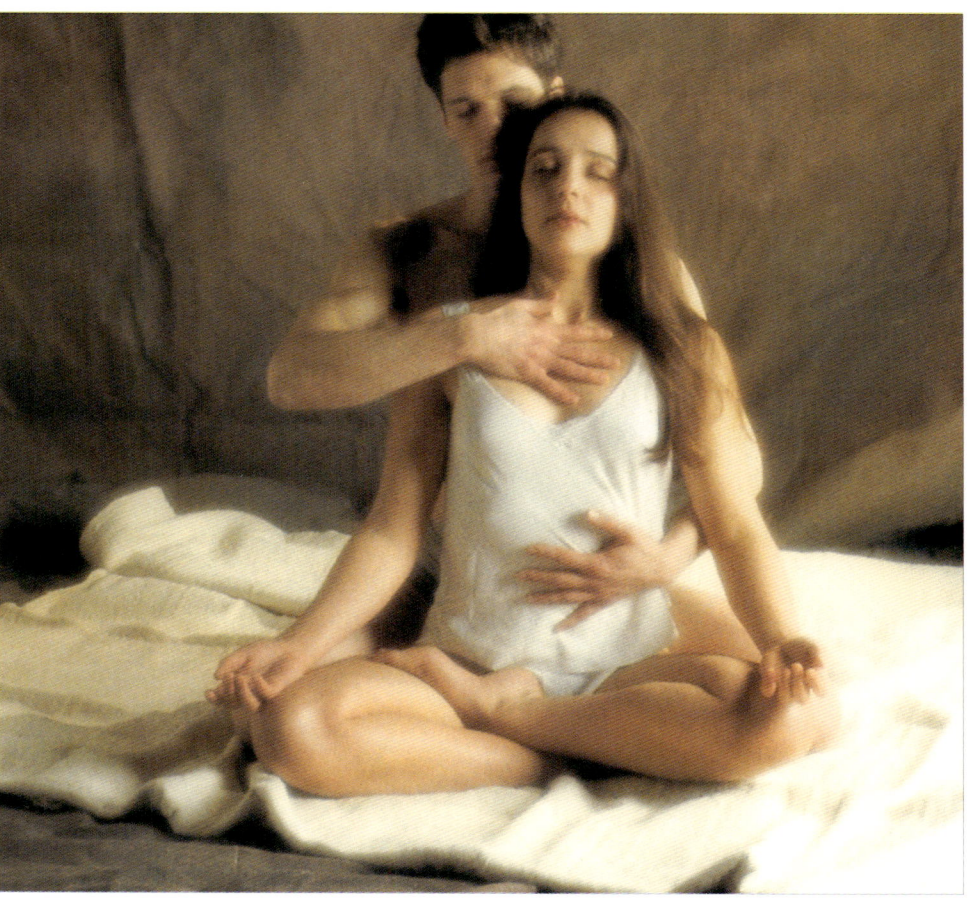

2. ATEMÜBUNG IM LIEGEN

KÖRPERLICHE WIRKUNGEN

Durch die Dehnung des Brustkorbs und die tiefe Atmung erhält das Blut mehr Sauerstoff, und Sie fühlen sich frisch und vitalisiert. Das Nervensystem wird besänftigt, der Geist kommt zur Ruhe.

Die Bauchorgane werden massiert, wenn sich bei der Einatmung der Bauch weitet und das Zwerchfell senkt. Bei der Ausatmung wird das Herz durch die Kontraktion des Bauches und die Hebung des Zwerchfells massiert.

EMOTIONALE WIRKUNGEN

Nach dieser Übung werden Sie sich ruhig und im Einklang mit sich und Ihrem Partner fühlen. Sie können Ihren Geist kontrollieren.

MEDITATION
Ich schwebe in einem Meer von Ruhe.

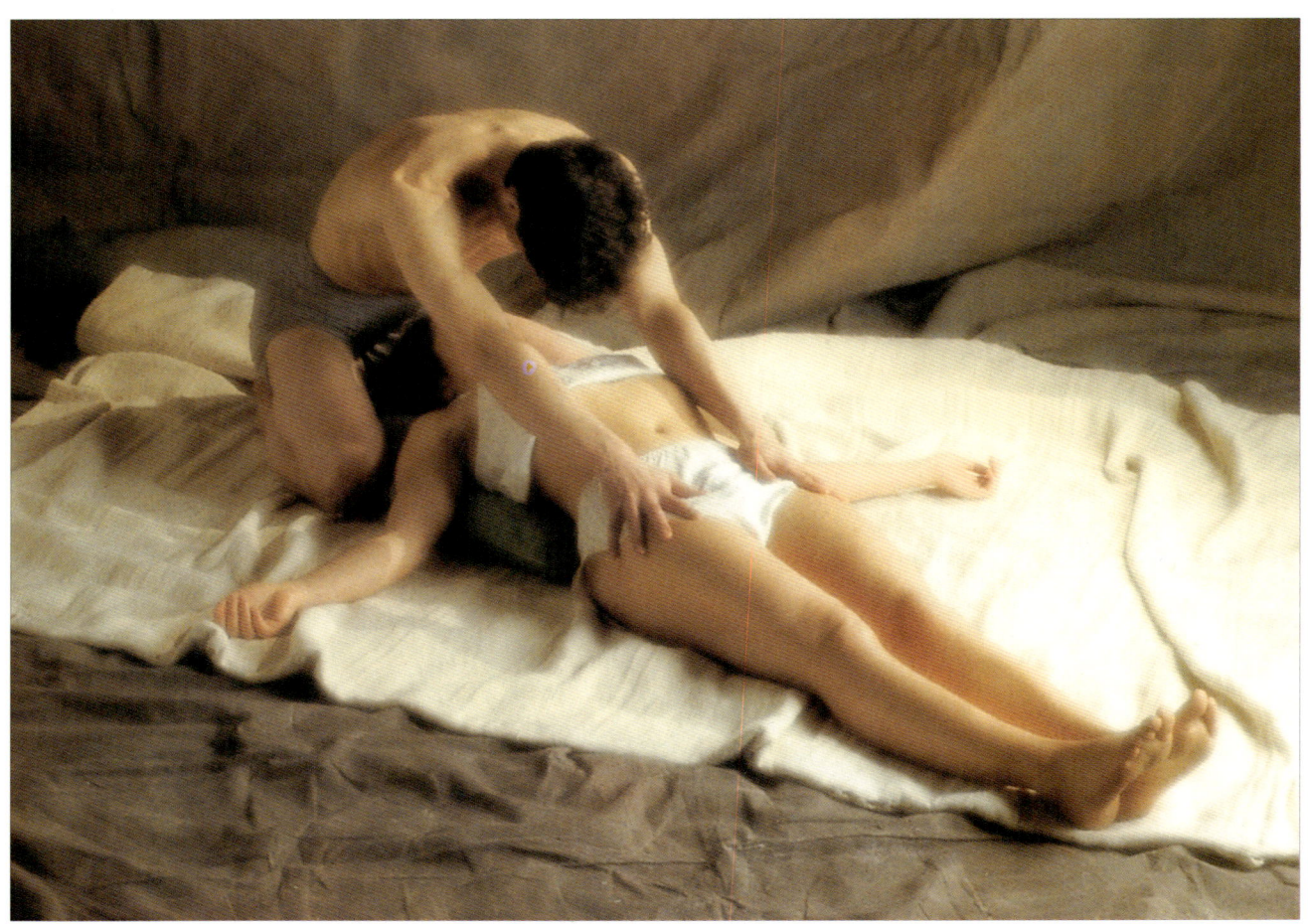

1. Der sitzende Partner drückt die Hüftknochen des auf dem Rücken liegenden Partners sanft nach vorn unten und dehnt dadurch die Vorderseite des Körpers.

2. (gegenüber) Der sitzende Partner legt eine Hand auf den Bauch des liegenden Partners, etwas oberhalb des Nabels. Atmen Sie gegen diese Hand, und ziehen Sie beim Ausatmen den Bauch nach innen und oben zur Brust. Machen Sie vier oder fünf langsame Atemzüge, und atmen Sie dann normal.

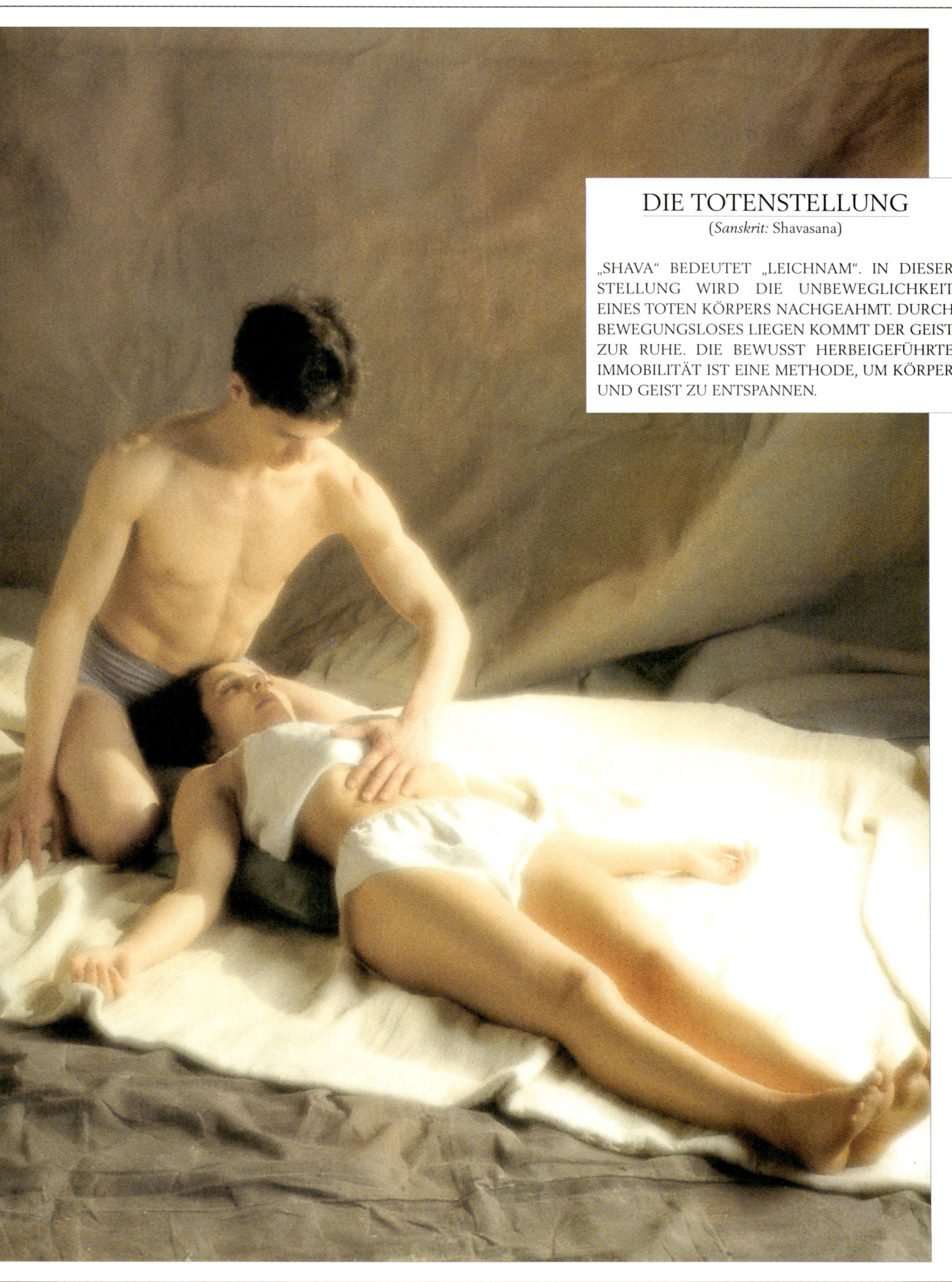

DIE TOTENSTELLUNG
(*Sanskrit:* Shavasana)

„SHAVA" BEDEUTET „LEICHNAM". IN DIESER STELLUNG WIRD DIE UNBEWEGLICHKEIT EINES TOTEN KÖRPERS NACHGEAHMT. DURCH BEWEGUNGSLOSES LIEGEN KOMMT DER GEIST ZUR RUHE. DIE BEWUSST HERBEIGEFÜHRTE IMMOBILITÄT IST EINE METHODE, UM KÖRPER UND GEIST ZU ENTSPANNEN.

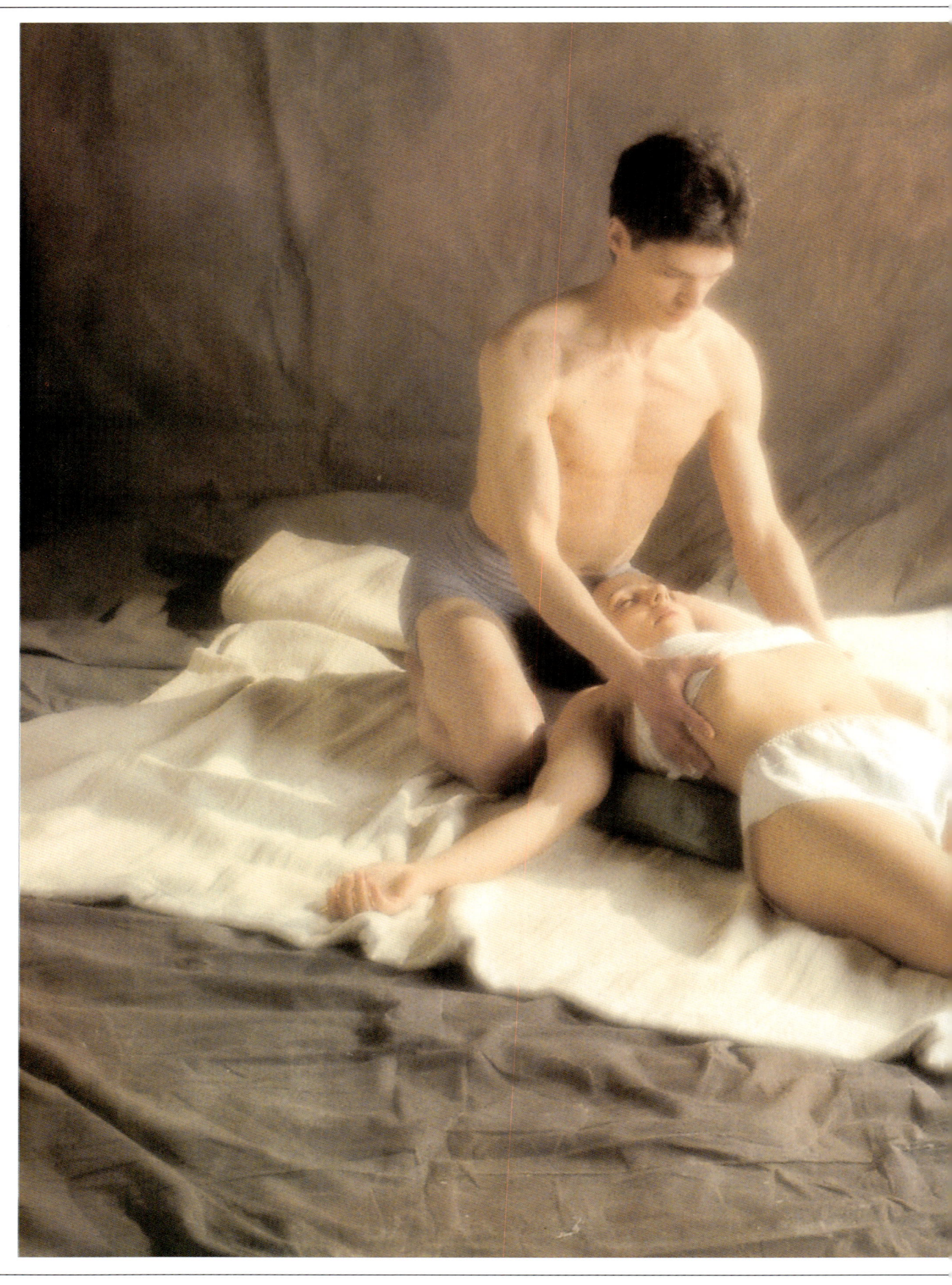

NÜTZLICHE HINWEISE

• Legen Sie eine längs gefaltete Decke oder einige kleine Kissen unter den liegenden Partner. Die Polster sollten unter die Rippen und Schultern geschoben werden, um den Brustkorb zu dehnen.

• Atmen Sie vollständig aus, bevor Sie wieder einatmen. Achten Sie darauf, daß die Ausatmung genauso lang dauert wie die Einatmung. Bei der Einatmung wird der Bauch sanft geweitet und bei der Ausatmung nach innen gezogen. Atmen Sie nur durch die Nase.

• Atmen Sie bei jeder Übung ruhig und gleichmäßig.

• Versuchen Sie, während des Atmens sich Ihres ganzen Körpers bewußt zu werden. Durch kontrolliertes Atmen können Sie den Körper von jeglicher Unruhe oder Anspannung befreien. Entspannen Sie die Augen-, Hals-, Kiefer- und obere Brustpartie. Versenken Sie sich in Ihre Atmung und in den Raum um Sie herum.

3. Der unterstützende Partner legt beide Hände seitlich an den Brustkorb des liegenden Partners. Atmen Sie langsam gegen die Hände, und lassen Sie den Atem durch die Rippen strömen. Machen Sie vier oder fünf langsame Atemzüge, und atmen Sie dann normal.

4. Der unterstützende Partner legt beide Hände auf die obere Brustpartie des liegenden Partners, wie in der Sitzhaltung. Atmen Sie langsam vier- oder fünfmal in den oberen Brustraum, und atmen Sie danach wieder normal.

5. Atmen Sie tief ein und füllen Sie den Bauchraum, den Brustraum und schließlich die Lungenspitzen mit Luft; halten Sie den Atem fünf Sekunden lang an, und atmen Sie dann langsam und vollständig aus.

6. Sie rollen auf die rechte Seite und ruhen sich für eine Weile in der Fetus-Stellung aus.

7. Ihr Partner entfernt sich, und Sie liegen nun mit dem Rücken flach auf dem Boden, die Knie werden gebeugt, die Füße sind auf dem Boden. Dadurch wird die Wirbelsäule wieder in ihre natürliche Position gebracht.

8. Tauschen Sie die Rollen, wenn Sie sich ausreichend entspannt haben.

ENTSPANNUNG

Mit entspanntem Geist und Körper zu leben, ist unser natürlicher Zustand, unser Geburtsrecht – durch unseren hektischen Alltag haben wir das allerdings vergessen. Wer die Kunst der Entspannung beherrscht, besitzt gleichzeitig den Schlüssel zu Gesundheit, Vitalität und innerer Ruhe, denn Entspannung ist ein Lebenselixier und setzt verborgene Energien frei.

Geist und Körper sind eng miteinander verbunden. Wenn unsere Muskeln entspannt sind, dann ist auch unser Geist frei von Spannung. Ist der Geist ängstlich verkrampft, dann leidet auch der Körper. All unsere Handlungen haben ihren Ursprung im Geist. Wenn das Gehirn einen Impuls für eine Handlung erhält, dann sendet es eine Botschaft über die Nerven zu den Muskeln, die sich kontrahieren. In unserer modernen Welt wird unser Gehirn ständig mit Reizen bombardiert, die uns zu einer „Kampf- oder Fluchtreaktion" stimulieren. Deshalb verbringen viele Menschen die meiste Zeit ihres Lebens – selbst wenn sie schlafen – in einem Zustand körperlicher und geistiger Anspannung, der sich auf vielfältige Weise manifestiert, z.B. zusammengepreßte Lippen, gerunzelte Augenbrauen oder steifer Hals.

Diese unnötige Verspannung verursacht nicht nur Beschwerden, sondern erschöpft auch unsere Energiereserven. Die Folge sind Müdigkeit und gesundheitliche Probleme, weil Energie verbraucht wird, um die Muskeln zur Kontraktion zu bringen und diesen Zustand aufrechtzuerhalten, selbst wenn wir uns dessen nicht voll bewußt sind. Im folgenden werden Übungen zur korrekten Entspannung beschrieben. Dabei lassen sich drei Aspekte unterscheiden, und zwar die körperliche, die geistige und die spirituelle Entspannung.

Um den Körper zu entspannen, nehmen Sie die „Totenstellung" ein. Sie beginnen damit, Ihren ganzen Körper – von den Zehen bis zum Kopf – zuerst anzuspannen und dann zu entspannen. Diese abwechselnde An- und Entspannung ist notwendig, weil Sie vollkommene Entspannung nur erreichen, wenn Sie den Zustand der Anspannung kennen. So wie im täglichen Leben Ihr Gehirn den Muskeln befiehlt, sich zu kontrahieren, geben Sie Ihren Muskeln jetzt mit Hilfe von Autosuggestion die Botschaft, sich zu entspannen. Mit zunehmender Übung werden Sie lernen, Ihr Unterbewußtsein zu benutzen, um diese Kontrolle auch auf die unwillkürlichen Muskeln von Herz, Verdauungstrakt und anderen Organen auszudehnen.

Um den Geist zu entspannen und zu schärfen, atmen Sie gleichmäßig und konzentrieren sich auf Ihre Atmung. Vollkommene geistige und körperliche Entspannung sind jedoch erst möglich, wenn Sie spirituelle Ruhe – Seelenfrieden – erreichen. Solange wie Sie sich mit Ihrem Körper und Geist identifizieren, wird es Furcht, Sorgen, Angst und Wut geben. Spirituelle Entspannung bedeutet, Körper und Geist losgelöst zu betrachten, um sich mit dem wahren Selbst zu identifizieren.

Im Verlauf des Entspannungsprozesses werden Sie Gefühle wie Dahinschmelzen, Ausdehnung, Leichtigkeit und Wärme spüren. Wenn jegliche Muskelanspannung verschwunden ist, wird ein Hauch von Euphorie Ihren Körper durchströmen. Entspannung ist kein Zustand, sondern ein Prozeß, in dessen Verlauf Sie in immer tiefere Ebenen eindringen. Entspannung bedeutet, loszulassen anstatt festzuhalten; nichts tun anstatt etwas tun.

Wenn Sie Ihren Körper vollkommen entspannen und langsam und tief atmen, kommt es zu charakteristischen physiologischen Veränderungen: Weniger Sauerstoff wird verbraucht und weniger Kohlendioxid ausgeschieden; der Muskeltonus ist erniedrigt; die Aktivität des sympathischen Nervensystems nimmt ab. Die Aktivität des parasympathischen Nervensystems ist erhöht.

3. ENTSPANNUNG UND AN-LEITUNG ZUR MEDITATION

KÖRPERLICHE WIRKUNGEN

Entspannungsübungen und geführte Meditation lassen sich am besten nach einigen körperlichen Trainingseinheiten durchführen, weil sich durchgearbeitete und gedehnte Muskeln besser entspannen können.

Die Entspannungsstellungen senken die Herzfrequenz, verlangsamen und vertiefen die Atmung und bringen den Körper zur Ruhe.

EMOTIONALE WIRKUNGEN

Aufgestaute negative Gefühle und Streß sind durch das Körpertraining gelindert worden, und der so vorbereitete Mensch wird Ruhe, Entspannung und spirituelle Harmonie finden. Der Geist klärt sich allmählich und gewinnt Abstand von den Alltagsproblemen.

MEDITATION
Ich bin ruhig und fühle mich als integraler Teil des Universums.

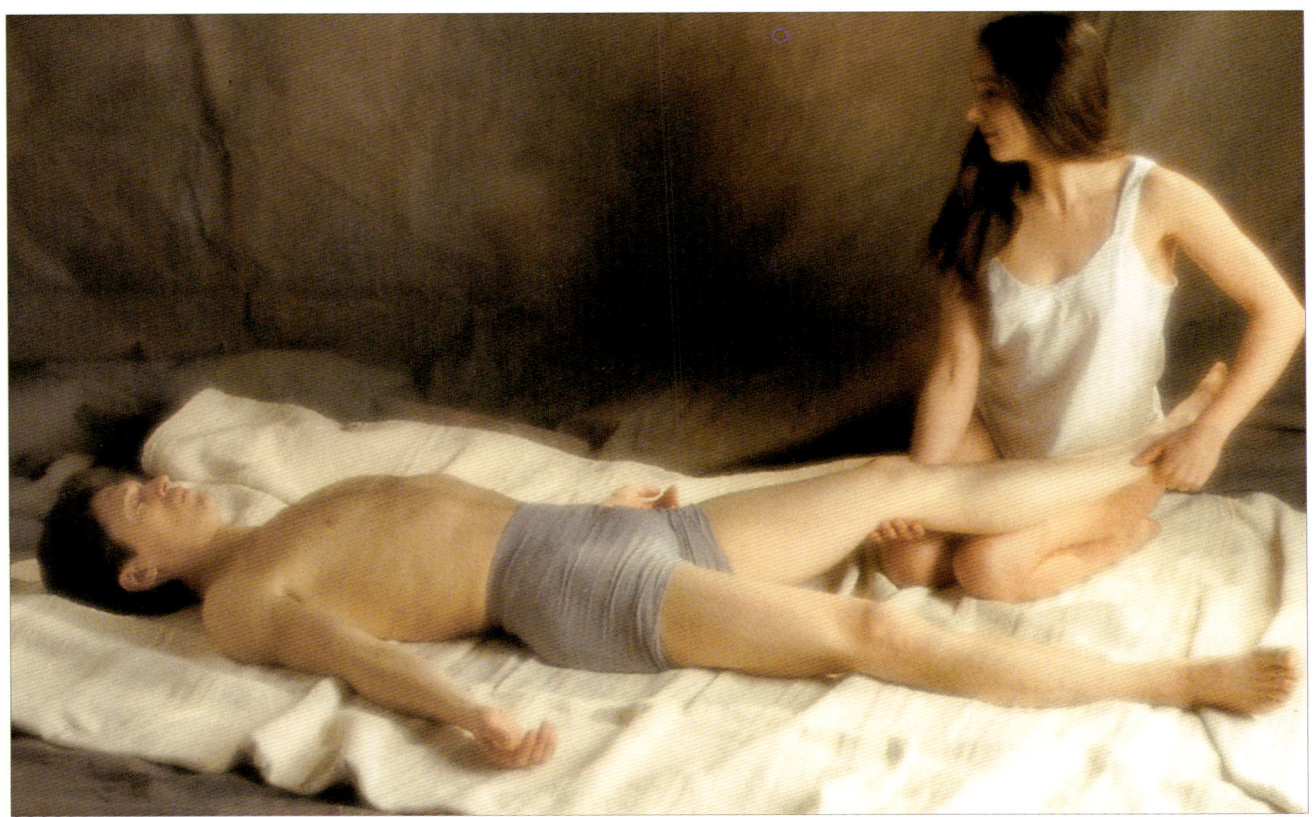

1. Ein Partner liegt mit dem Rücken flach auf dem Boden. Der andere Partner hebt und streckt erst das eine, dann das andere Bein; dabei unterstützt eine Hand das Knie, während die andere die Ferse umfaßt und das Bein dehnt.

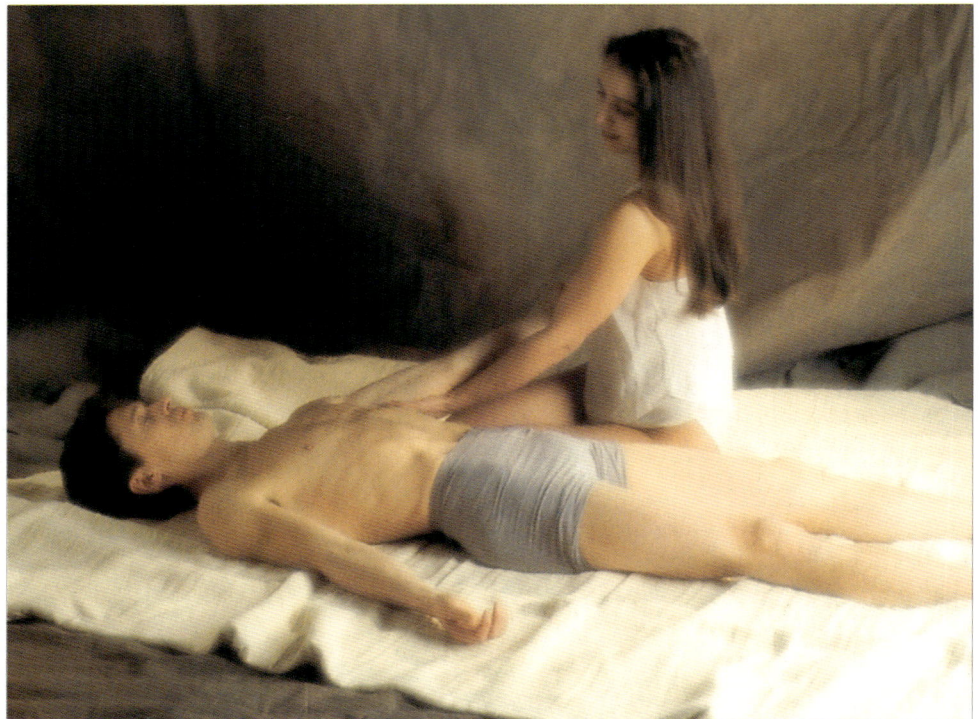

2. (oben) Strecken Sie die Arme, und ziehen Sie die Schulterblätter nach unten und innen, indem Sie eine Hand unter das Schulterblatt führen; heben und strecken Sie den Arm mit der anderen Hand, wobei Sie am Handgelenk ziehen.

3. (gegenüber) Heben Sie den Kopf an, nehmen Sie dabei sein ganzes Gewicht zwischen Ihre Handflächen. Strecken Sie den Kopf von den Schultern weg, und führen Sie ihn dann sanft zurück auf den Boden.

4. Blicken Sie so hoch wie möglich zur Decke, ohne die Kopfposition zu verändern. Lassen Sie dann die Augäpfel tief in die Augenhöhlen sinken, so als ob Sie tief in sich hinein blicken. Lassen Sie die Oberlider schwer auf die Unterlider fallen.

5. Entspannen Sie die Kieferpartie. Entspannen Sie die Halspartie, lassen Sie die Zungenspitze am oberen Gaumen ruhen.

6. Spüren Sie, wie Arme und Beine schwer werden und in den Boden sinken. Entspannen Sie die Halspartie, lassen Sie die Zungenspitze am oberen Gaumen ruhen.

7. Fühlen Sie, wie Rücken und Hüfte schwer werden und nach unten sinken. Ihr ganzer Körper entspannt sich in den Boden hinein und um den Raum um sich herum.

8. Konzentrieren Sie sich auf den ein- und ausströmenden Atem. Lassen Sie ihn kommen und gehen, wobei der Bauch sich beim Einatmen leicht hebt und beim Ausatmen senkt. Alle Gedanken, die sich entwickeln, lassen Sie mit dem Atem herausfließen, und Sie fühlen sich vollkommen ruhig und tief entspannt.

9. Wenn der liegende Partner entspannt ist, nimmt der unterstützende Partner eine bequeme Sitzhaltung ein und liest die Meditationsanleitung vor.

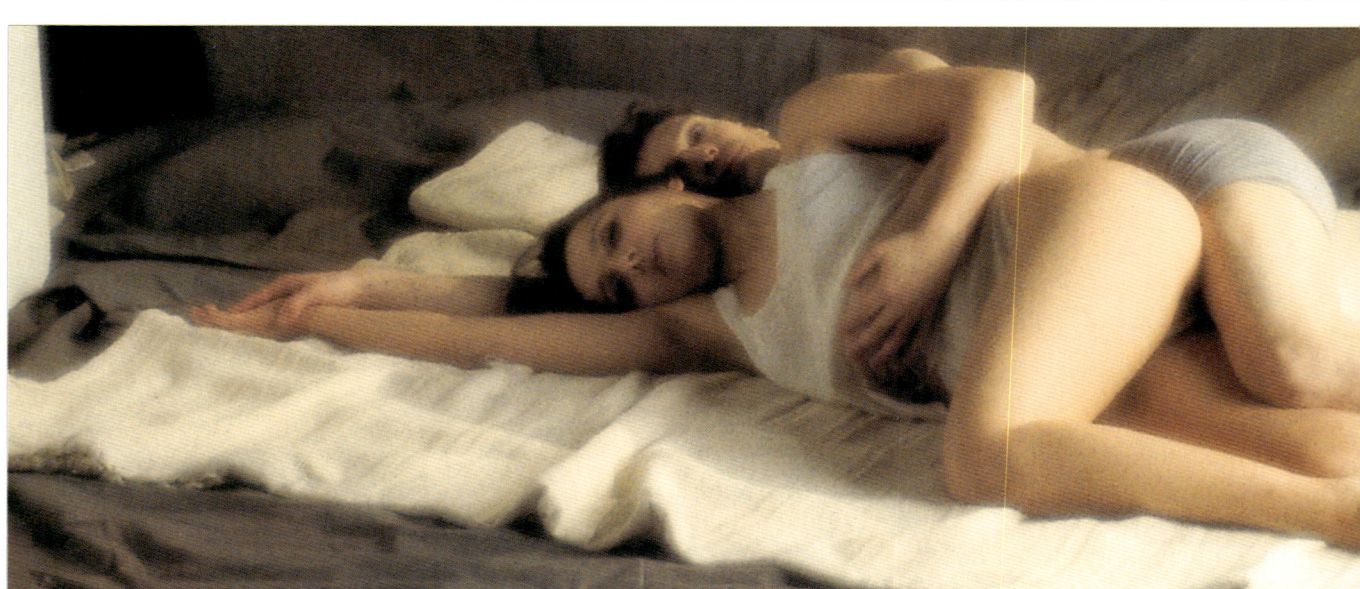

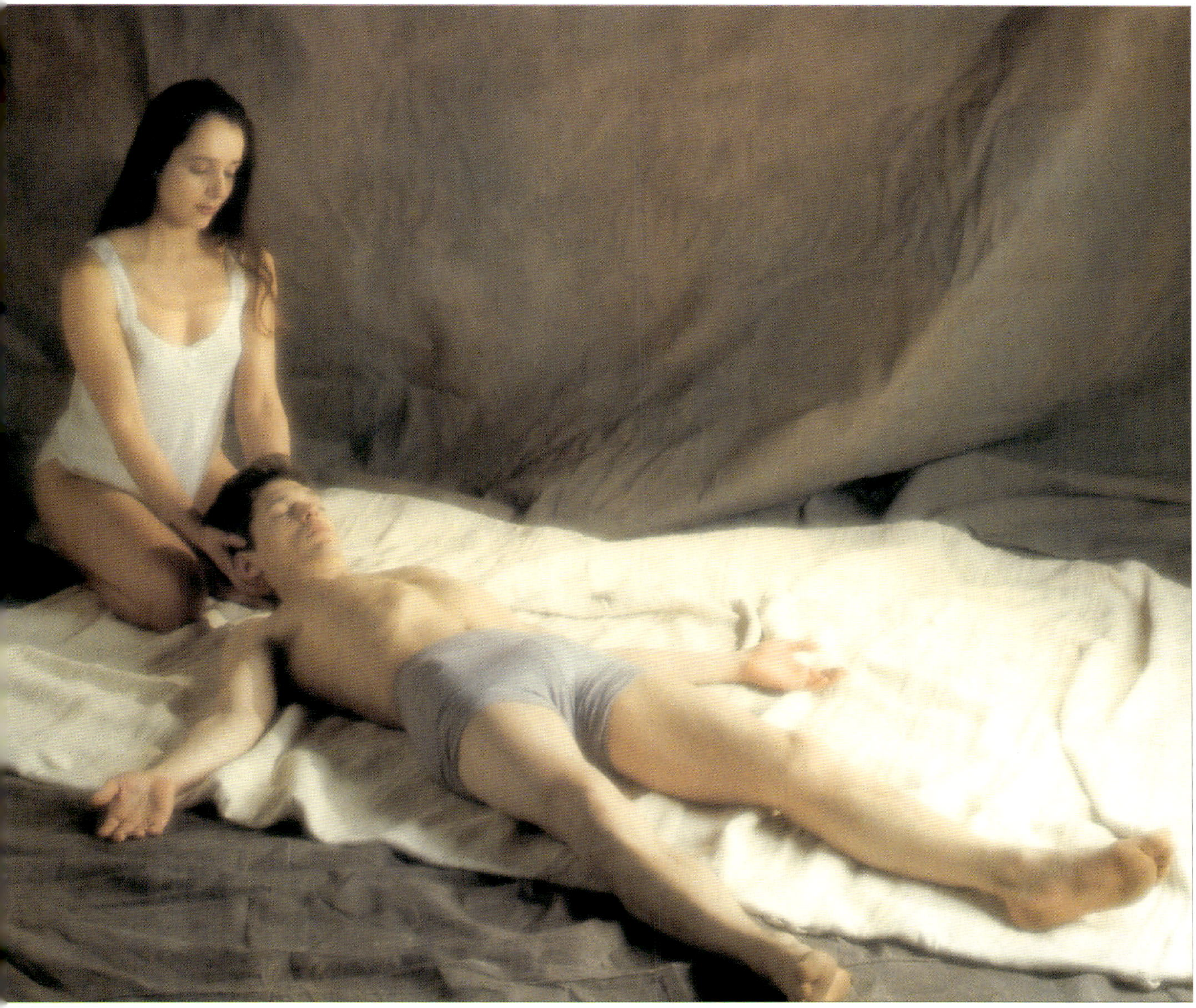

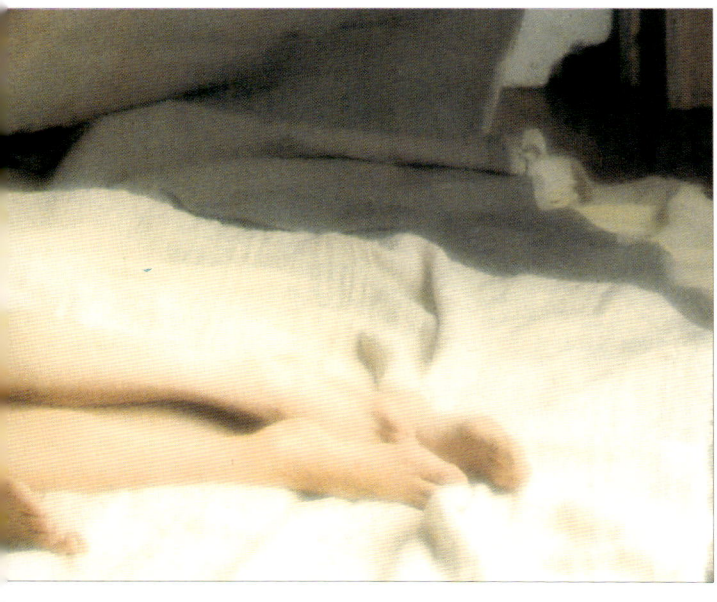

NÜTZLICHE HINWEISE

• Versuchen Sie, vollkommen loszulassen beim Entspannen. Fühlen Sie, wie Ihre Haut weich und sensibel ist und wie sich alle Energie vom äußeren Umfeld Ihres Körpers verflüchtigt.

• Nehmen Sie sich soviel Zeit, wie nötig ist, um alle Mißempfindungen im Körper zu beseitigen. Wenn Sie eine Verspannung im unteren Rückenbereich spüren, dann beugen Sie die Knie; schließen Sie die Knie, und halten Sie die Füße leicht auseinander. Versuchen Sie vollkommen unter der geführten Meditation zu entspannen.

ANLEITUNG ZUR MEDITATION

Atmen Sie tief ein, und füllen Sie den Brustkorb mit Luft. Die Luft erweitert den Brustkorb, und Sie fühlen, wie sich die Muskeln dehnen. Gut. Jetzt halten Sie kurz den Atem an. Lassen Sie die Luft langsam entweichen, und entspannen Sie Ihre Brust- und Schultermuskeln.

Richten Sie Ihre Aufmerksamkeit nun auf Ihre Füße: von den Zehen und dem Spann zu den Sohlen und Fersen. Konzentrieren Sie sich auf Ihre Fußmuskeln. Spannen Sie sie langsam an, so daß sich die Zehen krümmen und der Spann wölbt. Die Spannung steigt von den Zehen zu den Fersen. Atmen Sie tief ein, und lassen Sie langsam los. Langsam, ganz sacht, lassen Sie alle Spannung aus den Muskeln fließen, bis sie ganz locker sind. Entspannen Sie Ihre Füße vollkommen. Atmen Sie wieder tief ein. Lassen Sie los, Sie fühlen, wie Ihre Füße in angenehmer Ruhe zerfließen.

Jetzt konzentrieren Sie sich auf den Bereich von den Knöcheln aufwärts zu den Knien. Sie spüren das Gewicht Ihrer Beine auf dem Boden und spannen langsam die Beinmuskeln von den Knöcheln bis zu den Knien an. Erhöhen Sie nun die Spannung der Beinmuskeln bis zu einem Maximum, und halten Sie sie so für kurze Zeit. Lassen Sie dann die Spannung langsam aus den Muskeln fließen, bis sie wieder vollkommen entspannt und locker sind. Atmen Sie langsam und ganz tief ein, und halten Sie den Atem an. Lassen Sie los. Atmen Sie aus, und nehmen Sie Ihre Aufmerksamkeit weg von den Beinen. Lassen Sie sie aus Ihrem Bewußtsein herausfließen, hinein in einen Zustand von angenehmer Ruhe, Sie fühlen sich losgelöst, so wie die Füße. Ganz entspannt, ganz ruhig.

Konzentrieren Sie sich nun auf den Bereich zwischen den Knien und Oberschenkeln, dann zurück zum Gesäß und zum unteren Rücken. Spüren Sie Ihr Gewicht, wie es auf den Boden drückt und wie – umgekehrt – der Boden auf Ihre untere Rückenpartie drückt. Ganz sanft und langsam spannen Sie all diese Muskeln an, von den Knien über die Oberschenkel bis zu den unteren Rücken- und Beckenbodenmuskeln.

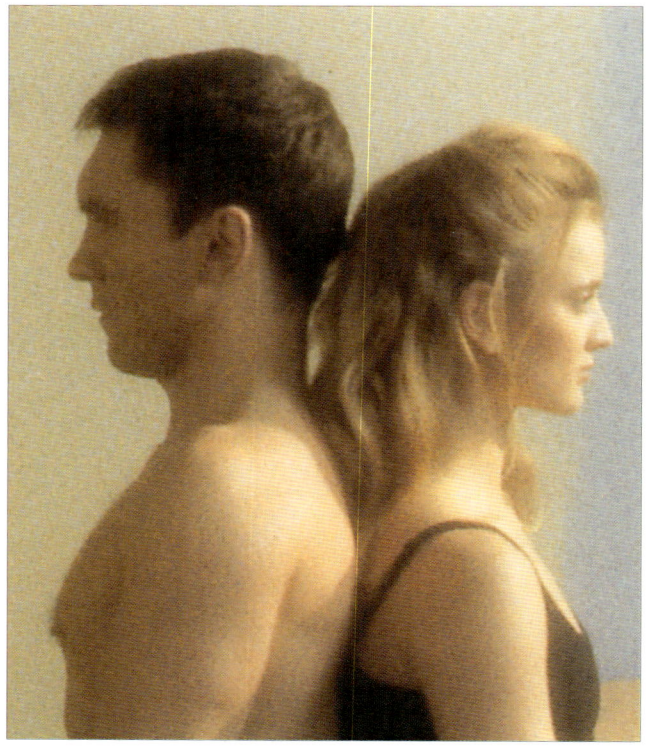

Ihr ganzer Körper fühlt sich frei und losgelöst, locker und entspannt.

Erhöhen Sie die Spannung dieser Muskeln, und halten Sie sie kurz auf diesem Niveau. Lassen Sie nun die Spannung langsam wieder aus den Muskeln fließen. Lassen Sie los, spüren Sie, wie das Becken auf den Boden sinkt und wie sich die Oberschenkelmuskeln entspannen. Alle Muskeln werden locker. Atmen Sie tief ein, und halten Sie den Atem an. Lassen Sie die Luft langsam wieder ausströmen und fühlen Sie, wie sich Oberschenkel und Becken vollkommen entspannen. Atmen Sie ganz tief ein. Halten Sie den Atem kurz an. Dann lassen Sie den Atem wieder ausströmen, und Knie, Oberschenkel, Becken und unterer Rücken zerfließen in angenehmer Ruhe. Sie fühlen sich wie im Traum, losgelöst. Ganz ruhig und entspannt.

Konzentrieren Sie sich jetzt auf Ihren Brustkorb, den Oberkörper, die Schultern und die obere Rückenpartie.

Konzentrieren Sie sich jetzt auf den regelmäßigen Schlag Ihres Herzens, auf Ihre Lunge.

Fühlen Sie, wie Ihr Rücken auf dem Boden ruht. Atmen Sie tief und langsam ein. Ziehen Sie die Bauchmuskeln ein, dehnen und heben Sie Ihren Brustkorb maximal. Kontrahieren Sie die Schultermuskeln, bis alle Muskeln des oberen Brustkorbs fest angespannt sind. Halten Sie die Spannung. Spüren Sie die starke Dehnung. Lassen Sie nun die Luft langsam aus dem Brustkorb entweichen. Entspannen Sie die Bauchmuskeln, der Brustkorb senkt sich. Pressen Sie alle Luft aus dem Brustkorb, lassen Sie dann los und spüren Sie, wie sich Ihr Oberkörper entspannt. Lösen Sie sich von Ihrem Oberkörper und fühlen Sie, wie ein angenehm ruhiges, traumartiges Gefühl vom Oberkörper durch den Nacken, Kiefer, über die Wangenmuskeln in die Stirn und Augenmuskeln strömt.

Spannen Sie langsam die Nacken- und Kiefermuskeln an, so daß die Zähne zusammengepreßt werden. Kontrahieren Sie Ihre Augenmuskeln und alle Gesichts- und Kopfhautmuskeln, bis sie maximal angespannt sind. Dann entspannen Sie langsam diese Muskeln. Lösen Sie die Muskeln im Kieferbereich. Ihr Mund öffnet sich vielleicht etwas dabei. Kopfhaut und Gesicht entspannen sich. Holen Sie tief Atem. Atmen Sie langsam wieder aus. Lassen Sie los. Alle Muskeln entspannen sich vollkommen. Sie spüren, wie Kopf und Nacken sich langsam aus Ihrem Bewußtsein lösen. Gesicht und Nacken werden angenehm ruhig. Ein weiches, traumartiges Gefühl durchströmt Kopf und Nacken.

Konzentrieren Sie sich nun auf Ihre Finger, Ihre Hände, Ihre Handgelenke, Ihre Unterarme und Ihre Oberarme. Ihre Hände ballen sich langsam zur Faust, der Arm streckt sich dabei und wird steif. Die Muskeln kontrahieren sich immer stärker, bis sie maximal angespannt sind. Halten Sie die Spannung. Nun beginnen Sie, ganz langsam die Muskeln zu entspannen. Die Finger lösen sich, und die Faust öffnet sich. Entspannen Sie alle Muskeln im Unter- und Oberarm. Die Arme drücken leicht auf den Boden, und alle Spannung fließt in den Boden. Alle Muskeln sind entspannt. Ihr ganzer Körper entspannt sich und wird angenehm locker. Ein weiches, traumartiges Gefühl durchströmt Sie, und Sie fühlen sich schwebend, frei und vollkommen entspannt.

WEITERE ERFAHRUNGEN
Kreativität

Emily und Richard arbeiteten für eine kleine Rechtsanwaltskanzlei. Sie waren ein gutes Team – beruflich und auch privat. Richard war voller Energie und Enthusiasmus und damit eine ideale Ergänzung zu Emily, die die Fähigkeit hatte, klar zu denken und alle Aspekte einer Situation zu berücksichtigen.

Nachdem beide Teilhaber in der Kanzlei wurden, beschlossen Sie, eine Familie zu gründen. Emily wollte nicht länger warten, weil Sie fast Mitte dreißig war. Beide waren fit und gesund, aus ihren Familiengeschichten waren keine Probleme bekannt und, vor allem, sie liebten sich und wünschten sich beide ein Kind.

Achtzehn Monate später war Emily immer noch nicht schwanger. Sie begann, sich Sorgen zu machen und sah sich als Versagerin. Medizinische Tests ergaben jedoch keine krankhaften Befunde. Die ganze Situation war sehr streßvoll und Ihre Partnerschaft begann zu leiden, bis ein Freund Ihnen empfahl, einen Yoga-Ferienkurs auf Kreta mitzumachen, der auf Pranayama basierte.

Pranayama ist die Lehre der richtigen Atmung – im Sanskrit bedeutet „prana" „Atem, Leben, Vitalität, Energie oder Stärke". Emily und Richard entdeckten, daß die Beherrschung der Atmung wichtig für ihre körperliche Gesundheit und ihr geistiges Wohlbefinden war. Durch die richtige Atemtechnik konnten Sie nicht nur Ihren Körper von Giften reinigen, sondern auch ihr Bewußtsein beeinflussen. So wie ihr Lehrer sagte: „Die Atmung ist der Mittelpunkt, um den sich das Rad des Lebens dreht."

Emily und Richard genossen die Yoga-Atemübungen, die frische Luft, das gesunde Essen und die angenehme Gesellschaft, und sie waren entspannter und verliebter als jemals zuvor. Sie waren außerdem in der Lage, die Dinge in einem neuen Licht zu sehen, und sie nahmen sich vor, daß die Schwierigkeiten mit der Empfängnis ihre Beziehung nicht mehr belasten sollten. Innerhalb von sechs Monaten wurde Emily schwanger. Die täglichen Meditations-, Atem- und Entspannungsübungen hatten das Wunder bewirkt.

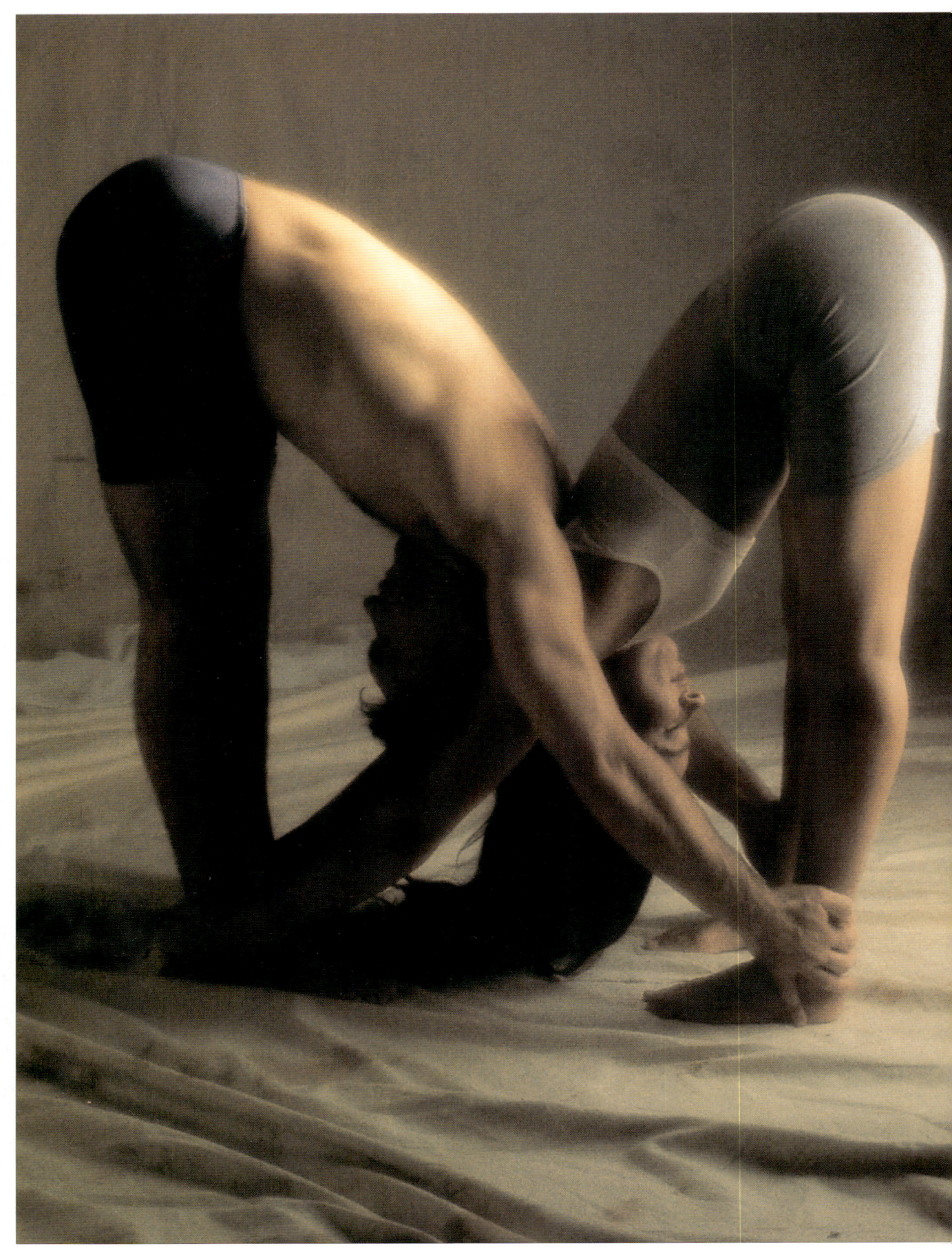

DEN TAG AUSKLINGEN LASSEN

STRESS KANN EINE POSITIVE WIRKUNG HABEN. Ohne Streß gibt es wenig Antrieb, Motivation oder Herausforderung. Mit zunehmendem Druck verbessert sich unsere Leistung. Wir genießen die Anforderungen, die an uns gestellt werden. Streß steigert unsere Kreativität, unseren Leistungs- und Überlebenswillen.

Liebe erfordert Offenheit und Vertrauen.
Wenn alles offen und frei ist, dann
herrscht Liebe.

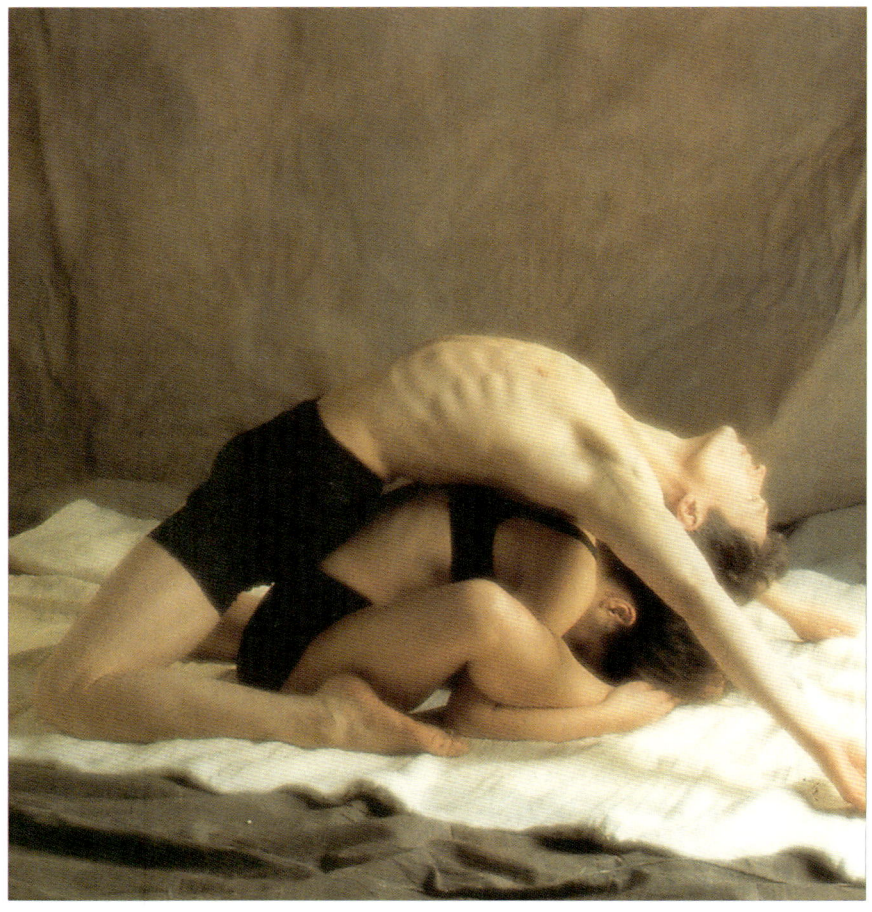

Innige Berührung und Unterstützung lösen Anspannungen.

Wir wissen jedoch nur allzu gut, daß zuviel Streß schädlich ist. Wir alle kennen Tage, an denen das Telefon nicht aufhört zu klingeln, wenn häusliche oder berufliche Anforderungen unsere Kräfte übersteigen. Am Ende eines solchen Tages sind wir erschöpft, können jedoch nicht abschalten. Wir werden gereizt, weil wir unseren müden, erschöpften Körper nicht entspannen können.

Meistens werden wir mit unserem Körper nicht offen Wut und Angst ausdrücken, sondern wir neigen wahrscheinlich eher dazu, Irritationen zu unterdrücken, und als Reaktion auf die zunehmenden Frustrationen verspannen sich unsere Muskeln. Am Ende eines Arbeitstages voller Streß und Ärger haben wir das starke Bedürfnis, unsere negativen Gefühle loszuwerden. Wir spüren, wie sie unsere Muskeln verspannen und uns den Schlaf rauben, der für den neuen Tag unerläßlich ist, um eine weitere Anhäufung von Streß zu vermeiden. Es gibt viele Möglichkeiten der Streßbewältigung. Clevere Marketingstrategien

legen uns die Verwendung von Pillen, Alkohol und verschiedenen Therapieformen nahe. Viele Lebenskrisen können jedoch sehr gut ohne die Hilfe äußerer Mittel bewältigt werden. Wenn wir auf unsere eigenen Kräfte zurückgreifen, werden wir daran wachsen und in Zukunft besser in der Lage sein, mit Streß umzugehen. Die unnötige Zuflucht zu stimulierenden Drogen oder Beruhigungsmitteln schwächt Körper und Geist und macht uns abhängig.

Mit etwas Zeit und Geduld können wir lernen, verschiedene Formen von Streß zu lindern. Wir können vielleicht nicht die Probleme lösen, aber wir können viel tun, damit sie uns nicht erdrücken. Erstaunlich wenig ist notwendig, um unsere Lage zu verbessern.

Wir können damit beginnen, den Teufelskreis von körperlicher Verspannung verursacht durch emotionalen Streß zu unterbrechen. Die Übungseinheiten in diesem Kapitel trainieren den Körper und verbessern die Atmung. Dadurch werden Körper und Geist besser mit Sauerstoff versorgt, und wir werden in die Lage versetzt, konstruktiver auf Streß zu reagieren. Wenn Körper und Geist offen und stark sind, ist es weniger wahrscheinlich, daß sich die täglichen negativen Streßfolgen in uns aufstauen.

Die Übungen, die auf inniger Berührung und Unterstützung aufbauen, sind ideal, um angestaute Spannungen zu lösen und abzubauen. Unsere Partnerbeziehung wird sich vertiefen, und wir werden eine größere Sensibilität für die Bedürfnisse und Schwächen des anderen entwickeln. Wenn wir am Ende eines Tages miteinander „Yoga für Paare" trainieren, können wir den Streß des Arbeitsalltages hinter uns lassen und uns auf den gemeinsamen Abend vorbereiten. Wir werden uns dadurch wieder näherkommen.

1. BERUHIGUNG

KÖRPERLICHE WIRKUNGEN

Mit dieser Übung können Sie und Ihr Partner wunderbar einen hektischen Tag ausklingen lassen. Sie wird Ihnen helfen, Versteifungen und Verspannungen im ganzen Körper zu lösen. Ihr Geist entspannt sich und ist vorbereitet für den Abend.

In der Sitzhaltung werden Oberschenkel und Knöchel gut gestreckt, die Wirbelsäule wird gedehnt und Versteifungen im Schulterbereich lösen sich. Die Bauchorgane werden stimuliert, die Arme maximal gestreckt. Der Brustkorb weitet sich vollkommen, und die Atemkapazität erhöht sich.

Diese recht anspruchsvolle Übungseinheit gelingt am besten mit einem Partner, weil es sehr schwierig ist, eine maximale Streckung ohne Hilfe zu erreichen. Lassen Sie Ihrem Körper Zeit, die Wirkung einer vollkommenen Dehnung ohne Verkrampfung zu spüren.

Diese Übungseinheit ist ein guter Auftakt zu den weiteren Übungen in diesem Kapitel, weil Beine, Wirbelsäule und Brustkorb gut durchtrainiert werden und so auf die schwierigeren Sequenzen vorbereitet sind.

EMOTIONALE WIRKUNGEN

Diese Übungseinheit soll Versteifungen in den Schultern und im Nacken lösen, wo sich Streß häufig bemerkbar macht. Der Geist kommt zur Ruhe, und Sie fühlen sich vollkommen entspannt.

MEDITATION
Frieden und Ruhe kehren in mein Leben ein.

1. Begeben Sie sich hintereinander in den Fersensitz.
2. Legen Sie die Hände auf die Schultern des vor Ihnen sitzenden Partners, und drücken Sie sie leicht nach unten. Das Steißbein wird eingezogen, das Gesäß nach unten gedrückt, der Brustkorb wird angehoben.

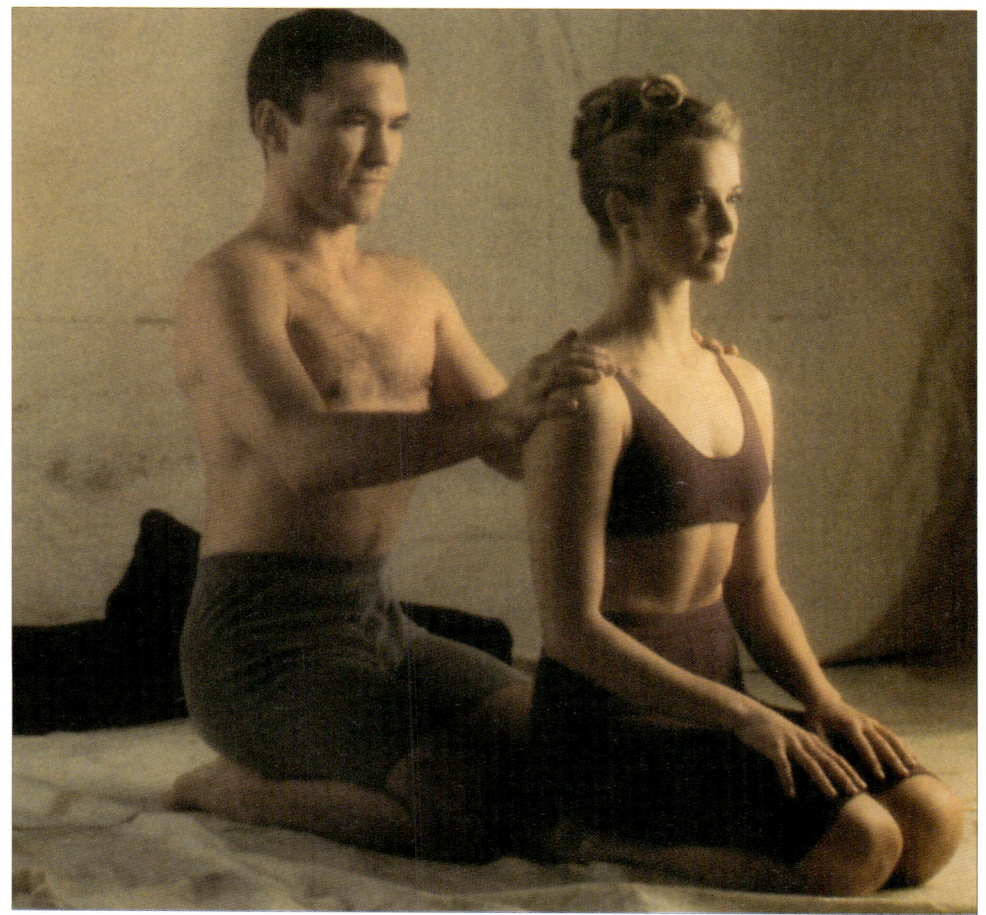

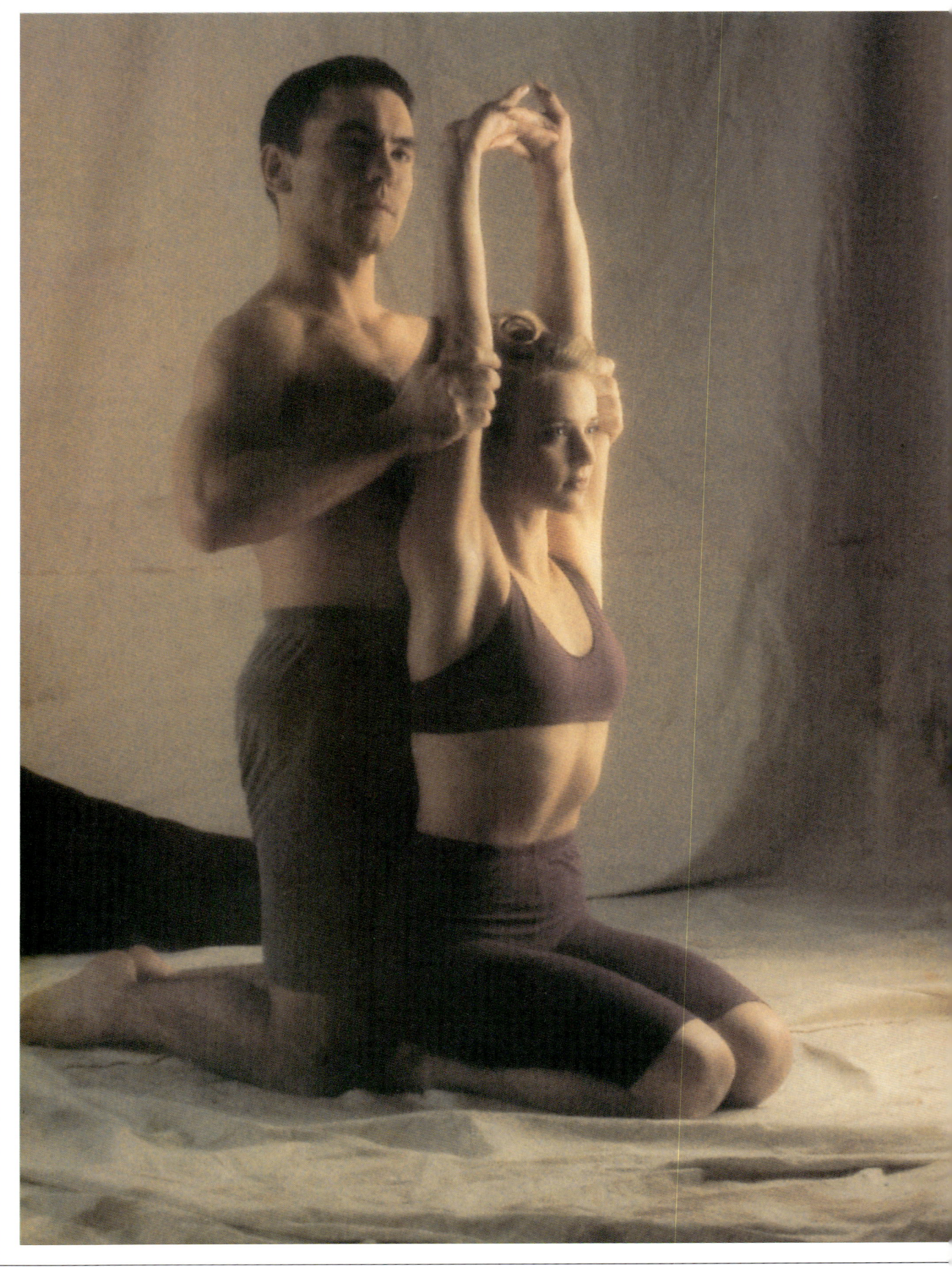

3. Der vorn sitzende Partner verschränkt die Finger, streckt die Arme hoch, die Handflächen weisen nach oben. Ziehen Sie dabei die untere Wirbelsäule nach innen, ohne die vorderen Rippen nach außen zu pressen. Heben Sie dann das Zwerchfell, indem Sie sich nach oben strecken und die Wirbelsäule gedehnt halten.

4. Verstärken Sie die Aufwärtsdehnung, indem Sie die Arme über die Schultern nach oben recken.

5. Halten Sie die Hals- und Kieferpartie entspannt, und strecken Sie sich ganz nach oben; fühlen Sie, wie sich die hinteren Rippen von der Taille weg nach oben heben. Bleiben Sie vier bis fünf Atemzüge lang in dieser Dehnung.

6. Lösen Sie die verschränkten Hände, führen Sie die Arme nach unten, und verschränken Sie die Handflächen wieder. Halten Sie die Stellung vier bis fünf Atemzüge lang.

7. Lösen Sie den Griff, und strecken Sie beide Arme einige Atemzüge lang nach unten zum Fußboden.

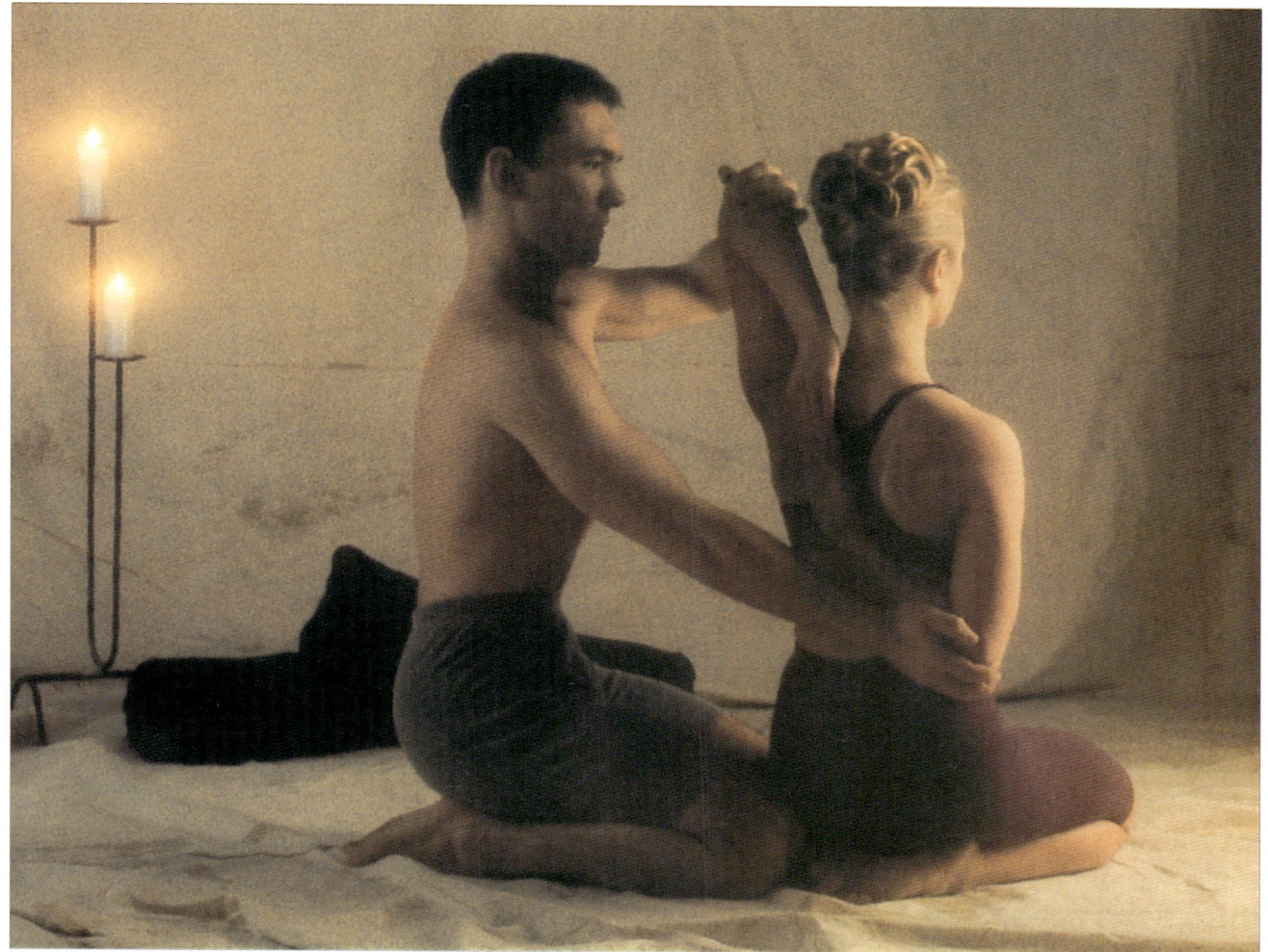

8. Strecken Sie nun den linken Arm nach oben, und halten Sie die Streckung einige Atemzüge lang, während Sie die rechte Hand zwischen den Schulterblättern hochschieben. Beugen Sie den linken Arm im Ellbogengelenk, und ergreifen Sie die rechte Hand.

9. Der unterstützende Partner zieht Ihren gebeugten linken Arm nach hinten, so daß er sich in einer Linie mit dem linken Ohr befindet; gleichzeitig zieht er den rechten Ellbogen nach hinten und unten. Dehnen Sie den Nacken nach oben.

Halten Sie den Griff vier bis fünf Atemzüge lang.

10. Lösen Sie den Griff, und wiederholen Sie ihn auf der anderen Seite, indem Sie nun den rechten Arm hochstrecken. Halten Sie den Griff vier bis fünf Atemzüge lang.

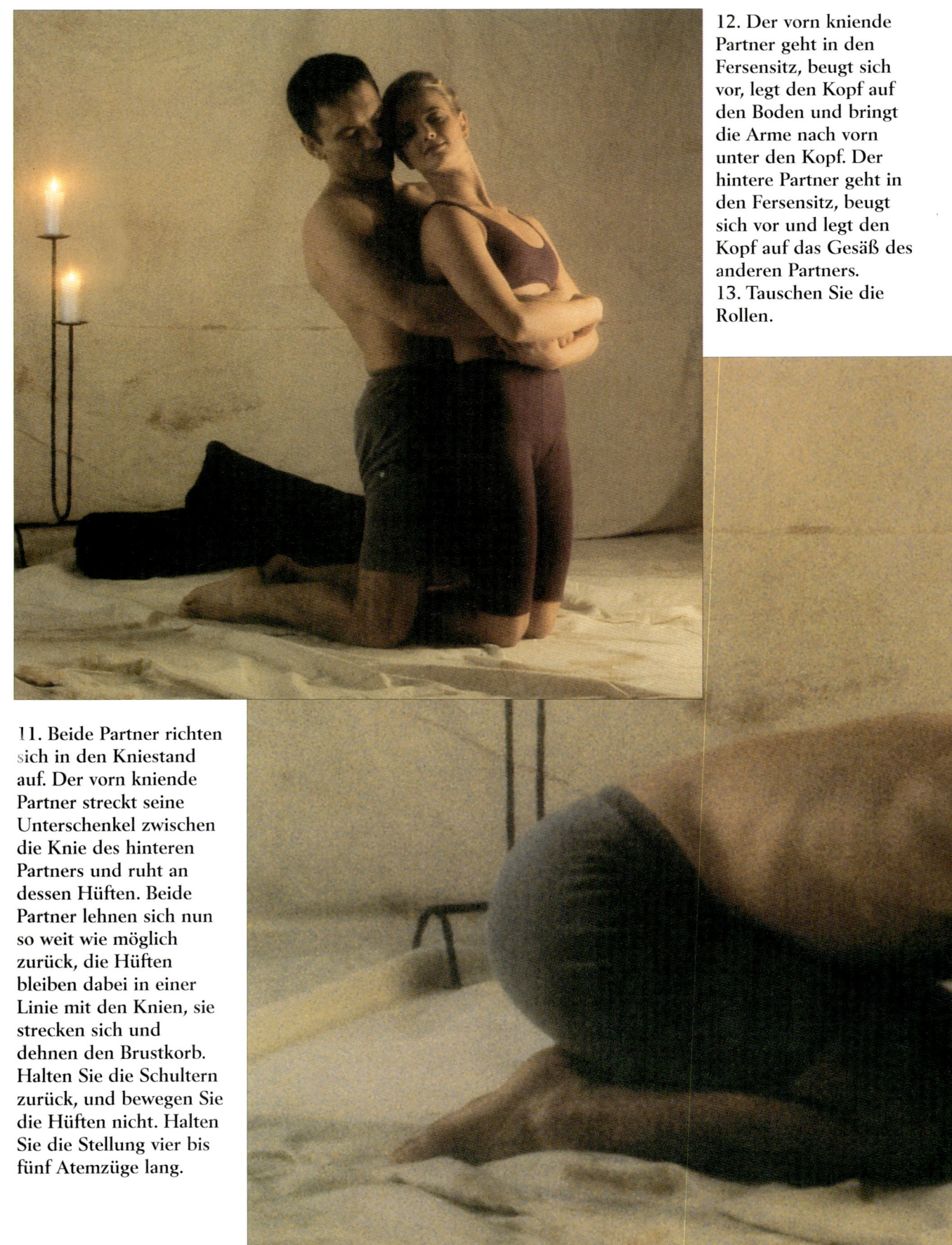

12. Der vorn kniende Partner geht in den Fersensitz, beugt sich vor, legt den Kopf auf den Boden und bringt die Arme nach vorn unter den Kopf. Der hintere Partner geht in den Fersensitz, beugt sich vor und legt den Kopf auf das Gesäß des anderen Partners.
13. Tauschen Sie die Rollen.

11. Beide Partner richten sich in den Kniestand auf. Der vorn kniende Partner streckt seine Unterschenkel zwischen die Knie des hinteren Partners und ruht an dessen Hüften. Beide Partner lehnen sich nun so weit wie möglich zurück, die Hüften bleiben dabei in einer Linie mit den Knien, sie strecken sich und dehnen den Brustkorb. Halten Sie die Schultern zurück, und bewegen Sie die Hüften nicht. Halten Sie die Stellung vier bis fünf Atemzüge lang.

NÜTZLICHE HINWEISE

• Ist der Fersensitz zu unbequem, dann können Sie auch mit gekreuzten Beinen sitzen, während die Arme nach oben gestreckt werden; der hintere Partner kniet dabei.

• Nehmen Sie sich für die Durchführung der verschiedenen Übungsschritte genügend Zeit. Wenn Sie steif in den Schultern sind und die Hände hinter dem Rücken nicht zusammenführen können, dann nehmen Sie ein Band zu Hilfe und verstärken so die Dehnung.

• Halten Sie wie immer das Gesicht entspannt. Atmen Sie ein mit Beginn der Dehnung, und atmen Sie aus, wenn Sie die Stellung vollenden.

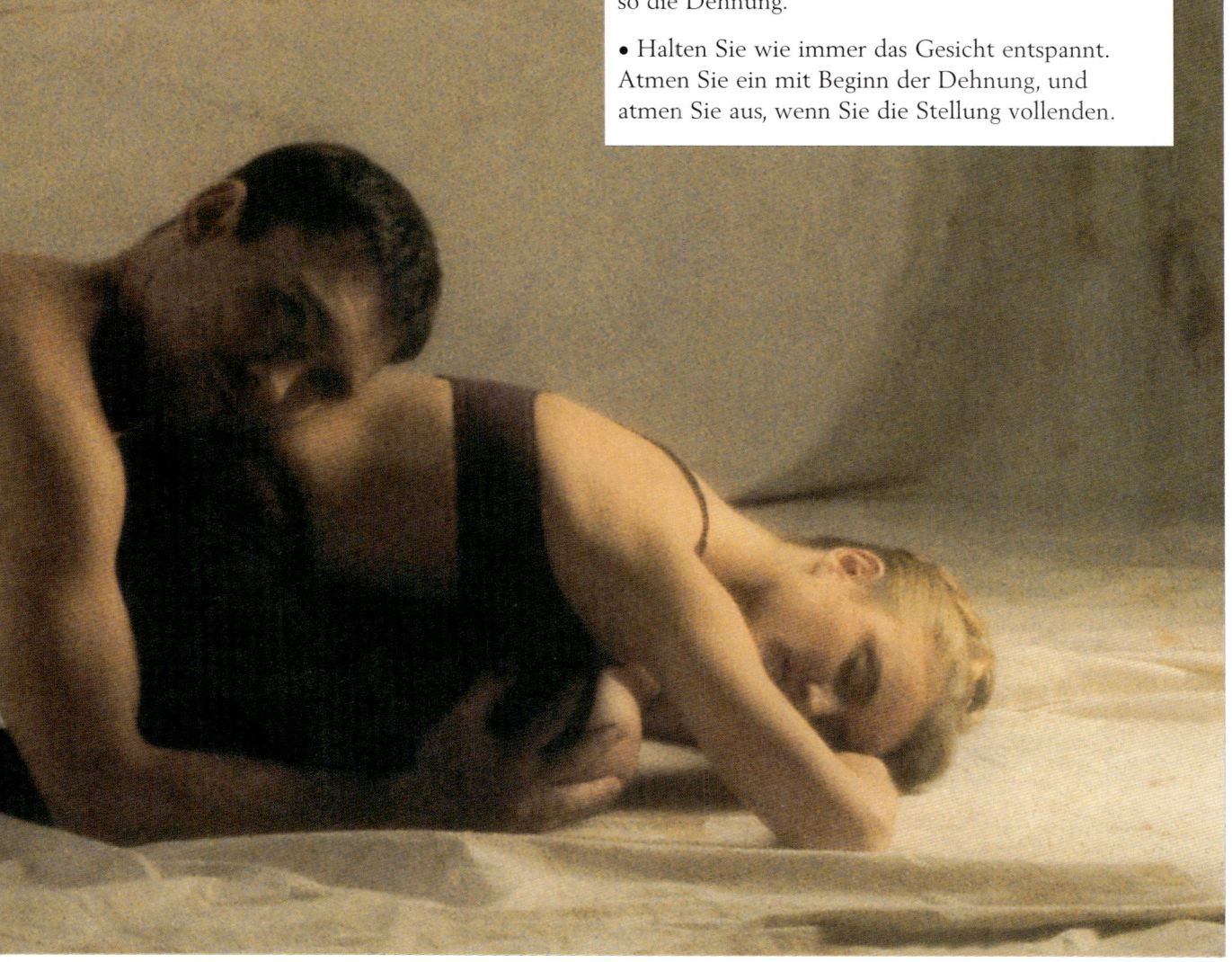

2. SAMMLUNG

KÖRPERLICHE WIRKUNGEN

Bei dieser Übungseinheit wird die Wirbelsäule stark gestreckt. Verspannungen im unteren Rükken werden gelöst, wenn die Übungen langsam und sorgfältig durchgeführt werden.

Die Schultern sind gestreckt, der Brustkorb wird maximal gedehnt. Die Oberschenkel werden ebenfalls gestreckt und gestrafft. Die Bauchpartie wird stimuliert und gestrafft, Magenprobleme werden gelindert. Mit Unterstützung Ihres Partners können Sie sich maximal dehnen und größtmöglichen Nutzen aus der Übungseinheit ziehen.

EMOTIONALE WIRKUNGEN

Am Ende eines Tages sind unsere Energien oft diffus im Körper verstreut. Die folgende Übungseinheit hilft Ihnen, sich zu sammeln und zu konzentrieren. Sie wirkt stimulierend und aufbauend.

MEDITATION

Ich fühle mich sicher in der Welt. Ich habe meine Kräfte an ihrem richtigen Ort gesammelt.

1. Ein Partner liegt flach auf dem Bauch. Der unterstützende Partner kniet daneben und streckt die Arme des liegenden Partners sanft von den Schultern weg.

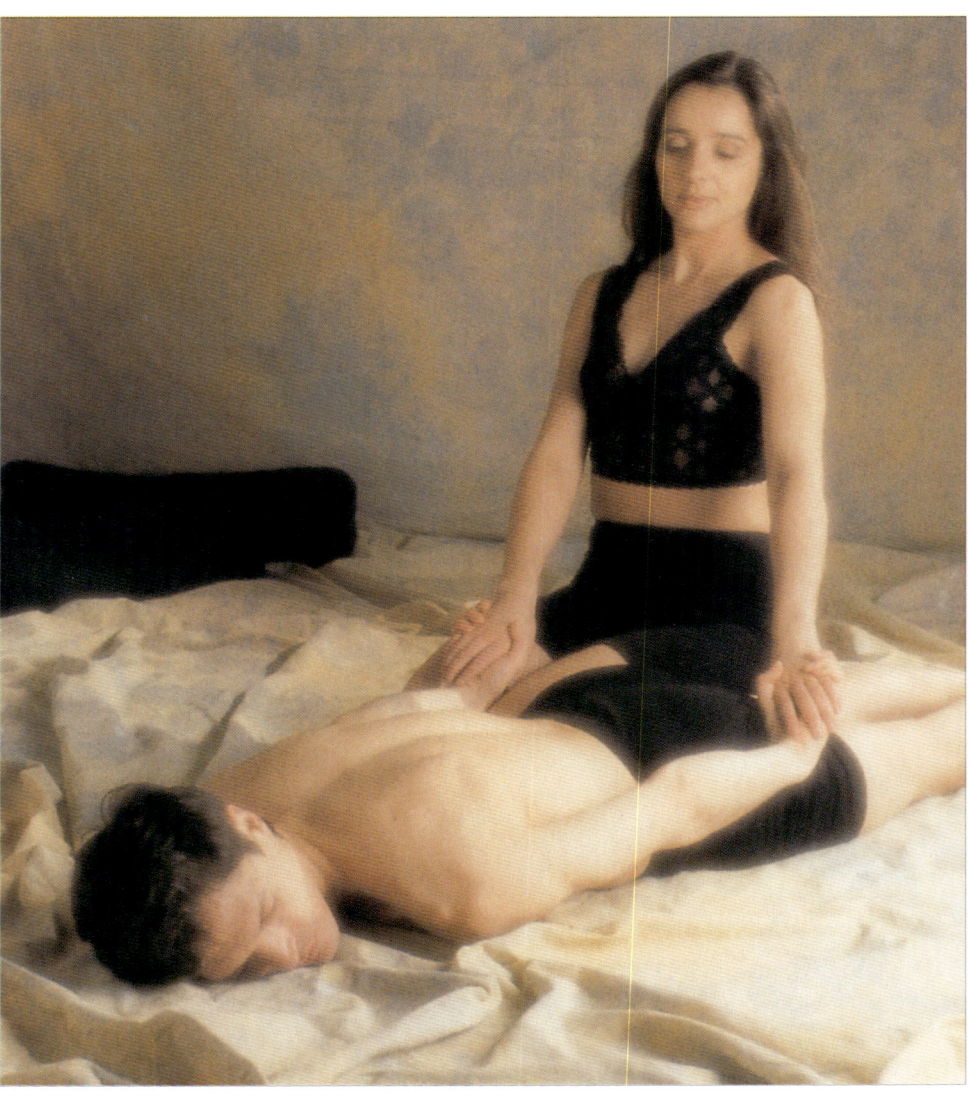

2. Verschränken Sie Ihre Finger mit den nach oben weisenden Handflächen der liegenden Person. Der kniende Partner zieht sanft an Ihren gestreckten Armen. Spannen Sie Ihre Gesäßmuskeln an, drücken Sie das Steißbein auf den Boden. Ziehen Sie die Schulterblätter ein, und heben Sie die Brust noch höher; die Arme befinden sich dabei auf einer Höhe mit den Schultern. Halten Sie die Stellung vier bis fünf Atemzüge lang.

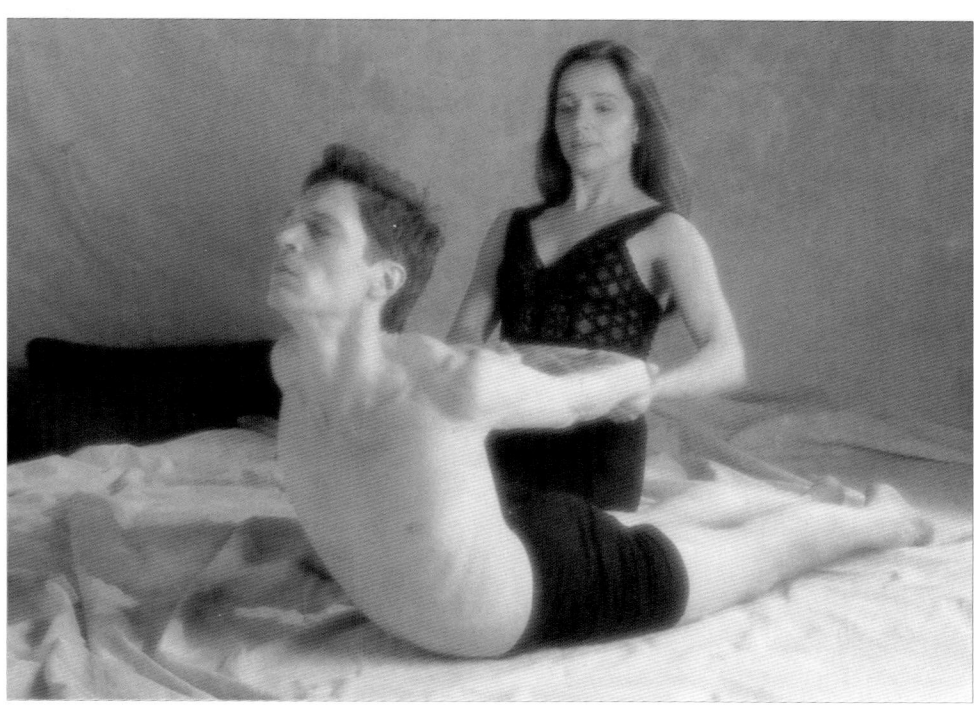

HEUSCHRECKEN-STELLUNG
(*Sanskrit:* Shalabhasana)

„SHALABHA" BEDEUTET „HEU-SCHRECKE". DIESE STELLUNG LINDERT MAGENBESCHWERDEN UND FÖRDERT DIE VERDAUUNG. DIE WIRBELSÄULE WIRD MOBILISIERT UND SCHMERZEN IM KREUZBEIN UND LENDENBEREICH WERDEN GELINDERT.

3. Ihr Partner bewegt sich nach vorn, stellt die Füße beidseits neben ihre Hüften und drückt Ihr Steißbein gegen den Boden. Umfassen Sie die Unterschenkel Ihres Partners, und ziehen Sie sich hoch in die HEU-SCHRECKENSTELLUNG, indem Sie Ihre Beine gleichzeitig heben und nach hinten strecken.
4. Heben Sie die Schlüsselbeine, und dehnen Sie Ihren Nacken in einer Linie mit der Wirbelsäule. Halten Sie die Stellung vier bis fünf Atemzüge lang.

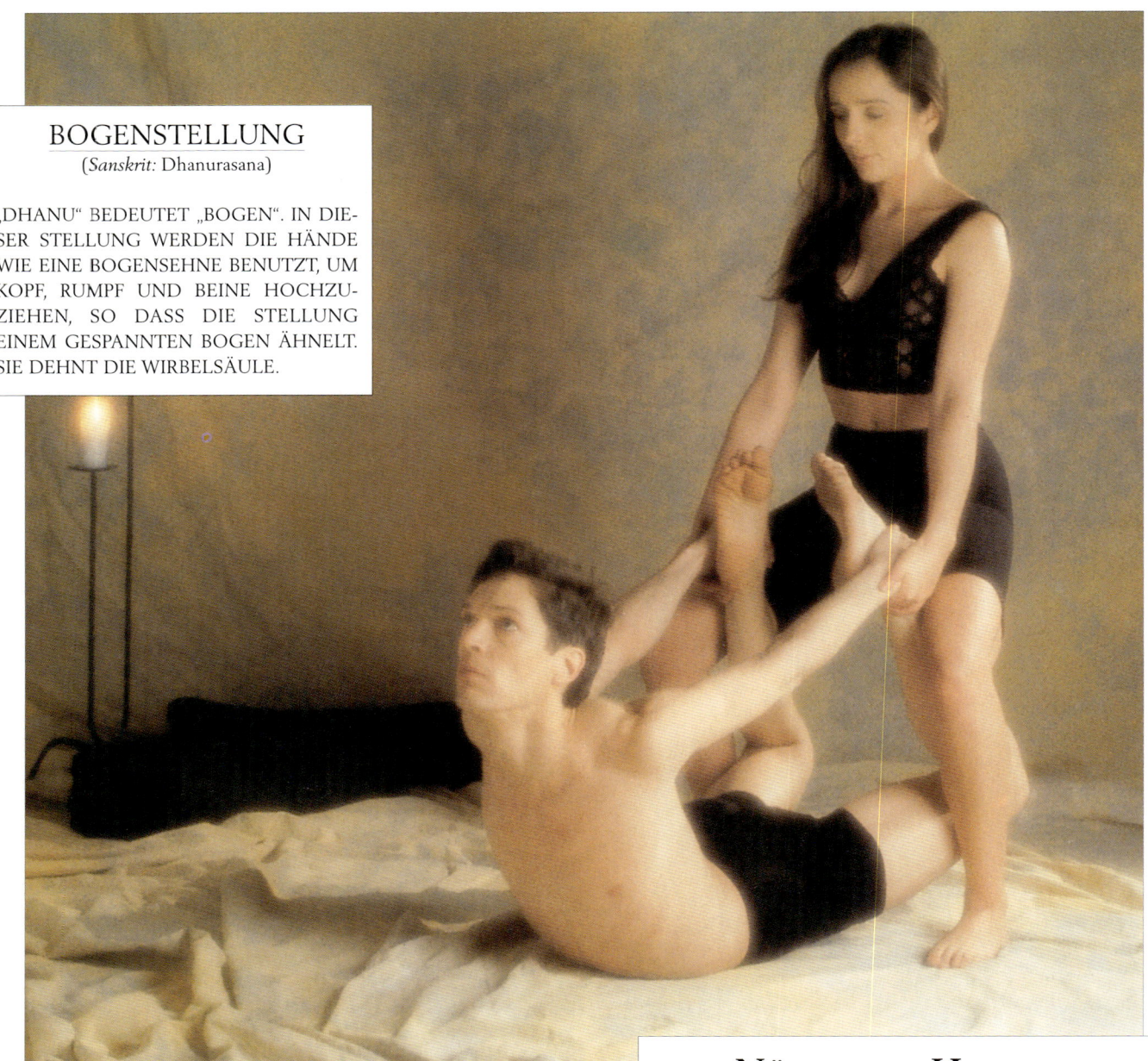

BOGENSTELLUNG

(*Sanskrit:* Dhanurasana)

„DHANU" BEDEUTET „BOGEN". IN DIE-
SER STELLUNG WERDEN DIE HÄNDE
WIE EINE BOGENSEHNE BENUTZT, UM
KOPF, RUMPF UND BEINE HOCHZU-
ZIEHEN, SO DASS DIE STELLUNG
EINEM GESPANNTEN BOGEN ÄHNELT.
SIE DEHNT DIE WIRBELSÄULE.

5. Entspannen Sie ein
oder zwei Minuten lang.
6. Nehmen Sie nun die
BOGENSTELLUNG ein,
indem Sie Ihre Knöchel
umfassen und dabei
Knie und Brust hoch-
ziehen. Ihr Partner
ergreift Ihre Handge-
lenke und Knöchel und
hilft Ihnen, sich hochzu-
ziehen, so daß sich
Brustkorb und Becken
vom Boden heben.

Halten Sie die Stellung
vier bis fünf Atemzüge
lang.
7. Tauschen Sie die
Rollen.

NÜTZLICHE HINWEISE

• Bei dieser Übung wird die Bauchregion stark
gedehnt, so daß Sie flach und schnell atmen
werden.

• Legen Sie zur Polsterung der Beckenknochen eine
gefaltete Decke unter die Hüften.

• Überdehnen Sie nicht den Nacken in dieser
Stellung. Strecken Sie sich durch Ihren Körper,
nicht durch Hebung des Nackens.

• Denken Sie daran, Hals-, Kiefer- und Augenpartie
entspannt zu halten.

3. BEFREIUNG

KÖRPERLICHE WIRKUNGEN

Es handelt sich um eine ausgewogene Übung mit zunehmendem Schwierigkeitsgrad. Zunächst wird der Brustkorb sanft geweitet, der Nacken wird ohne Anstrengung gestreckt. Bei den späteren Übungsschritten werden Nacken und Brustkorb auf die schwierigere Brücken- und Bogenstellung vorbereitet.

Die Brückenstellung dehnt den Brustkorb maximal, streckt die Oberschenkel und stimuliert Nieren und Schilddrüse.

In der Endstellung wird der Brustkorb noch weiter gedehnt. Der ganze Körper wird von dieser intensiven Aufwärtsstreckung erfaßt, die durch die Unterstützung des Partners noch verstärkt wird.

Das Nervensystem wird durch die intensive Dehnung der Wirbelsäule stimuliert.

EMOTIONALE WIRKUNGEN

Diese Übungseinheit beeinflußt den ganzen Körper: Sie hat einen stark kräftigenden Effekt, löst Verspannungen und wirkt seelisch ausgleichend. Sie werden sich danach vollkommen ruhig, klar, voller Energie sowie leicht und beschwingt fühlen.

MEDITATION

Ich befreie meinen Körper und lasse meinen Geist fliegen.

1. Sie liegen auf dem Rücken, die Knie sind gebeugt, Ihre Füße sind hüftbreit auseinander. Sie strecken Ihre Arme zu beiden Seiten Ihres Körpers auf dem Boden aus. Ihr Partner steht über Ihnen, seine Füße befinden sich zu beiden Seiten Ihres Kopfes, und er faßt unter Ihren Brustkorb.

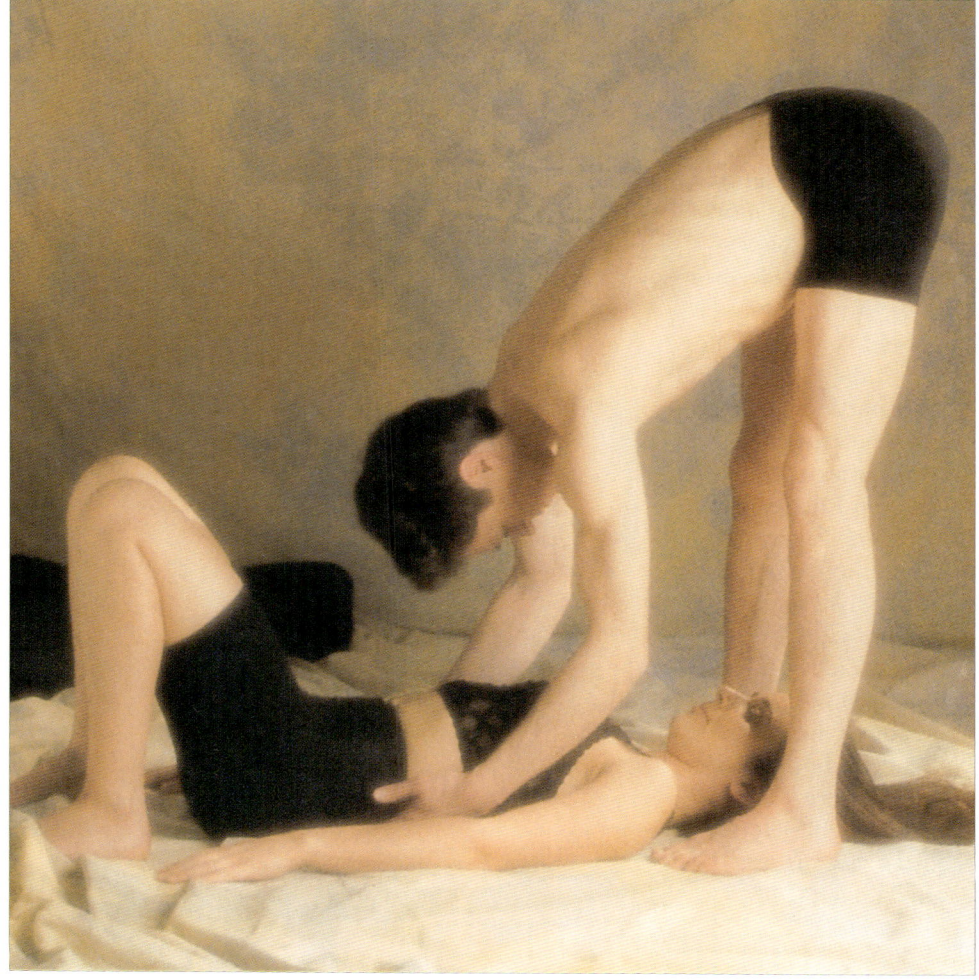

2. Der unterstützende
Partner hebt den
Rücken des liegenden
Partners sanft nach
oben, der Kopf bleibt
dabei noch auf dem
Boden. Strecken Sie Ihre
Arme zur Seite, so daß
sie eine Linie mit den
Schultern bilden, und
drücken Sie Ihr
Brustbein nach oben
zum Gesicht Ihres
Partners. Ziehen Sie die
Schulterblätter ein,
entspannen Sie Ihre
Halspartie, und atmen
Sie ruhig vier oder fünf
Atemzüge lang.

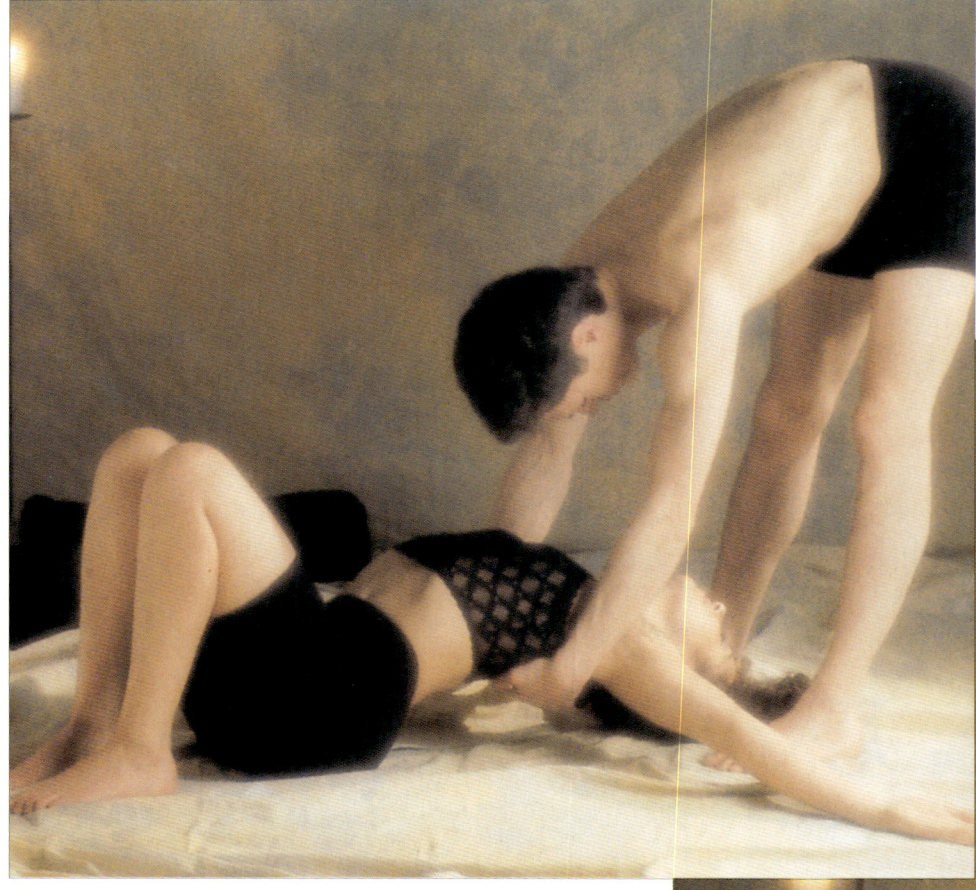

3. Ruhen Sie sich in
flacher Rückenlage
einige Sekunden lang
aus. Stemmen Sie nun
Ihre Füße auf den Bo-
den, und heben Sie Ihre
Hüften, strecken Sie das
Steißbein von der Taille
weg, um die untere
Rückenpartie nicht zu
sehr zu belasten. Ihr
Partner unterstützt Sie
unter dem Rücken und
hilft Ihnen, sich noch
höher zu heben. Heben
Sie das Brustbein nach
oben zum Gesicht des
Partners. Ziehen Sie Ihre
Schulterblätter ein,
entspannen Sie die
Halsregion, und strecken
Sie die hintere Nacken-
partie. Halten Sie die
Stellung vier bis fünf
Atemzüge lang.

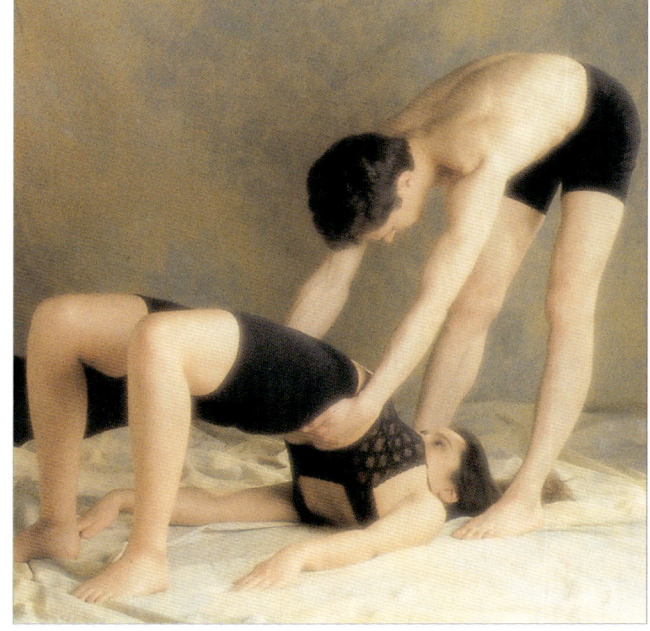

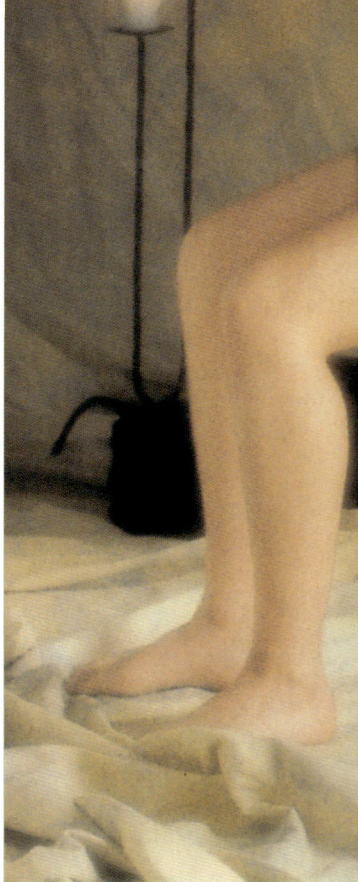

4. Umfassen Sie die Knöchel Ihres Partners, drücken Sie sich mit dessen Unterstützung weiter nach oben, heben Sie den Kopf, und setzen Sie ihn mit dem Scheitel auf den Boden. Wenn Sie noch höher gehen wollen, sollte Ihr Partner Sie unter den Schultern unterstützen, während Sie die Dehnung verstärken, die Arme strecken und das Steißbein von den Armen weg dehnen. Halten Sie die maximale Dehnung vier oder fünf Atemzüge lang.

DIE BRÜCKE
(Sanskrit: Setu Bandha Sarvangasana)

DIE BRÜCKE DEHNT DIE WIRBELSÄULE UND ENTSPANNT DEN NACKEN. IM SANSKRIT HEISST DIE STELLUNG „BAU EINER BRÜCKE" UND BESCHREIBT DAMIT, WIE DER KÖRPER EINEN PERFEKTEN BOGEN VOM KOPF BIS ZU DEN ZEHEN BILDET. DIE STELLUNG STÄRKT DIE BAUCH- UND UNTEREN RÜCKENMUSKELN UND ERHÖHT DIE GESCHMEIDIGKEIT VON WIRBELSÄULE UND HANDGELENKEN.

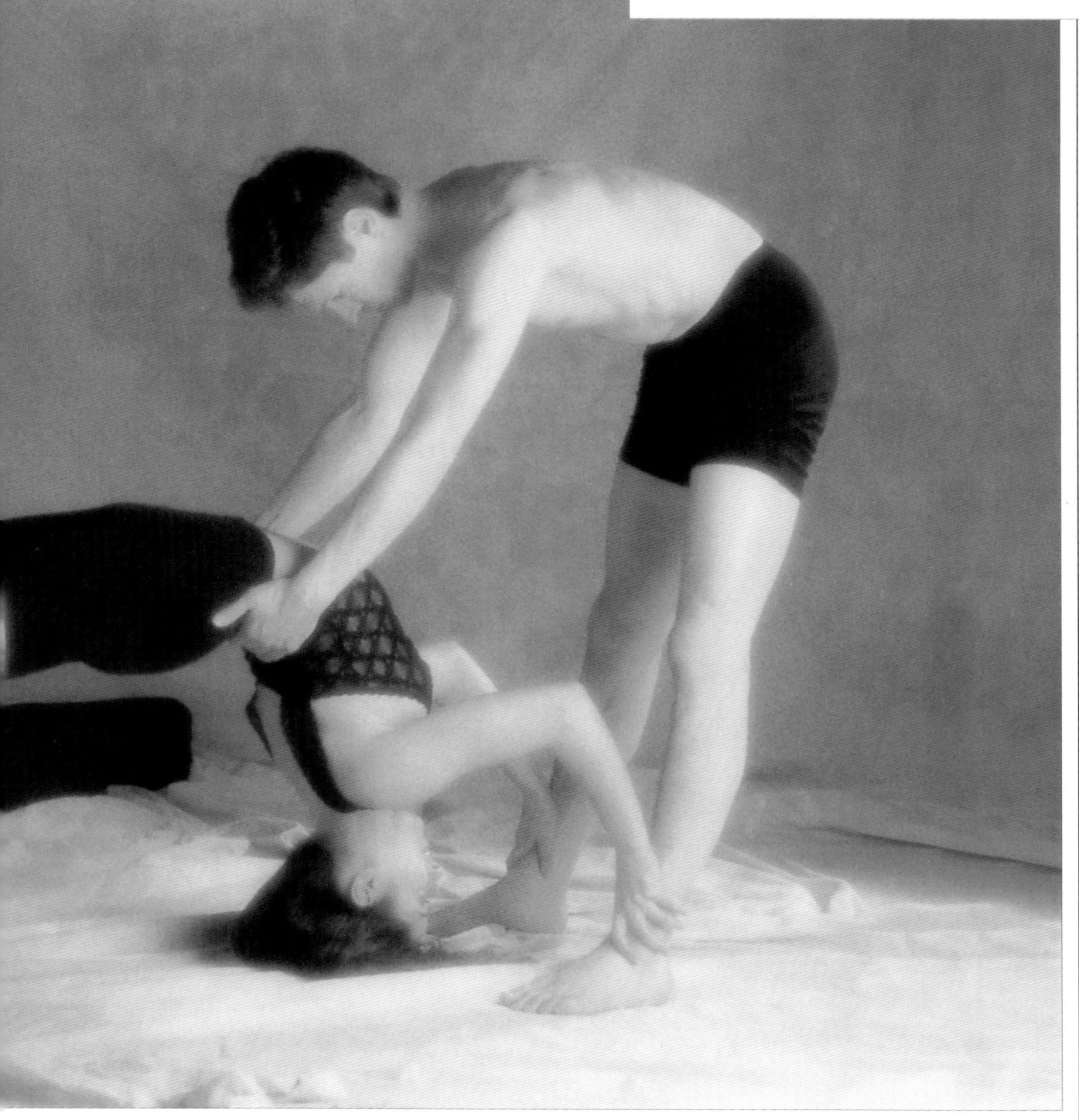

5. Wenn Sie sich in der Lage fühlen, sich noch stärker zu dehnen, gehen Sie in den Zehenstand. Setzen Sie die Füße etwas zurück, und stellen Sie die Fersen wieder fest auf den Boden. Dehnen Sie den Brustkorb noch stärker zum Partner hin, und heben Sie die Hüften noch höher zur Decke. Halten Sie die Stellung vier bis fünf Atemzüge lang.

6. Gehen Sie mit sanfter Unterstützung Ihres Partners zurück in die Ausgangsstellung. Nehmen Sie den Schustersitz ein, beugen Sie sich vor, und legen Sie den Kopf auf den Fußboden, falls möglich. Ihr Partner sitzt knapp auf dem Beckenrand und lehnt sich zurück über Ihre Wirbelsäule. Bleiben Sie mindestens 30 Sekunden lang in dieser Stellung.

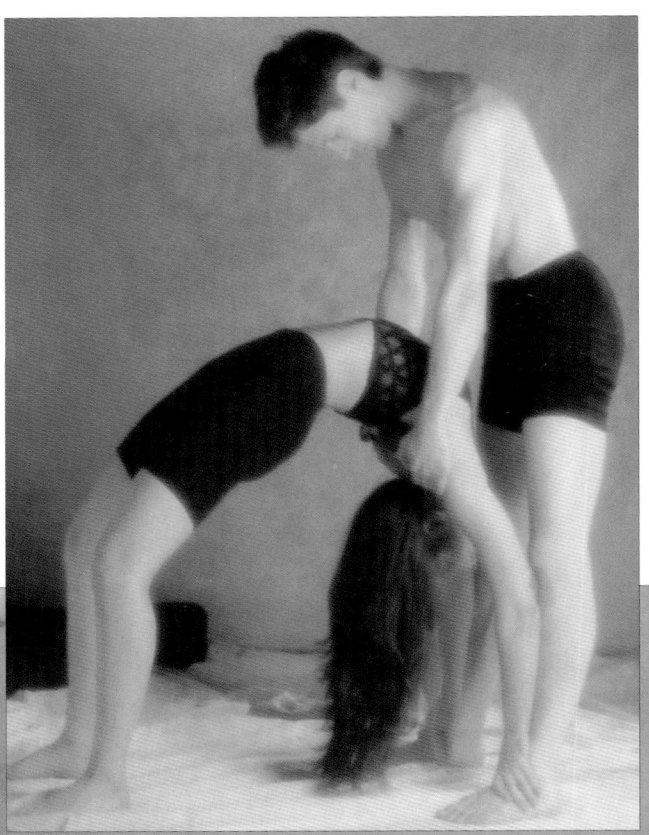

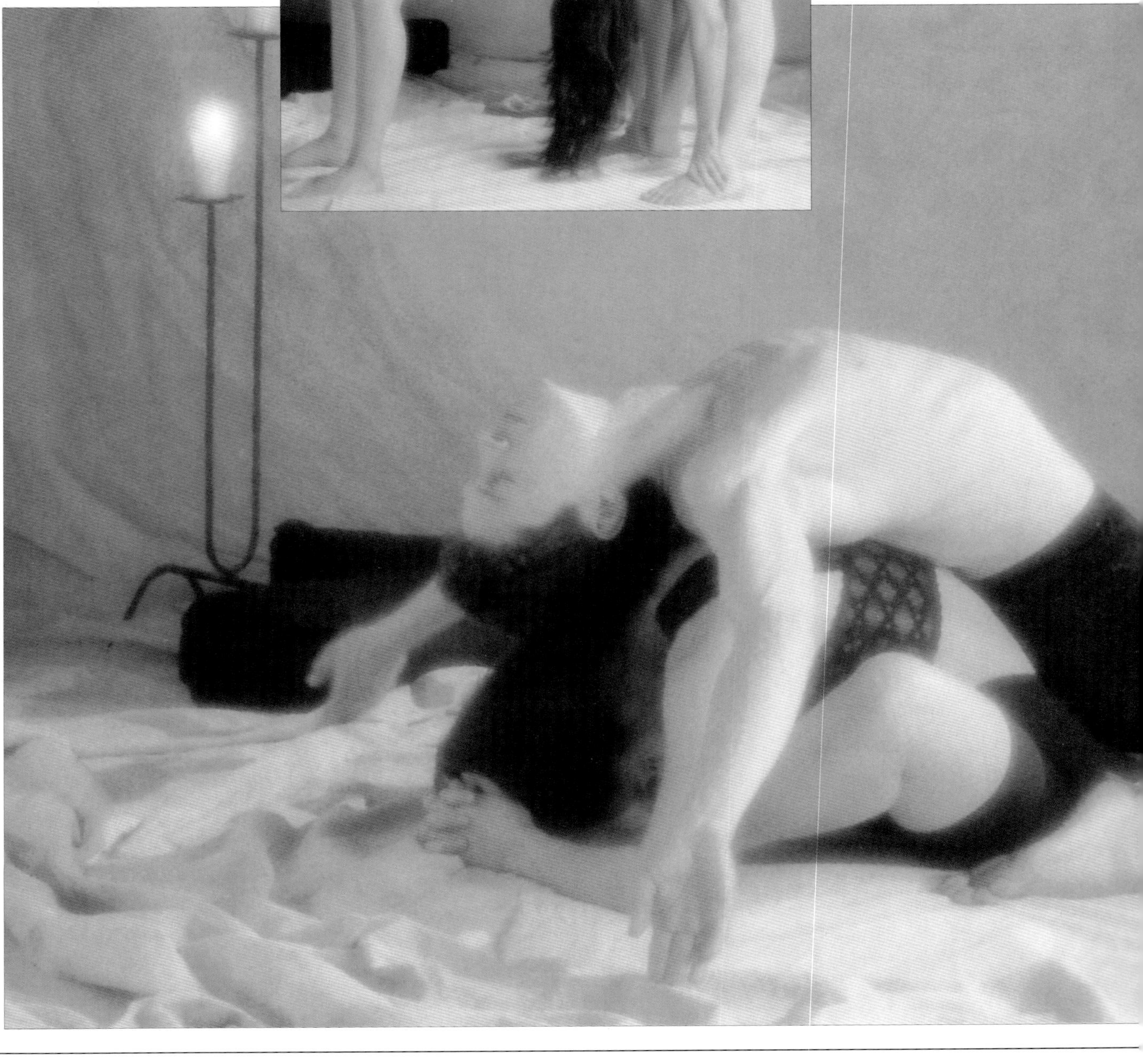

NÜTZLICHE HINWEISE

• Nehmen Sie sich viel Zeit, um diese schwierige Übungseinheit sicher durchzuführen. Pausieren Sie nach jeder Sequenz, und gehen Sie nicht weiter, als es die Geschmeidigkeit Ihres Körpers erlaubt.

• Wenn Sie das Gefühl haben, sich genug gedehnt zu haben, gehen Sie zurück in die Ruhestellung.

• Drücken Sie die Füße ganz fest auf den Boden, und halten Sie sie in einer Linie mit den Schienbeinen, wenn Sie sich nach oben dehnen. Drehen Sie die Füße nicht nach außen.

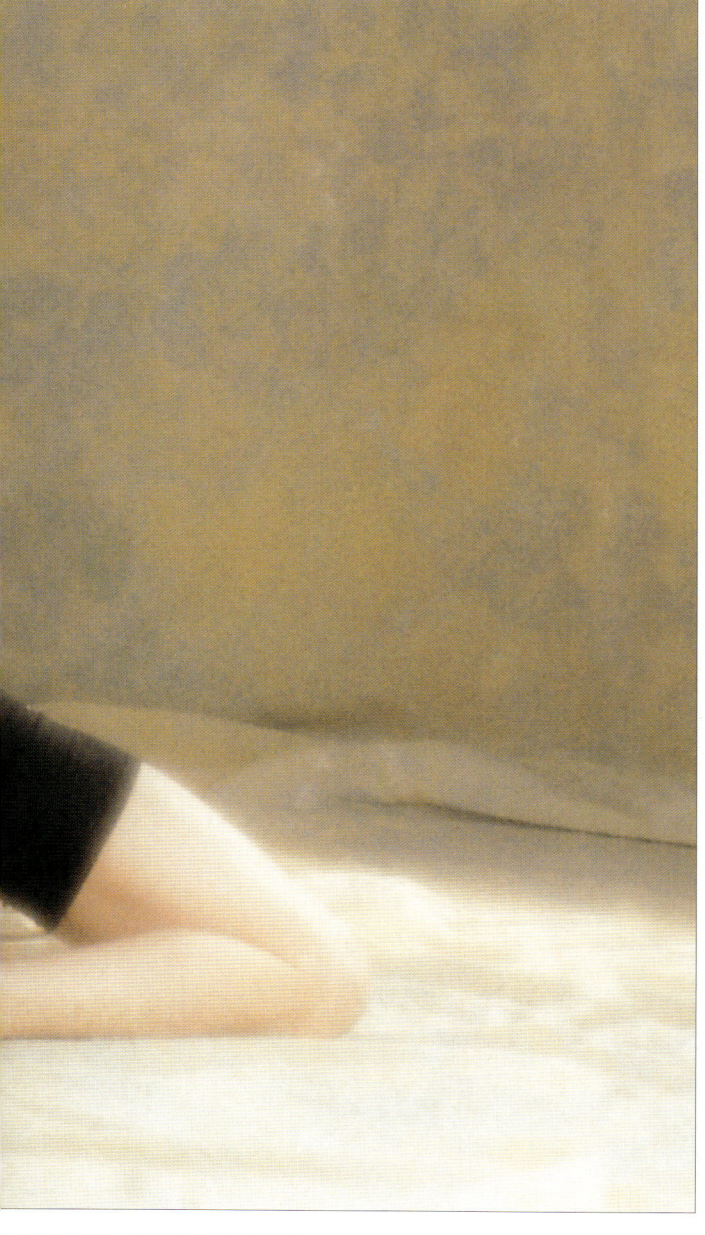

WEITERE ERFAHRUNGEN
Wachsen

Tom und Jay praktizieren schon 20 Jahre lang Yoga. Beide hatten aus unterschiedlichen Gründen damit begonnen. Vor 30 Jahren arbeitete Tom im Bereich der Telekommunikation. Er machte Überstunden, kam oft erst spät nach Hause – erschöpft und betrunken. Jay war die verständnisvolle Hausfrau, ohne Selbstbewußtsein, ging nur selten aus dem Haus – sie litt fast an Platzangst. Sie hatten einen Sohn, der der Mittelpunkt ihres Lebens war.

Alkohol und Arbeitsüberlastung hinterließen ihre Spuren bei Tom. Tief im Innern belastete ihn seine Verantwortung als Ehemann, Vater und alleiniger Ernährer der Familie. Eines Morgens konnte er sich plötzlich nicht mehr bewegen, er konnte nicht einmal das Bett verlassen. Vor lauter Furcht und Angst war er völlig erstarrt, fast kataton. Zunächst gab er vor, an Grippe zu leiden. Die Symptome besserten sich jedoch nicht, und es war nach einiger Zeit klar, daß Tom einen Nervenzusammenbruch hatte.

Der Arzt verschrieb Tranquilizer, die die Angst linderten, aber er war immer noch bettlägerig. Wenn er das Bett verließ, weigerte er sich, aus dem Haus zu gehen, und er mied den Kontakt mit der Familie oder Freunden. Jay sagt heute, daß diese Zeit ein Alptraum war. Schließlich mußte sie gezwungenermaßen eine aktivere Rolle übernehmen. Während der nächsten zehn Jahre ging es Tom mal besser, mal schlechter. Sie begannen während dieser Zeit mit Yoga, zunächst Dehnungsübungen, die einmal pro Woche stattfanden. Als besonders wirksam empfanden sie die Übungen „Atem ist Leben", und Tom ging es gesundheitlich allmählich besser. Bald trainierten sie regelmäßig Yoga und kamen sich körperlich und emotional näher, vor allem durch die Übungen „Beruhigung", „Sammeln" und „Befreiung".

Tom sagt heute: „Yoga rettete buchstäblich mein Leben. Ich lernte dadurch meine eigenen – und Jays – Stärken und Schwächen kennen … und wurde mir der einfachen Dinge im Leben bewußt." Jay sagt: „Wir fühlen uns enger verbunden, wir verstehen einander besser."

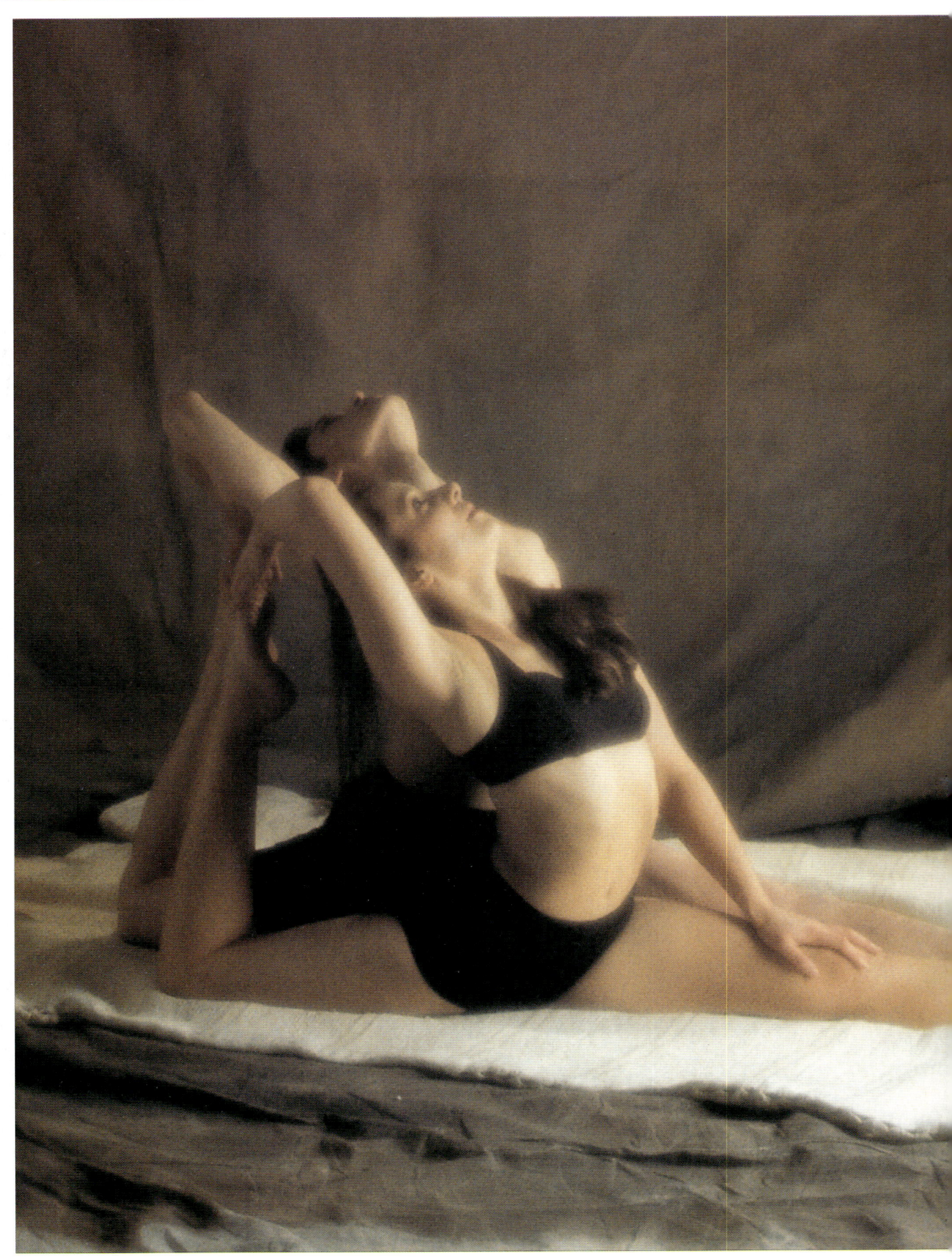

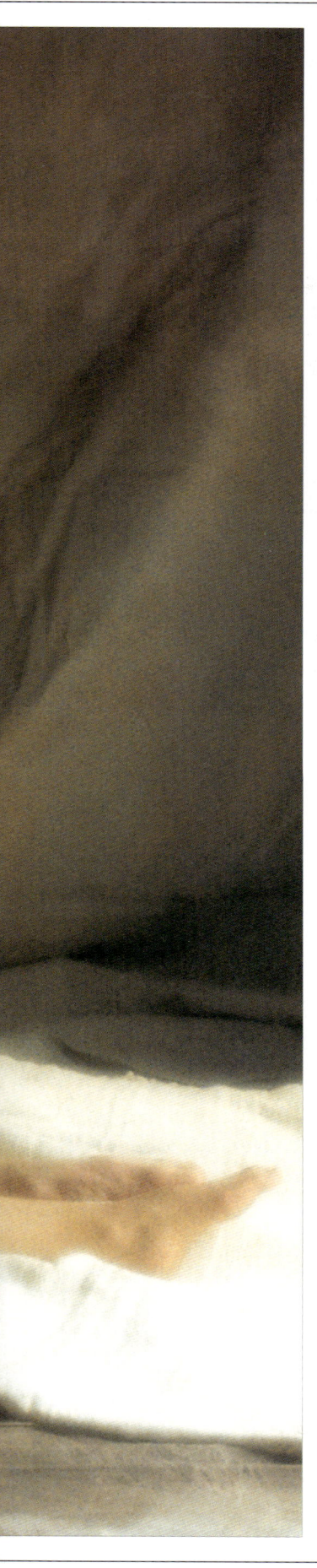

VORSTUFE ZUM AKT DER LIEBE

LIEBE IST EINE AKTIVE KRAFT, welche die Mauern durchdringt, die uns umgeben, eine Macht, die uns vereint. Durch die Kunst des Liebens überwinden wir das Gefühl von Isolation und Abgetrenntsein, ohne unsere Integrität zu verlieren. Reife Liebe bedeutet Vereinigung unter Bewahrung unserer Individualität.

Liebe ist Rhythmus. Sie bewegt sich wie Ebbe und Flut, wie die Jahreszeiten. Liebende schenken einander den Rhythmus des Lebens.

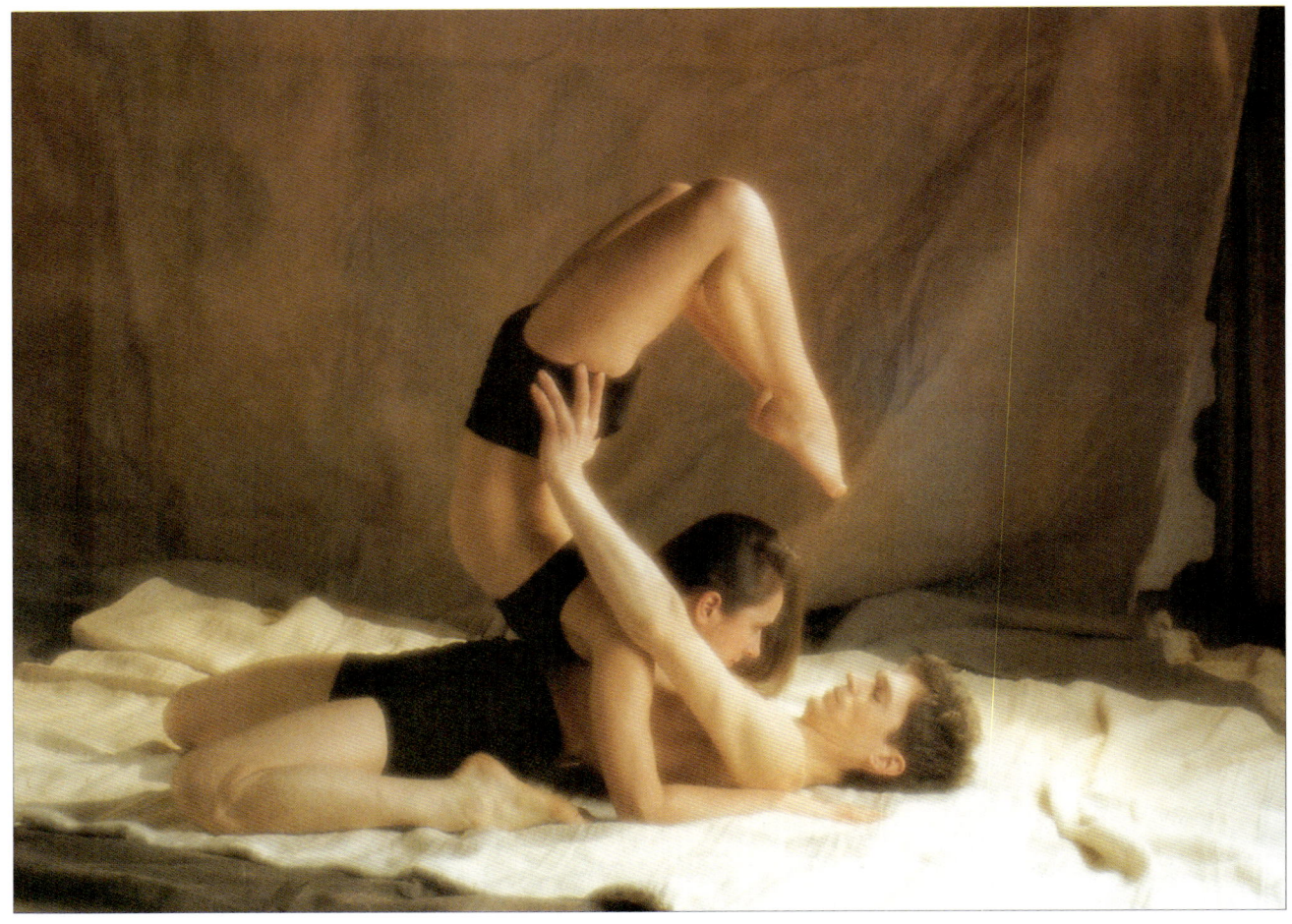

Durch erotische Liebe fühlen wir uns lebendig und glücklich.

Durch die Liebe gewinnen wir Stärke und Vitalität, die uns mit Freude erfüllen. Wir fühlen uns überströmend, lebendig und überglücklich. Geben bereitet mehr Freude als Empfangen: nicht deshalb, weil es ein Opfer ist, sondern weil im Akt des Schenkens die eigene Lebendigkeit zum Ausdruck kommt.

Das elementarste Beispiel finden wir im Bereich der Sexualität. Der Höhepunkt der männlichen Sexualfunktion liegt im Akt des Gebens. Der Mann gibt sich selbst, gibt sein Geschlechtsorgan der Frau. Im Augenblick des Orgasmus gibt er ihr seinen Samen. Er kann nicht anders, wenn er potent ist. Bei der Frau handelt es sich um den gleichen Prozeß, wenn er auch etwas komplexer abläuft. Auch sie gibt sich; sie öffnet die Tore zum Innersten ihrer Weiblichkeit; im Akt des Empfangens gibt sie.

Im Akt der Vereinigung beginnt ein Paar, sich kennenzulernen. Durch das Erlebnis der Vereinigung lernen sie voneinander. Erotische Liebe ist das Verlangen nach vollkommener Vereinigung. Sie hat eine Grundvoraussetzung: tiefempfundene Liebe auf seiten beider Partner, ein explosives Erlebnis, wobei plötzlich alle Schranken zwischen zwei Menschen fallen.

Die folgenden Yoga-Übungen sollen Paaren helfen, die Macht der erotischen Liebe zu erleben und die negativen Wirkungen zu bekämpfen, die der tägliche Streß auf unsere Beziehung hat. Durch die Übungseinheiten können wir lernen, intimen körperlichen und emotionalen Kontakt mit dem Partner zu genießen, ohne den Zwang zum Koitus. Um zur erotischen Liebe zu kommen, wurden verschiedene Grundelemente entwickelt, die allen Formen von Liebe zugrundeliegen: Fürsorge, Verantwortungsgefühl, Achtung vor dem anderen und Erkenntnis – aktive Teilnahme am Leben des Menschen, den wir lieben. Nur wenn wir uns mit diesen Grundelementen befassen, können wir uns der Macht der erotischen Liebe hingeben.

1. NÄHREN

Bevor Sie mit den ersten Übungen in diesem Kapitel beginnen, sollten Sie „Beruhigung", die erste Übungseinheit aus Kapitel 6 („Den Tag ausklingen lassen") durchführen.

KÖRPERLICHE WIRKUNGEN

Die folgenden beiden Übungseinheiten dehnen den ganzen Körper und bereiten ihn damit auf den anstrengenderen Schulterstand vor, an den sich eine erholsame Übung gegen Ende des Kapitels anschließt. Mit Hilfe Ihres Partners werden Sie in der Lage sein, sich ganz zu dehnen und die Stellung länger zu halten. „Nähren" streckt den ganzen Körper maximal und kräftigt Arme und Handgelenke.

Die Schultergelenke werden gelockert und gekräftigt, der Brustkorb wird voll gedehnt.

EMOTIONALE WIRKUNGEN

Sie brauchen die Unterstützung Ihres Partners bei den folgenden Übungen, um Ihre sexuellen und emotionalen Zentren zu stimulieren: Hüften, Gesäß, Leistengegend und Brust. Sie werden eine stärkere sexuelle Sensibilität spüren.

MEDITATION
Deine Fürsorge nährt und stützt mich.

1. Setzen Sie sich auf die Oberschenkel Ihres Partners. Ihr Partner umfaßt Ihre Taille und Ihre Oberschenkel. Ihre Arme bilden eine Linie mit Ihren Schultern und den Händen auf dem Fußboden.

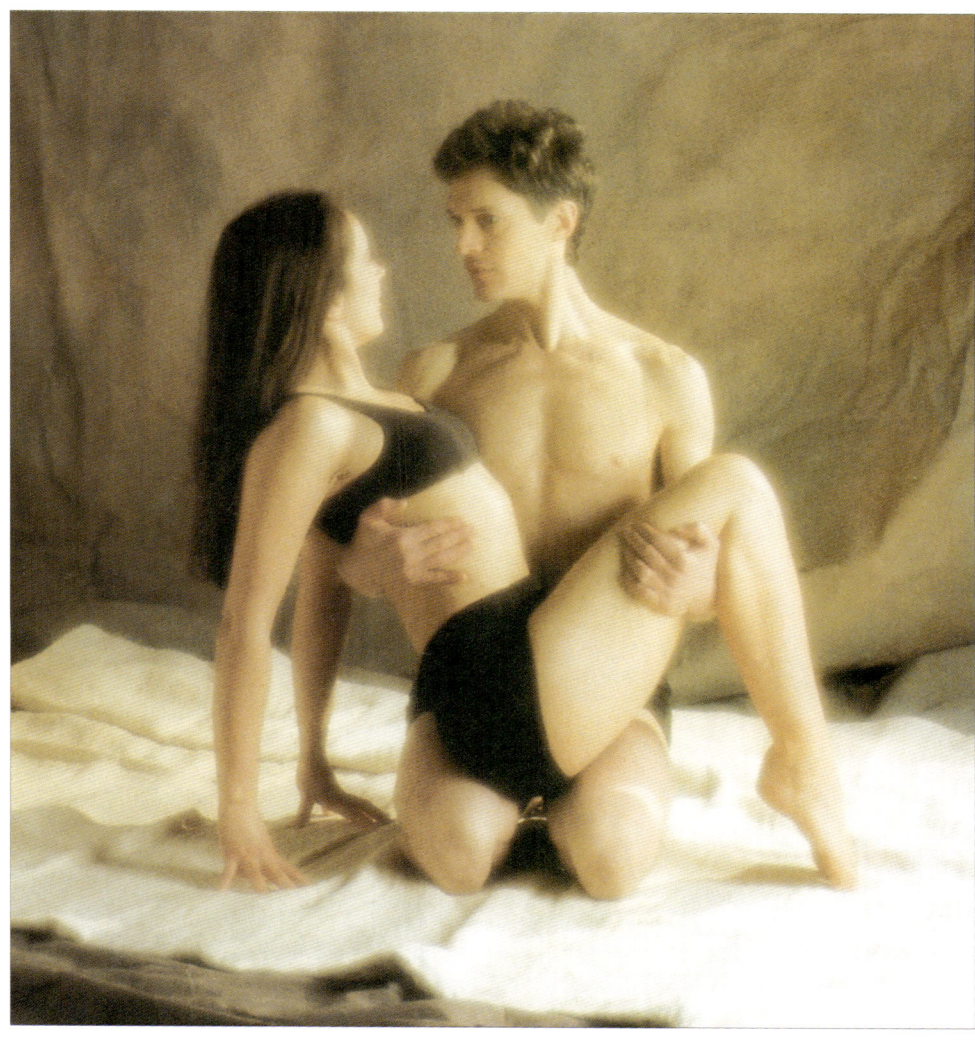

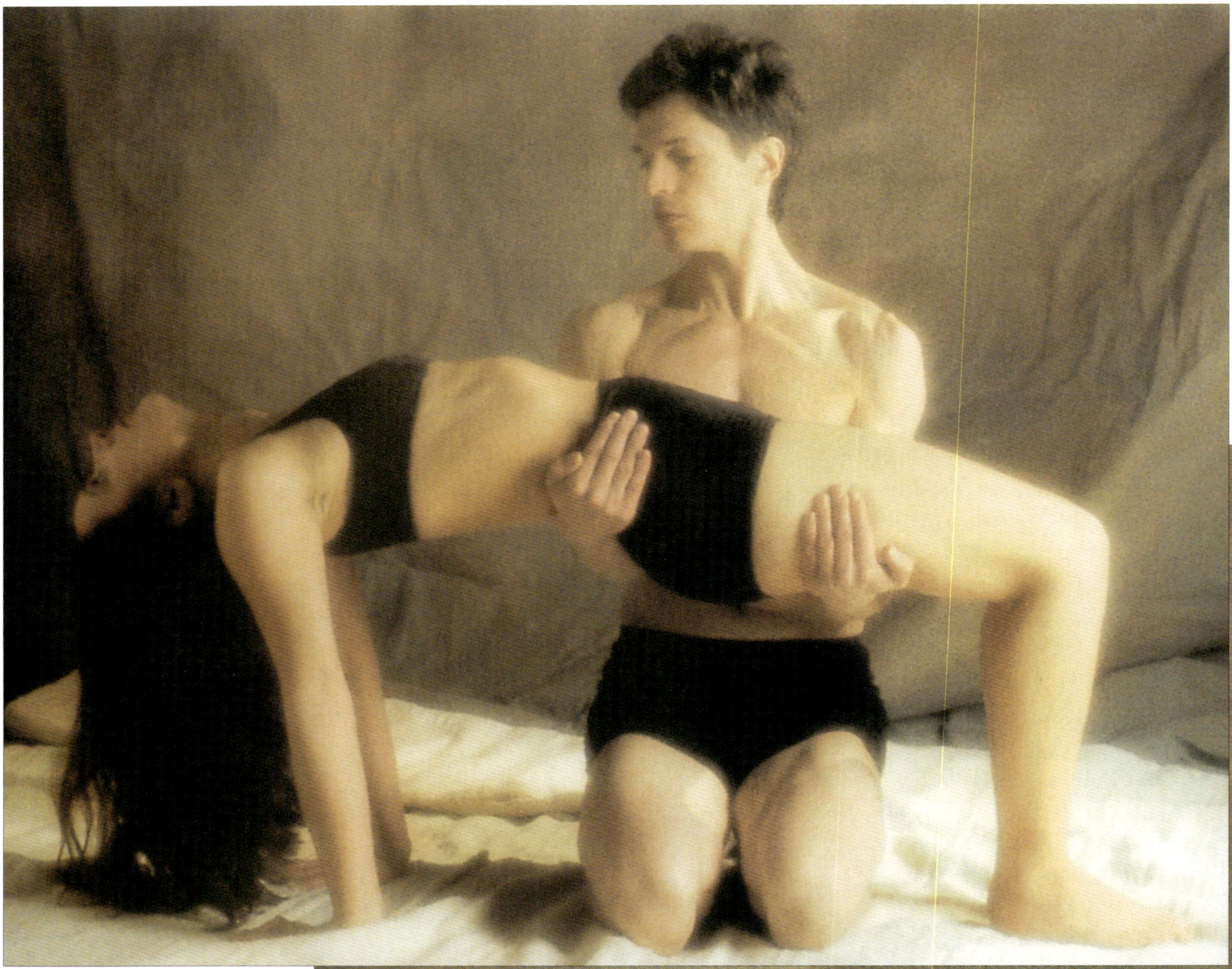

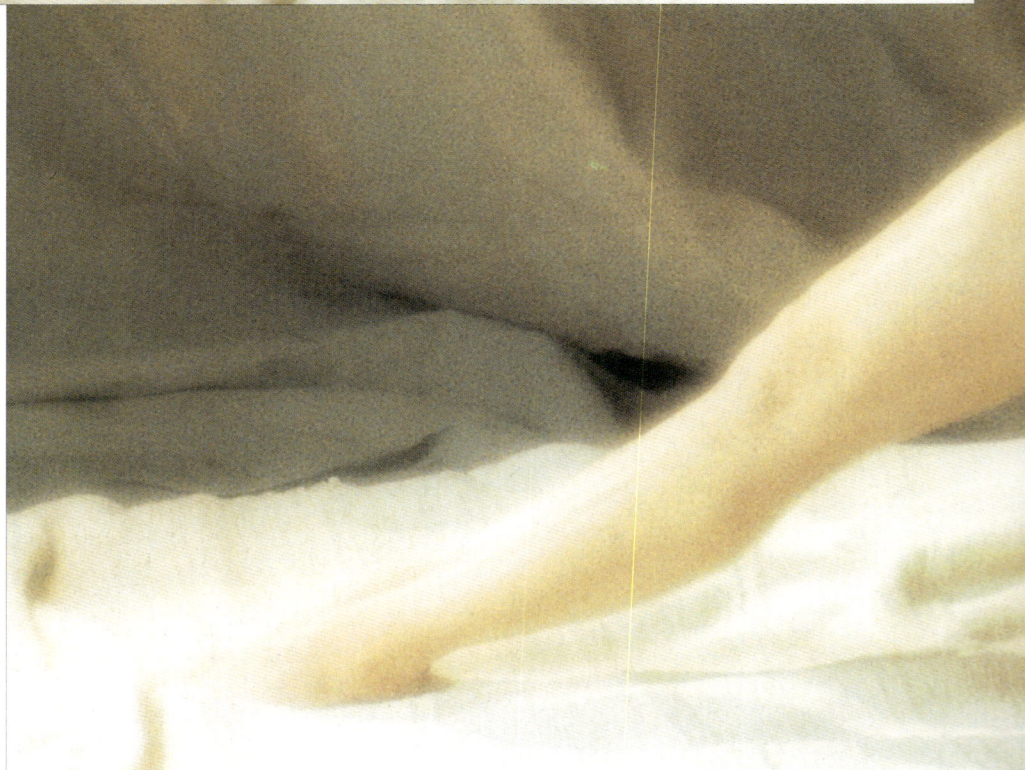

**2. Ihr Partner hebt Ihre
Hüften an, so daß sie
eine Linie mit Ihren
Schultern bilden. Halten
Sie die Stellung vier bis
fünf Atemzüge lang.**

3. Strecken Sie Ihre Beine; die gestreckten Zehen reichen zum Boden. Strecken Sie den Kopf zurück, die Schulterblätter sind eingezogen. Ihre mittlere Oberschenkelpartie weist zur Decke, Zehen und Spann zeigen zum Boden. Heben Sie Ihre Hüften so weit wie möglich nach oben, ziehen Sie das Steißbein nach innen zum Schambein. Ihr Partner unterstützt Ihren unteren Rückenbereich mit beiden Händen und Unterarmen. Halten Sie die Stellung vier bis fünf Atemzüge lang.

4. Ihr Partner legt Sie sanft auf den Fußboden. Beugen Sie sich vor in den Schustersitz.

5. Tauschen Sie die Rollen.

NÜTZLICHE HINWEISE

• Wenn sich Ihr Nacken während der Übung verspannt, versuchen Sie, ihn in Richtung Schädelbasis zu dehnen.

• Um Verspannungen im Nacken zu lösen, ziehen Sie die Schulterblätter ein und heben Sie die Schlüsselbeine.

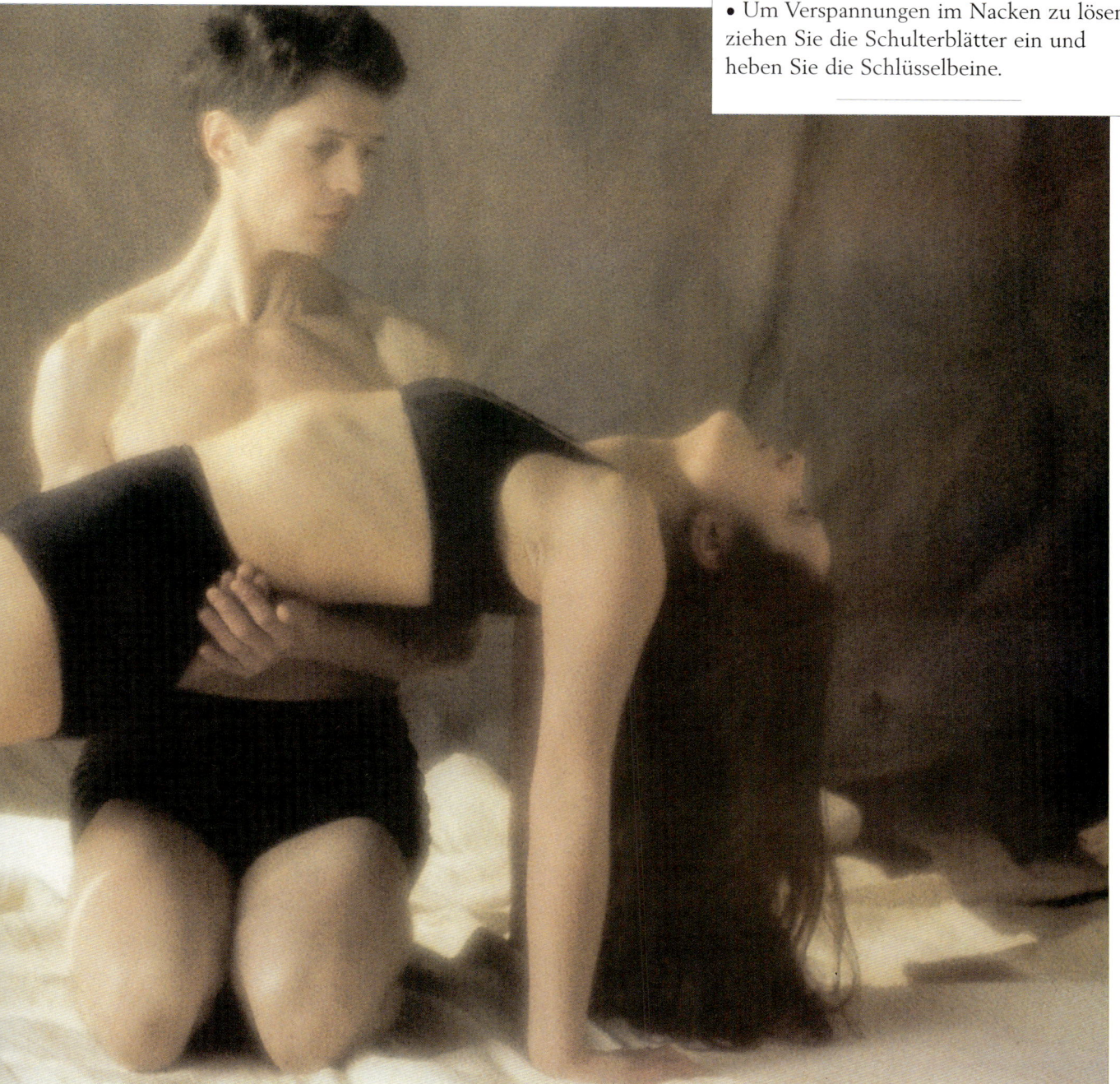

2. ZUSAMMENSEIN

KÖRPERLICHE WIRKUNGEN

Beim Trainieren von „Zusammensein" ist der Körper schon gedehnt und mobilisiert, und beide Partner können gemeinsam von den Übungen profitieren. Bei dieser stimulierenden Übung spüren Sie, wie sich mit der Unterstützung Ihres Partners der Brustkorb dehnt und entspannt und wie Sie dadurch tiefer atmen können.

Diese einfache Rückwärtsdehnung löst Versteifungen im Schulterbereich, weitet den Brust-korb und strafft die Oberschenkel. Die Nieren werden stimuliert.

Im letzten Übungsabschnitt spüren Sie, wie sich Ihr Körper vollkommen streckt, wenn Sie Ihre Arme zurückführen.

EMOTIONALE WIRKUNGEN

Lassen Sie Ihre beiden Körper sich gemeinsam bewegen, indem Sie sich dabei halten und berühren. Sie dehnen sich in vollkommener Harmonie.

MEDITATION
Wir sind im Frieden miteinander.

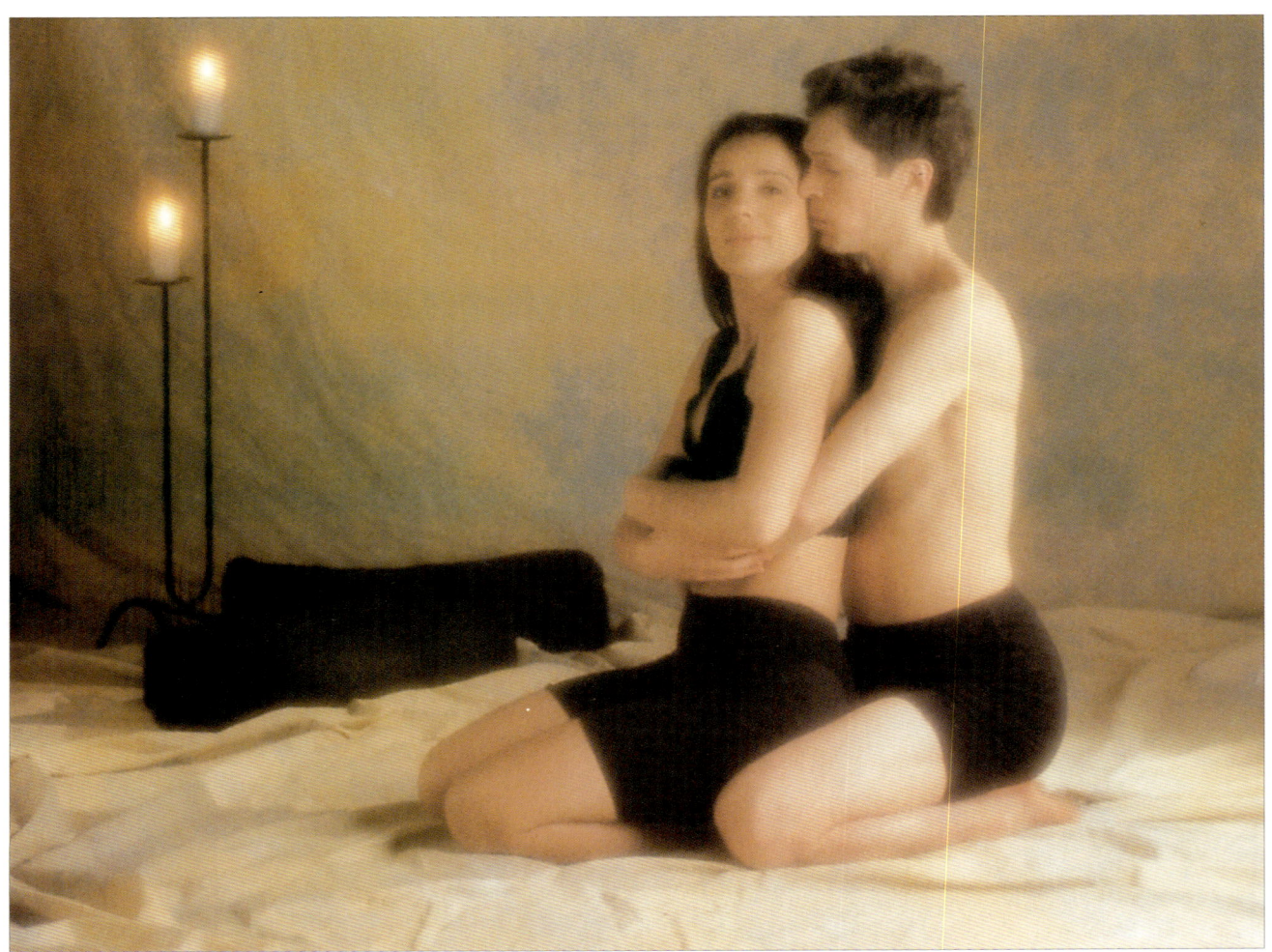

1. Sie sitzen im Fersen-sitz hintereinander.

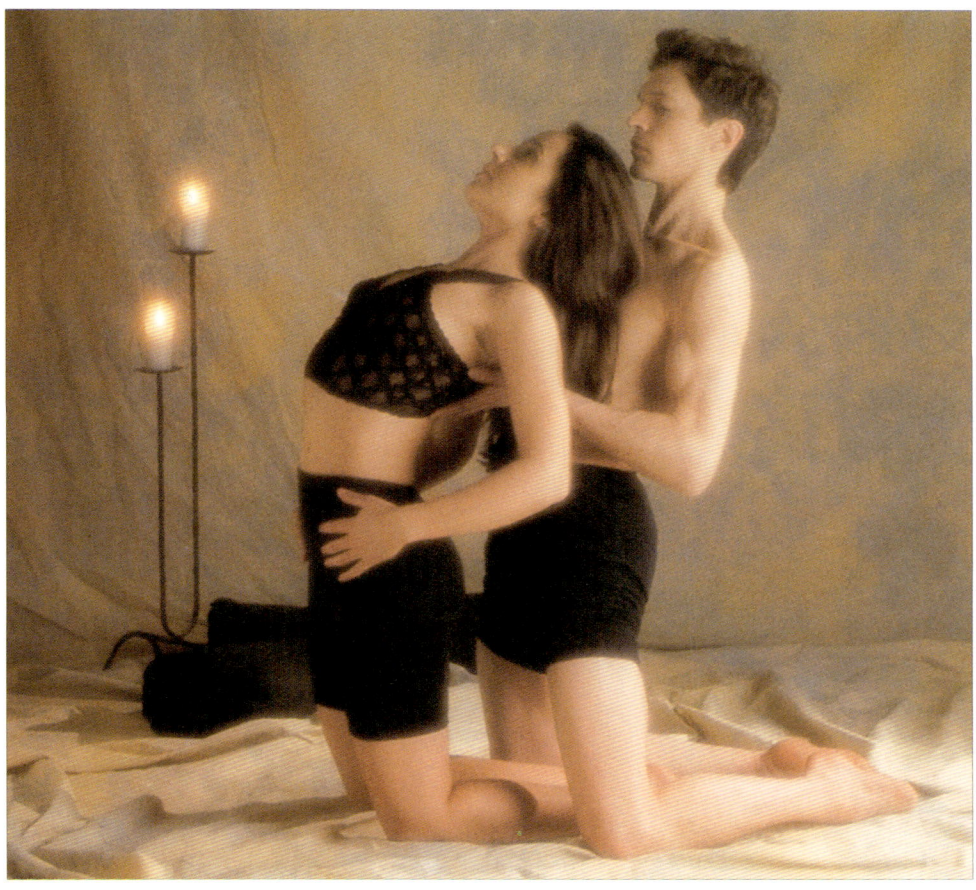

2. Richten Sie sich in den Kniestand auf, die Füße sind auseinander, die Oberschenkel sind senkrecht. Spannen Sie Hüften und Gesäß an, strecken Sie den Brustkorb nach oben, weg von den Hüften, und ziehen Sie das Steißbein nach vorn. Ziehen Sie die Schulterblätter ein. Ziehen Sie die Bauchpartie nach oben, und heben Sie die Schlüsselbeine. Dehnen Sie den Nacken in Richtung Schädelbasis. Der unterstützende Partner hilft, Ihre hintere Rippenregion zu heben, während Sie Ihren Hinterkopf nach hinten strecken. Halten Sie die Stellung vier bis fünf Atemzüge lang.

3. Beide Partner heben den Brustkorb. Der unterstützende Partner legt seine Hände auf die Hüften des vorn knienden. Beide Partner lehnen sich zurück, strecken den Brustkorb, ziehen die Schulterblätter ein und dehnen den Nacken. Der vorn kniende Partner legt seine Hände auf die Hände des unterstützenden Partners.

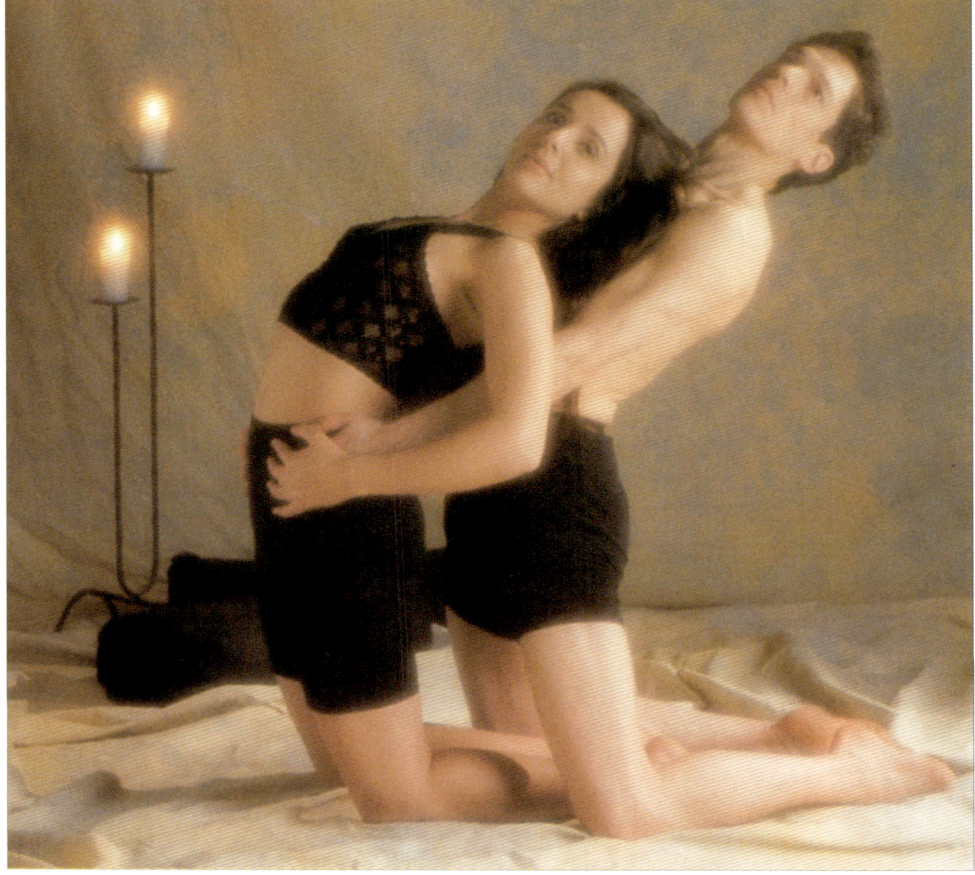

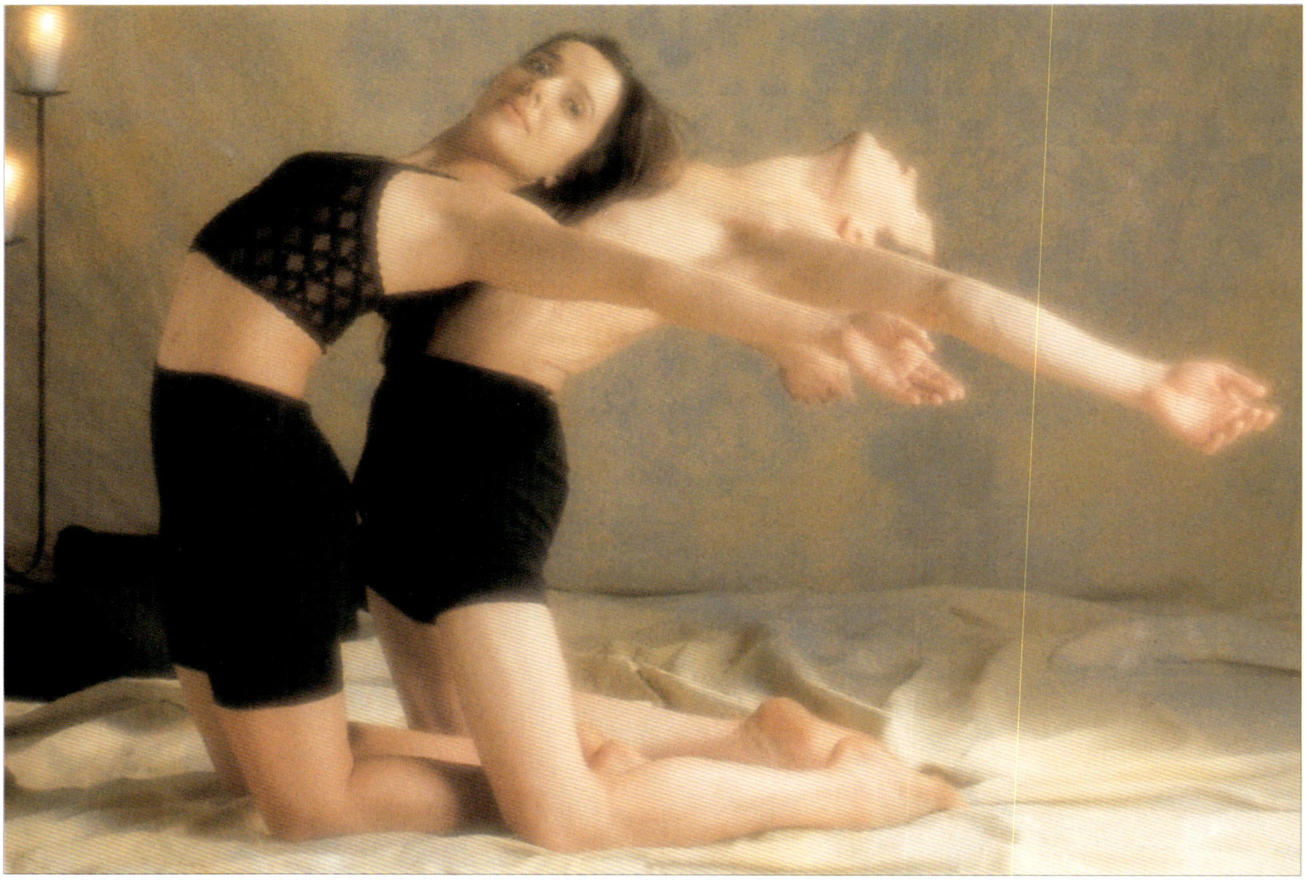

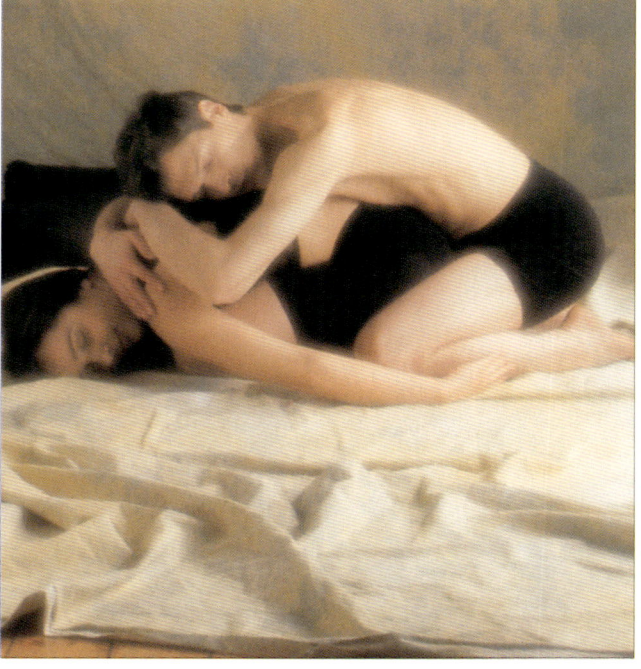

4. Beide Partner dehnen
sich so weit wie möglich
nach hinten. Sie strecken
die Arme seitwärts nach
hinten, dehnen sich bis
in die Handflächen und
dehnen Wirbelsäule und
Brustkorb. Halten Sie die
Stellung vier bis fünf
Atemzüge lang.

5. Beugen Sie den
Rumpf ganz nach vorn.
Der unterstützende
Partner dehnt sich über
die Wirbelsäule des
anderen nach vorn.
Atmen Sie tief ein oder
zwei Minuten lang.
6. Tauschen Sie die
Rollen.

NÜTZLICHE HINWEISE

• Legen Sie zur Polste-
rung eine gefaltete Decke
unter die Knie.

• Wenn Sie eine Be-
klemmung im Hals
spüren, achten Sie auf
folgendes: Die Schulter-
blätter werden fest ein-
gezogen; die Schlüssel-
beine – und nicht der
Hals – heben sich; die
Dehnung wird zur
Schädelbasis fortgesetzt.

3. BALANCE

KÖRPERLICHE WIRKUNGEN

Der Schulterstand ist eine der wichtigsten Yogastellungen. Durch die Umkehrung der Körperhaltung im rechten Winkel zum Nacken werden Schilddrüse und Nebenschilddrüsen stimuliert, die in der Halsregion liegen; durch den Druck des Kinns auf die Brust wird die Blutzufuhr verstärkt. Die bessere Durchblutung im Brust- und Halsbereich lindert Beschwerden wie Asthma und Bronchitis.

Die Stellung hat eine beruhigende Wirkung auf das Nervensystem. Die inneren Organe werden besser mit Nährstoffen versorgt, und die Verdauung wird angeregt. Durch die Umkehrung der Körperhaltung wird der venöse Rückfluß zum Herzen erleichtert.

Versuchen Sie, den Schulterstand einige Minuten lang zu halten. Deshalb ist es besonders wichtig, daß Ihr Partner Sie unterstützt. Nach dieser Übungseinheit wird Ihr Körper erfrischt und ruhig sein, und Sie werden sich im Einklang mit Ihrem Partner fühlen.

EMOTIONALE WIRKUNGEN

Der Schulterstand bringt Ihnen emotionale Balance und Stabilität. Durch die Unterstützung Ihres Partners können Sie Ihre Emotionen frei fließen lassen.

MEDITATION
Ich fühle mich zentriert und gebe mich dir frei hin.

1. Sie liegen flach auf dem Boden, die Arme sind seitwärts ausgestreckt. Ihr Partner steht zu beiden Seiten Ihrer Hüften und hebt Ihre hochgestreckten Beine. Entspannen Sie Ihren Rücken auf dem Boden, dehnen Sie den Nacken und entspannen Sie Ihre Gesichtsmuskeln.

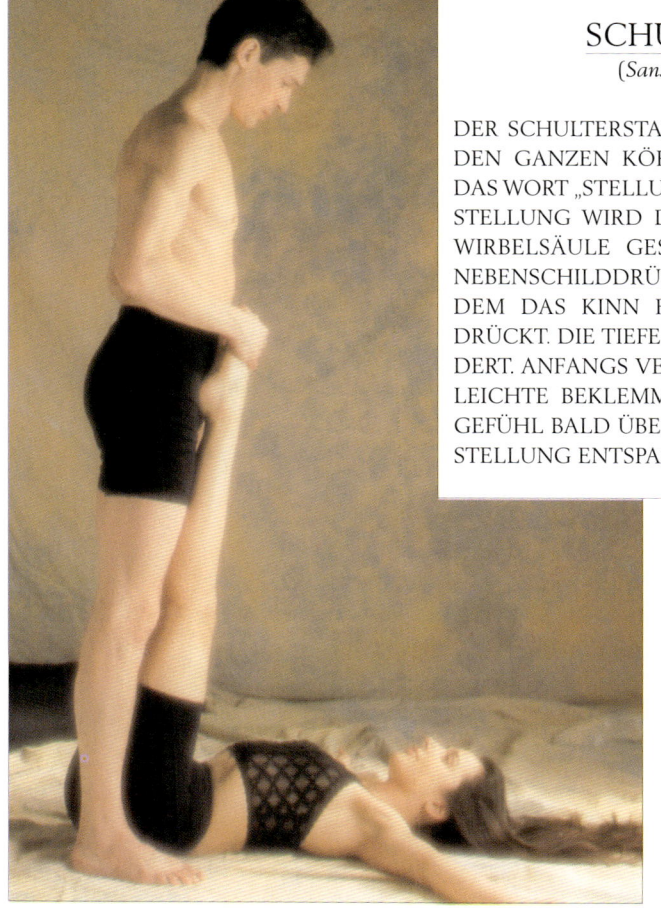

SCHULTERSTAND
(*Sanskrit:* Sarvangasana)

DER SCHULTERSTAND KRÄFTIGT UND VERJÜNGT DEN GANZEN KÖRPER. IM SANSKRIT BEDEUTET DAS WORT „STELLUNG ALLER GLIEDER". IN DIESER STELLUNG WIRD DER NACKEN UND DIE OBERE WIRBELSÄULE GESTRECKT. SCHILDDRÜSE UND NEBENSCHILDDRÜSEN WERDEN STIMULIERT, INDEM DAS KINN FEST GEGEN DAS BRUSTBEIN DRÜCKT. DIE TIEFE BAUCHATMUNG WIRD GEFÖRDERT. ANFANGS VERSPÜREN SIE VIELLEICHT EINE LEICHTE BEKLEMMUNG, ABER SIE WERDEN DAS GEFÜHL BALD ÜBERWINDEN UND SICH IN DIESER STELLUNG ENTSPANNEN KÖNNEN.

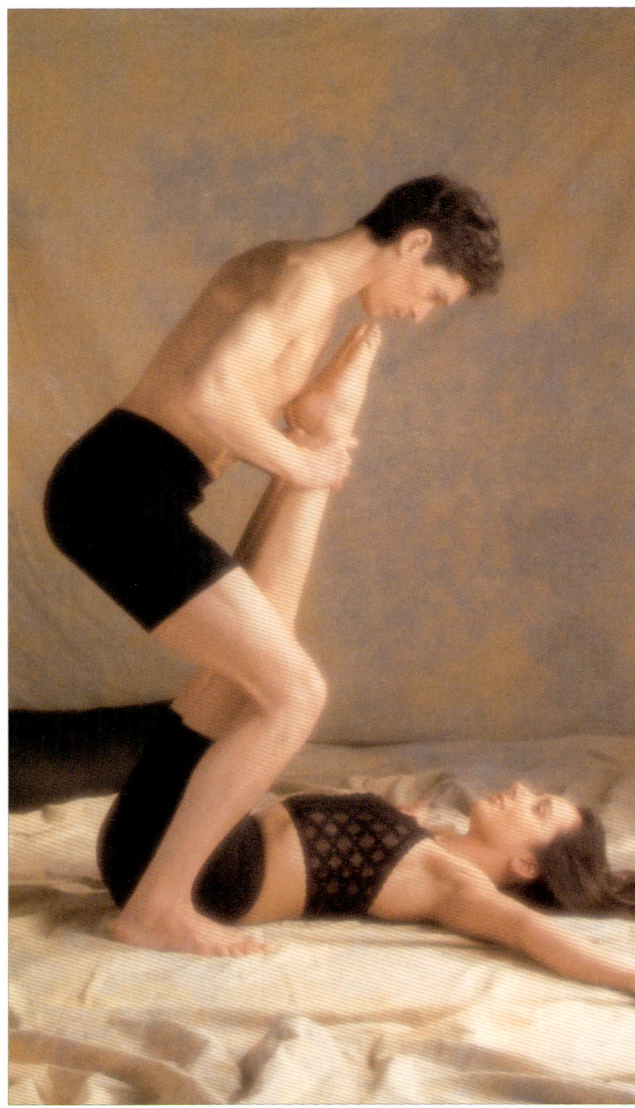

4. Der liegende Partner stützt seinen Rücken nun selbst mit den Handflächen, während der stehende Partner sich hinter den Kopf des liegenden Partners stellt und dessen Beine wieder hochzieht. Der liegende Partner umfaßt nun die Knöchel des hinter ihm stehenden Partners.

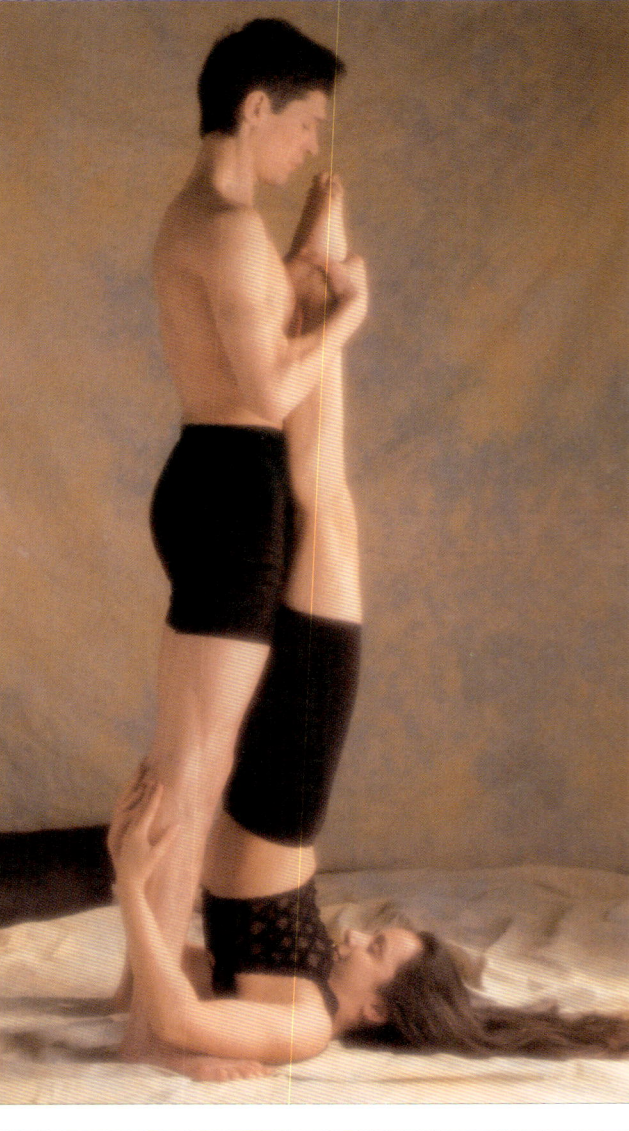

2. (oben) Der stehende Partner beugt nun seine Knie, umfaßt die Knöchel des liegenden Partners, hebt dessen Beine, streckt sie nach oben und zieht sie leicht zum Gesicht des liegenden Partners.

3. Der stehende Partner hebt die Beine des liegenden Partners hoch zum Schulterstand. Dessen Beine finden an den Oberschenkeln und am Brustkorb des stehenden Partners Halt. Nur Nacken, Hinterkopf, Schultern und Arme sollten noch Kontakt mit dem Boden haben, der übrige Körper dehnt sich in einer geraden Linie nach oben. Halten Sie diese Stellung vier bis fünf Minuten lang.

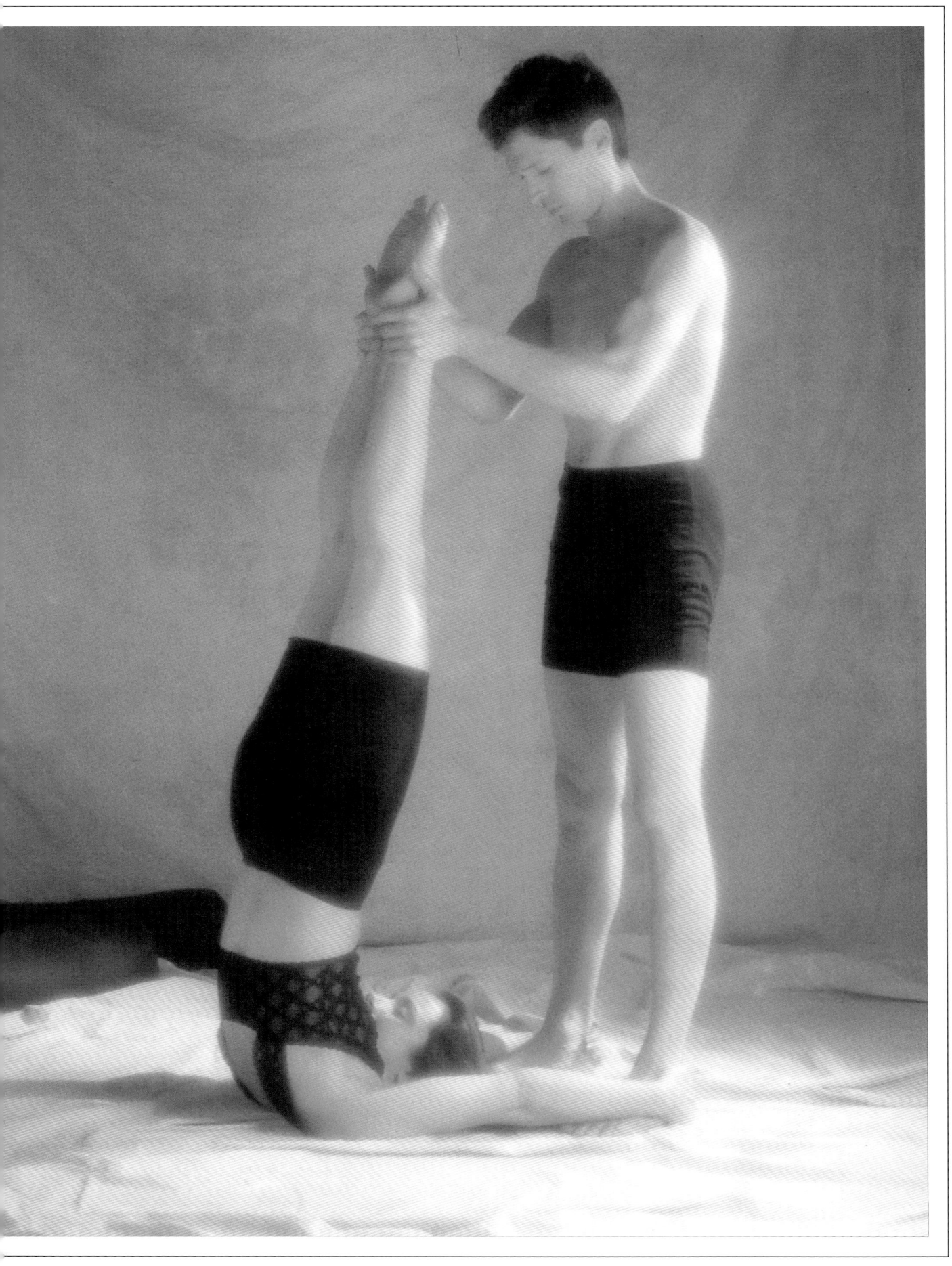

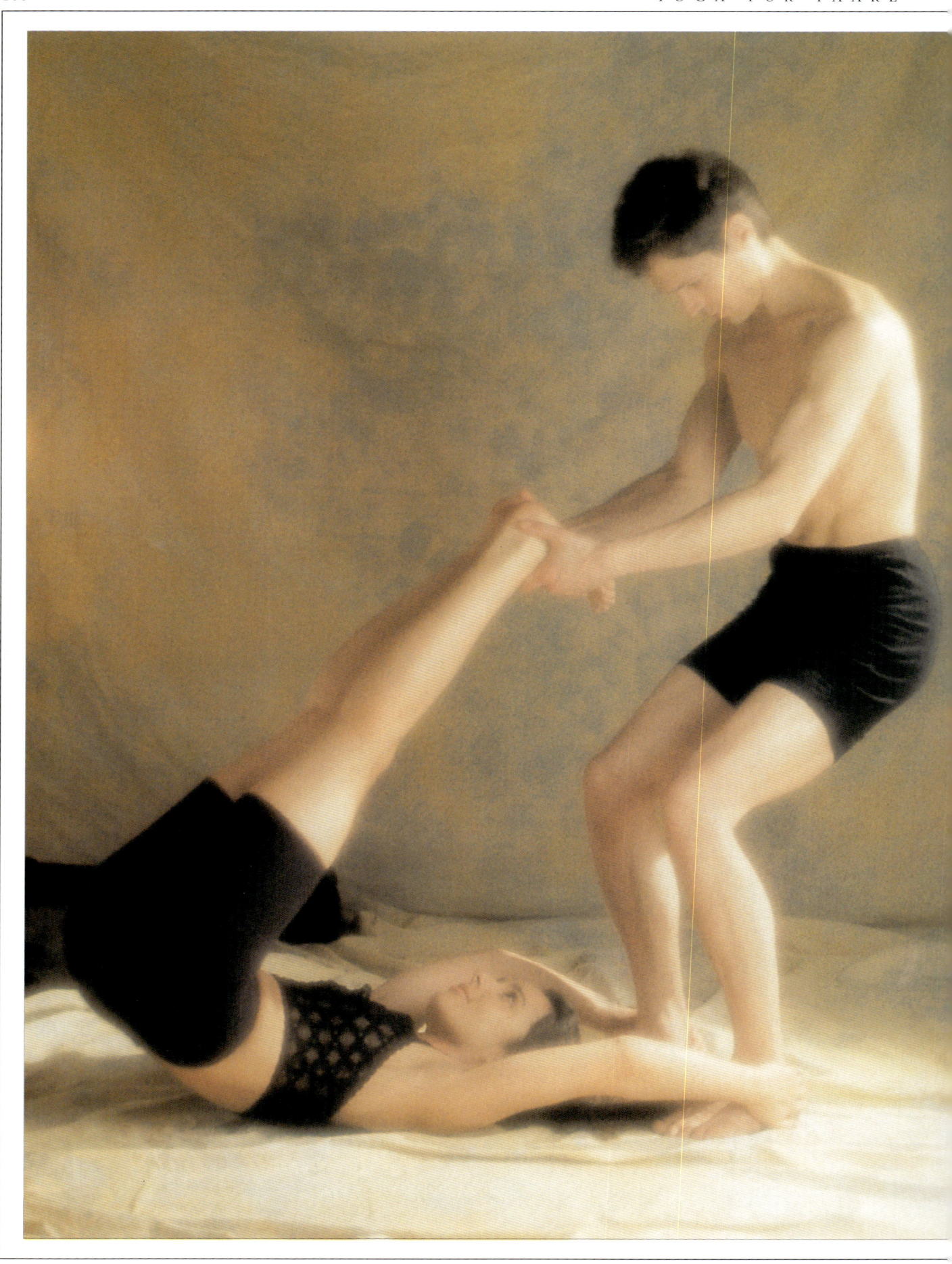

5. Der stehende Partner hilft nun dem anderen, die Wirbelsäule – Wirbel für Wirbel – zurück auf den Boden abzurollen.

NÜTZLICHE HINWEISE

• Sie sollten den Schulterstand nicht praktizieren, wenn Sie Ihre Periode haben.

• Wenn Sie in dieser Stellung eine Verspannung im Nacken oder einen Druck im Bereich von Augen, Ohren oder Hals spüren, sollte Ihr Partner die Stellung etwas lockern. Strecken Sie den Nacken und versuchen Sie, ob Sie nun ohne Beschwerden die maximale Stellung einnehmen können. Sollten Sie sich nun wieder verspannt fühlen, dann beenden Sie die Übung.

• Versuchen Sie, Ihren ganzen Körper in diese Übung einzubeziehen. Heben, strecken und entspannen Sie sich so weit wie möglich. Achten Sie darauf, daß Hals-, Augen- und Kieferpartie sich nicht verspannen.

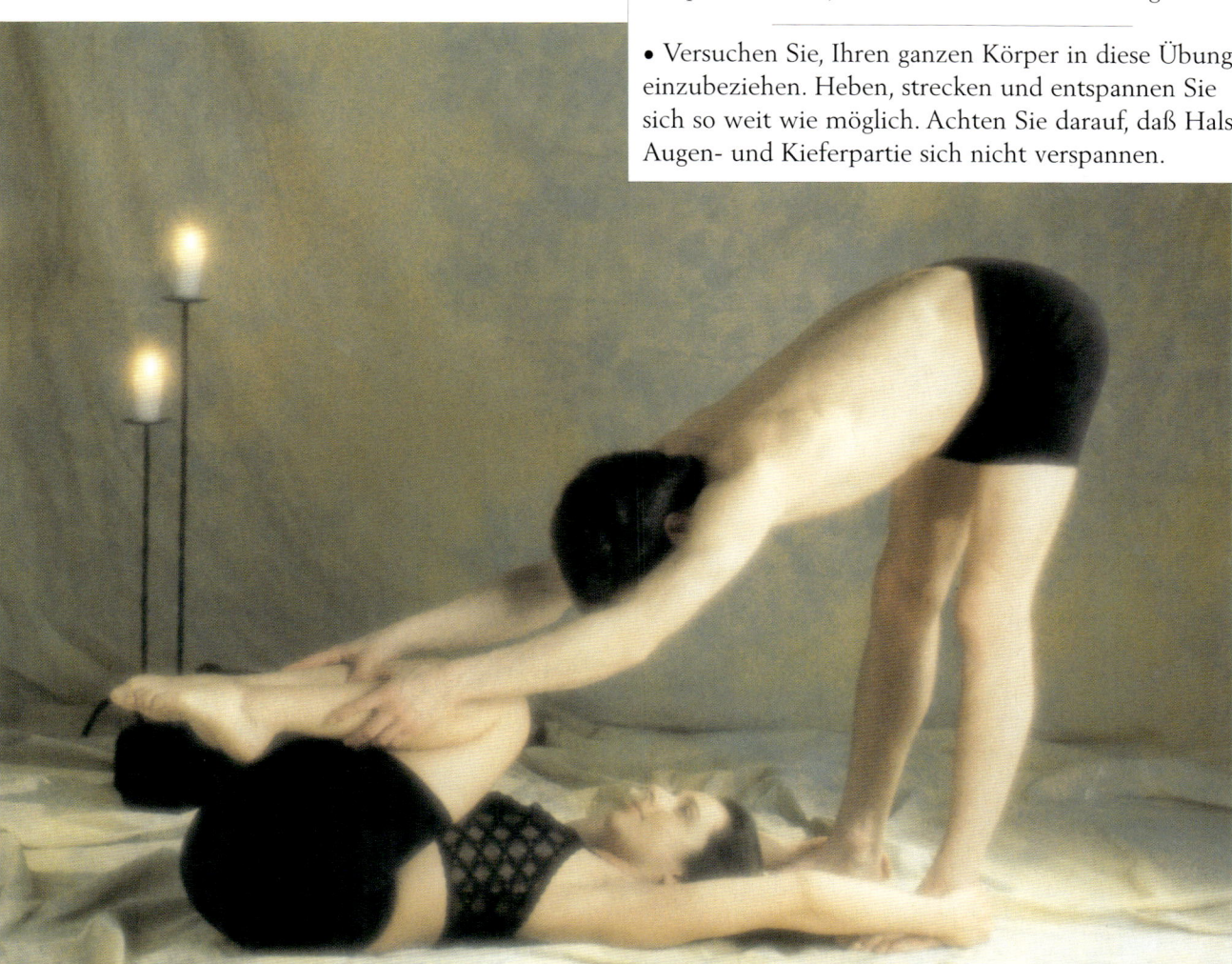

6. Der liegende Partner zieht seine Knie zur Brust, um die Wirbelsäule durch die Gegendehnung zu entspannen, während der stehende Partner die Schienbeine des liegenden Partners auf seine Oberschenkel drückt.

7. Tauschen Sie die Rollen.

4. UMARMEN

KÖRPERLICHE WIRKUNGEN

Wenn Sie in dieser sanften Version der Schuster-stellung sitzen oder liegen, werden Prostata-, Blasen- und Menstruationsprobleme gelindert.

Diese Übungseinheit lockert und entspannt vor allem Hüften, Oberschenkel und Bauch, also all diejenigen Körperteile, die besonders stark am Liebesakt beteiligt sind.

Diese sanfte und sehr sinnliche Stellung stimuliert Ihren Körper und macht Sie bereit für die Liebe.

EMOTIONALE WIRKUNGEN

Indem Sie sich dem Partner in dieser Übungs-einheit hingeben, öffnen Sie sich gleichzeitig der Macht der Liebe.

MEDITATION
Wir sind eins zusammen.

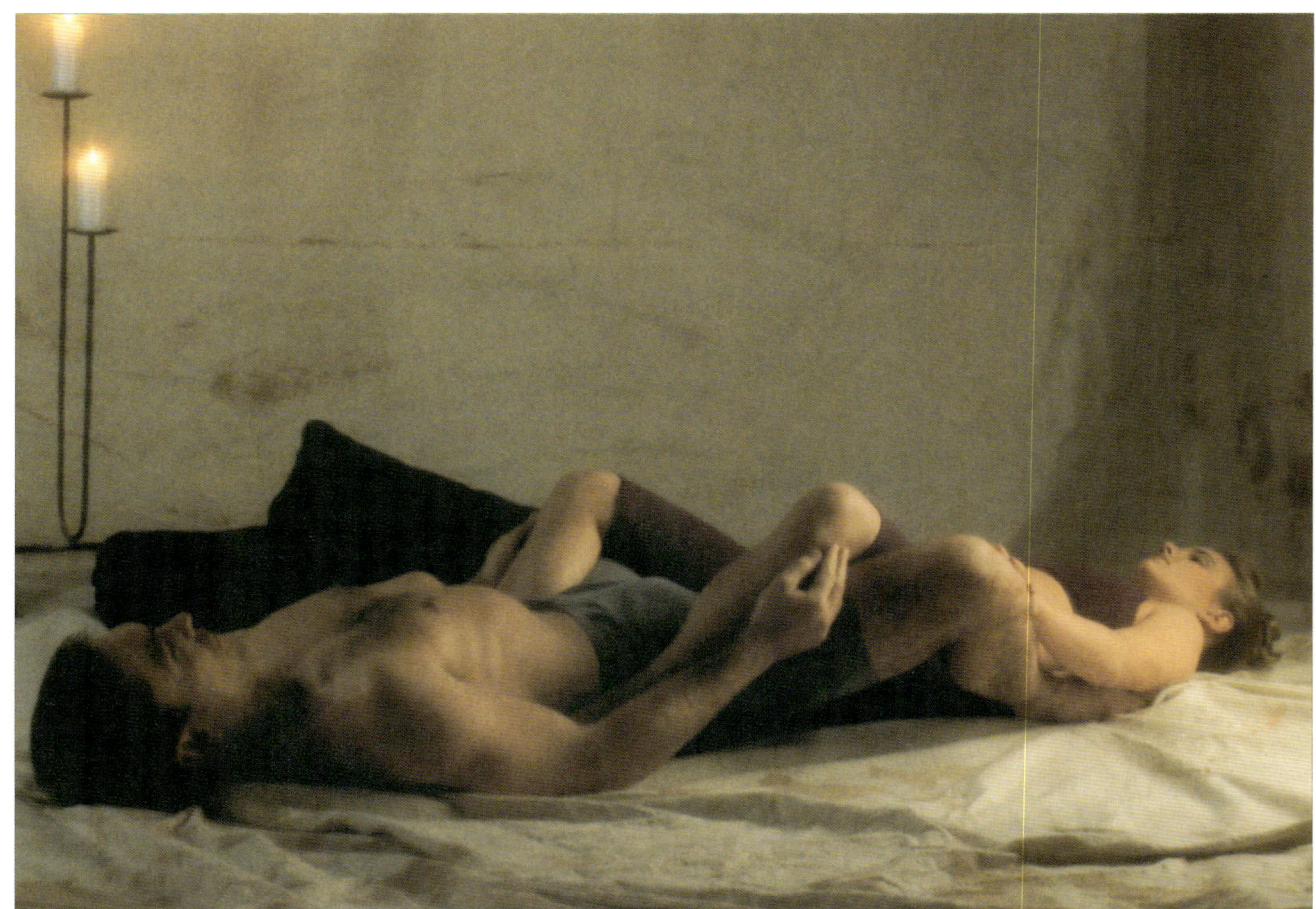

1. Beide Partner liegen sich flach auf dem Rücken gegenüber, die Beine sind verschlungen. Der unterstützende Partner drückt mit seinen Beinen auf die inneren Oberschenkel des anderen. Das Gewicht der Beine auf den Oberschenkeln löst alle Versteifungen.

2. (gegenüber) Ein Partner nimmt die Arme zur Seite, setzt sich auf und umfaßt dann die Taille des anderen.

3. Der liegende Partner nimmt die Arme zur Seite und setzt sich auf.

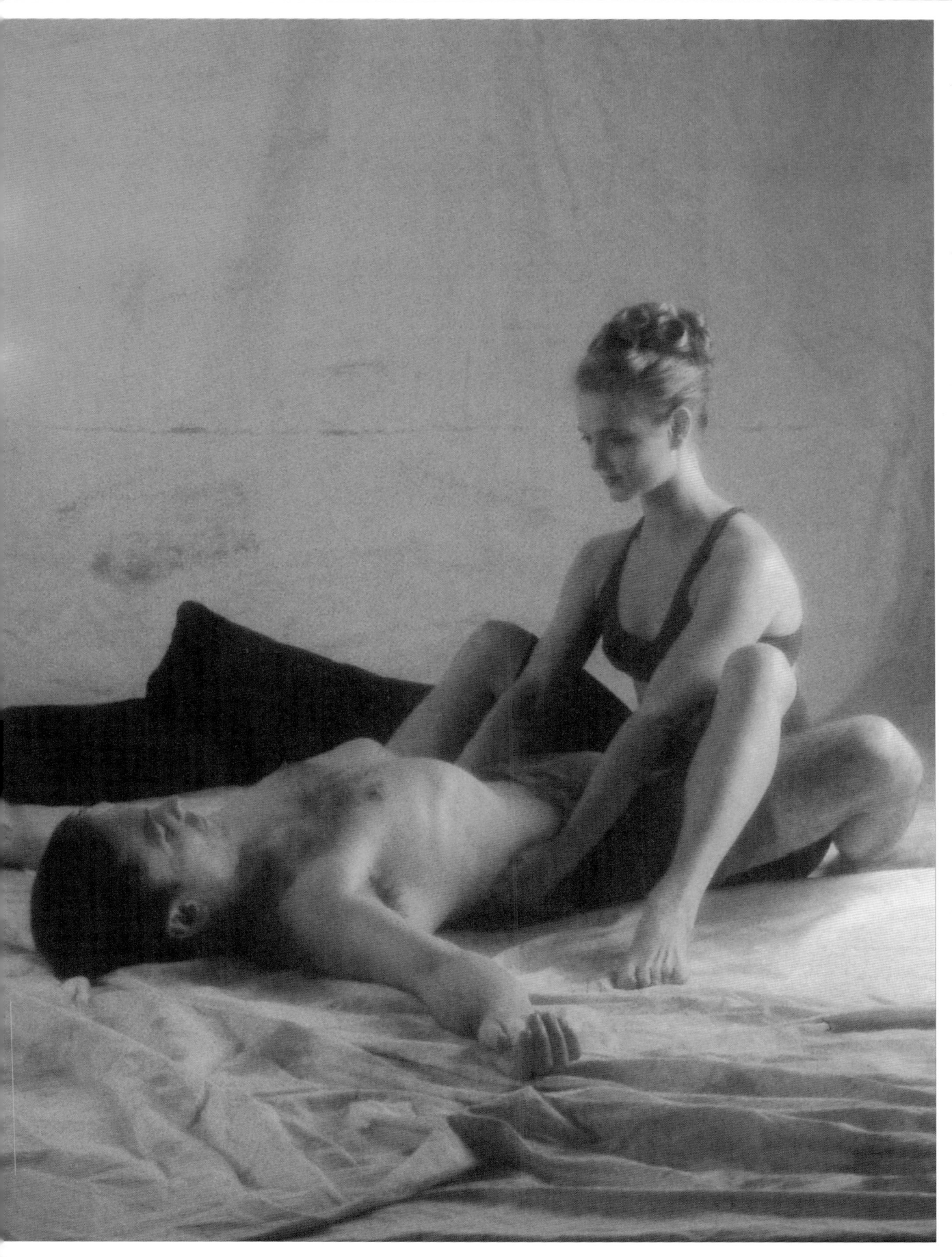

4. Beide Partner um-
fassen sich, heben die
untere Rückenpartie
und legen gegenseitig
den Kopf an die rechte
und dann an die linke
Schulter des anderen.

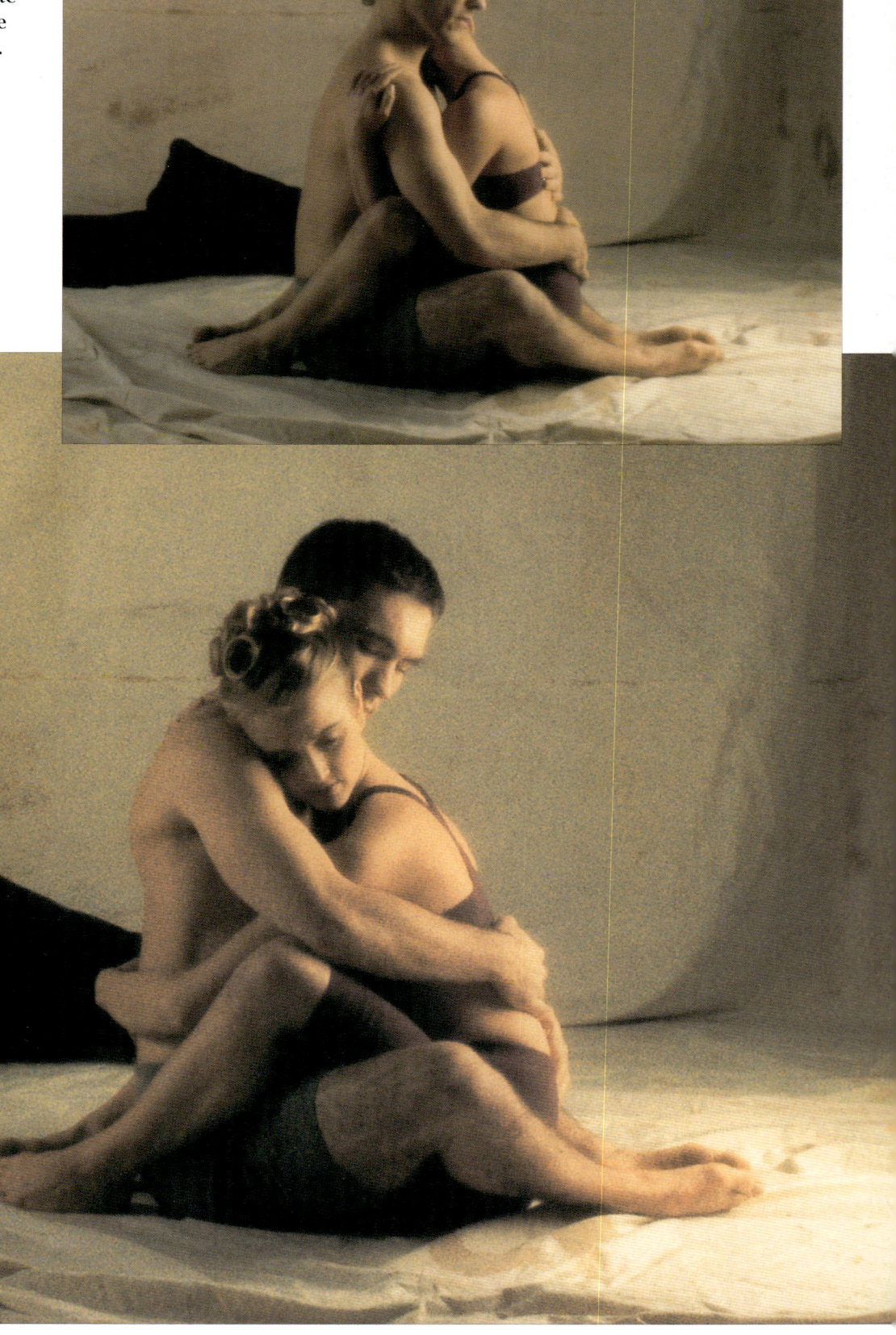

NÜTZLICHE HINWEISE

• Nehmen Sie sich viel Zeit für diese Übungseinheit. Atmen Sie tief und synchron mit dem Partner; spüren Sie seinen regelmäßigen Atemfluß; fühlen Sie, wie Sie durch diesen weichen, gemeinsamen Atemrhythmus miteinander verbunden sind.

• Lassen Sie los, entspannen Sie sich, und genießen Sie diese magische Zeit mit Ihrem Partner, ohne Erwartungen oder Druck. Geben Sie sich ganz dem Zauber dieser gemeinsam empfundenen Stimmung hin.

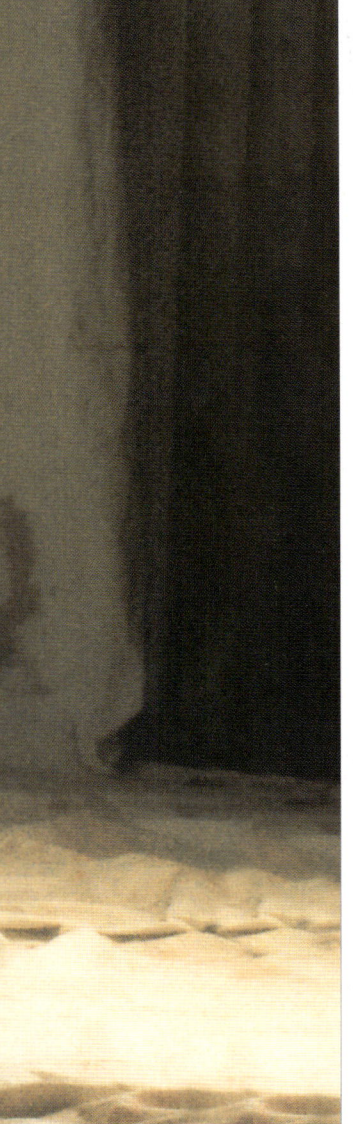

5. Beide Partner lösen sich aus der Stellung und legen sich flach auf den Boden.
6. Tauschen Sie die Rollen, so daß jetzt der andere die Beine oben hat und auf die Oberschenkel drückt. Wiederholen Sie die Übungseinheit.

WEITERE ERFAHRUNGEN
Befreiung

Als Celene vorschlug, einen Tantra-Yoga-Kurs zu besuchen, war Toby dagegen. Celene war sich jedoch sicher, daß es genau das war, was sie brauchten. Ihr gemeinsames Leben bewegte sich auf einem recht oberflächlichen Niveau. Die Kinder waren aus dem Haus, und Toby stand vor seiner Pensionierung. Toby hatte sich zwar fit gehalten, aber vor kurzem hatte er eine Knieverletzung gehabt, durch die er sich seiner körperlichen Leistungsfähigkeit nicht mehr sicher war. Darunter begann schließlich auch ihr Sexualleben zu leiden. Celene versicherte ihm, daß Yoga-Übungen zumindest sein Knie kräftigen würden. Toby war schließlich bereit, den Kurs mitzumachen.

Der Kurs fand in einem reizvollen alten Herrensitz bei wunderbarem Wetter war statt. Die Yoga-Übungen wurden die meiste Zeit im Freien durchgeführt, wobei jeweils Paare zusammenarbeiteten. Um die sexuelle Energie zu kultivieren und zu transformieren, wurden die Übungen aus dem Kapitel „Vorstufe zum Akt der Liebe" trainiert. Ziel war es, die Kunst des Liebens zu einer heilenden, therapeutischen Erfahrung zu machen und mit ihrer Hilfe spirituelle Befreiung zu erreichen.

Toby gewann an Selbstvertrauen, und es machte ihm Freude, mit Celene zusammenzuarbeiten, sich mit ihrer Hilfe zu dehnen und zu entspannen und umgekehrt. Sie fanden das Wochenende wunderschön, und völlig unerwartet genossen sie es, am Ende des Tages einander in die Arme zu fallen.

Sexuelle Liebe hatte in den letzten Jahren keine große Rolle in ihrem Leben gespielt. Aber nun spürten Sie, wie Sie von neuem Liebe füreinander empfanden. Celene hatte instinktiv gefühlt, daß dieses Wochenende ihre Libido wieder entfachen könnte, aber keiner war erstaunter als sie über die neue Leidenschaft.

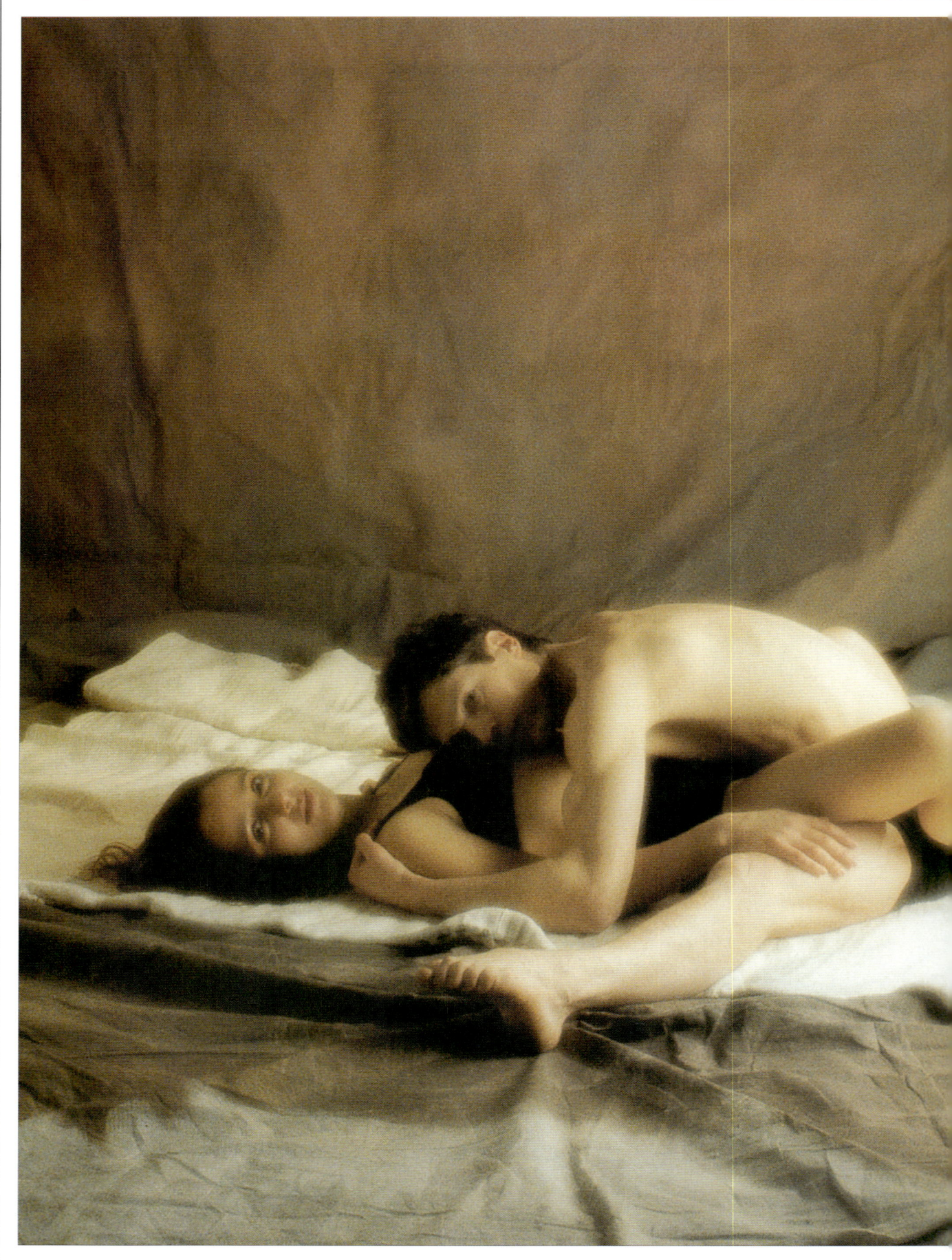

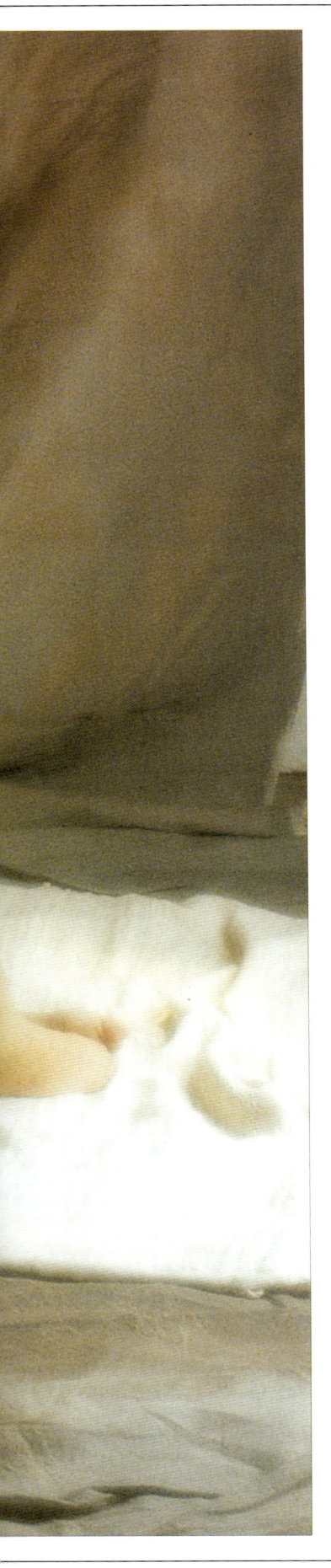

BEREIT ZUR LIEBE

DAS VERLANGEN, uns selbst und unsere Mitmenschen zu erkennen, drückt sich in der Inschrift des Apollotempels in Delphi aus: „Erkenne Dich selbst". Dieses Motto ist die treibende Kraft der gesamten Psychologie. Aber da wir das Verlangen verspüren, alles über den Menschen zu wissen, sein innerstes Geheimnis zu kennen, kann dieses durch die gewöhnliche Verstandeserkenntnis allein niemals gestillt werden. Selbst wenn wir tausendmal mehr über uns wüßten, würden wir uns doch selbst nie ganz verstehen. Wir blieben uns immer ein Rätsel. Der einzige Weg zu ganzer Erkenntnis ist der Akt der Liebe: Dieser Akt transzendiert alles Denken und alle Worte. Es ist der kühne Sprung in das Erleben von Einheit.

Seid zusammen, ohne einander zu besitzen.
Besitzen ist wie nach dem Wind greifen.
Zusammensein ergibt sich von selbst.

Über das universale existentielle Bedürfnis nach Einheit hinaus gibt es noch ein spezifisch biologisches Bedürfnis: das Verlangen nach einer Vereinigung des männlichen und weiblichen Pols. Dieser Gedanke der Vereinigung der beiden Pole kommt am eindruckvollsten in dem Mythos zum Ausdruck, daß Mann und Frau ursprünglich eins waren, daß sie dann in zwei Hälften geteilt wurden und daß seitdem jeder Mann seine verlorene weibliche Hälfte sucht, um sich aufs neue mit ihr zu vereinigen – und vice versa.

Die sexuelle Polarisierung veranlaßt uns, eine Einheit spezieller Art zu suchen, nämlich die mit dem anderen Geschlecht. Die Polarität zwischen dem männlichen und dem weiblichen Prinzip besteht auch im Inneren eines jeden Mannes und im Inneren einer jeden Frau. So wie Mann und Frau im physiologischen Bereich jeweils auch Hormone des anderen Geschlechts haben, sind sie auch im psychologischen Sinn bisexuell. Sie tragen beide das Prinzip des Empfangens und des Eindringens, der Materie und des Geistes in sich.

„Yoga für Paare" beeinflußt die körperliche, die emotionale und die spirituelle Ebene. Es lehrt uns, daß Liebe bedeutet, für das körperliche Wohlergehen des anderen Sorge zu tragen, einander als Sexualpartner kennenzulernen und durch phantasievolles Experimentieren zu entdecken, was dem anderen gefällt. Auf emotionaler Ebene zeigt uns das Buch, daß unser Lebensglück, unser persönliches Wachstum und unsere Freiheit verwurzelt sind in unserer Fähigkeit zu lieben, durch die wir Fürsorge, Achtung und Verantwortungsgefühl lernen. Auf spiritueller Ebene ist „Yoga für Paare" der Weg zur Selbsterkenntnis durch den Akt der Liebe: im universellen Verlangen nach Vereinigung mit dem anderen.

Diese letzte Übungseinheit wurde entwickelt, um kreativ und spielerisch mit der Liebe umzugehen. In vielerlei Hinsicht bildet sie den Höhepunkt der vorangehenden Übungen, und doch ist sie mehr als nur die Summe ihrer Teile.

1. VER-EINIGUNG

KÖRPERLICHE WIRKUNGEN

Durch diese Übungseinheit werden Sie sich frei, entspannt und bereit zur Liebe fühlen. Die Stellungen im Stehen zu Beginn der Übung helfen Ihnen, Ihren Energien eine feste Basis zu geben. Die Sequenz, in der Sie sich rückwärts dehnen, öffnet die Lungen, weitet den Brustkorb und erlaubt es beiden Partnern, freier zu atmen.

Bei den Übungen im Liegen können Sie mit Hilfe Ihres Partners Wirbelsäule, Schultern und Nacken strecken. Der hintere Nackenbereich ist besonders häufig verspannt, weil sich hier oft Giftstoffe ansammeln. Intensives Dehnen kann die Blockaden lösen.

Der Körper ist nun auf ein noch intensiveres allumfassendes Stretching vorbereitet. Alle Gelenke und Muskeln werden gestreckt. Dazu gehört das Spreizen der Beine, das Verspannungen in der Leistengegend lockert, und das Vorbeugen, das Versteifungen und Beschwerden im unteren Rücken und im Nierenbereich beseitigt.

EMOTIONALE WIRKUNGEN

Man unterscheidet acht Hauptemotionen: Liebe und Haß; Friedfertigkeit und Wut; Freude und Trauer; Gemütsruhe und Furcht. Bei dieser Übungseinheit werden all die Körperpartien trainiert, die in Verbindung zu diesen Emotionen stehen.

Den Organen in unserem Körper werden auch emotionale Komponenten zugeschrieben. Wenn wir z.B. die Leber, den Sitz der Wut, beeinflussen, können wir unsere Wut kontrollieren und ruhig werden. Das Herz wird als der Sitz der Liebe angesehen, die Nieren sollen mit Furcht in Verbindung stehen und die Lungen mit Traurigkeit. Wenn wir diese Organe beim Dehnen stimulieren, können wir ihre negativen Aspekte kontrollieren und die positiven fördern.

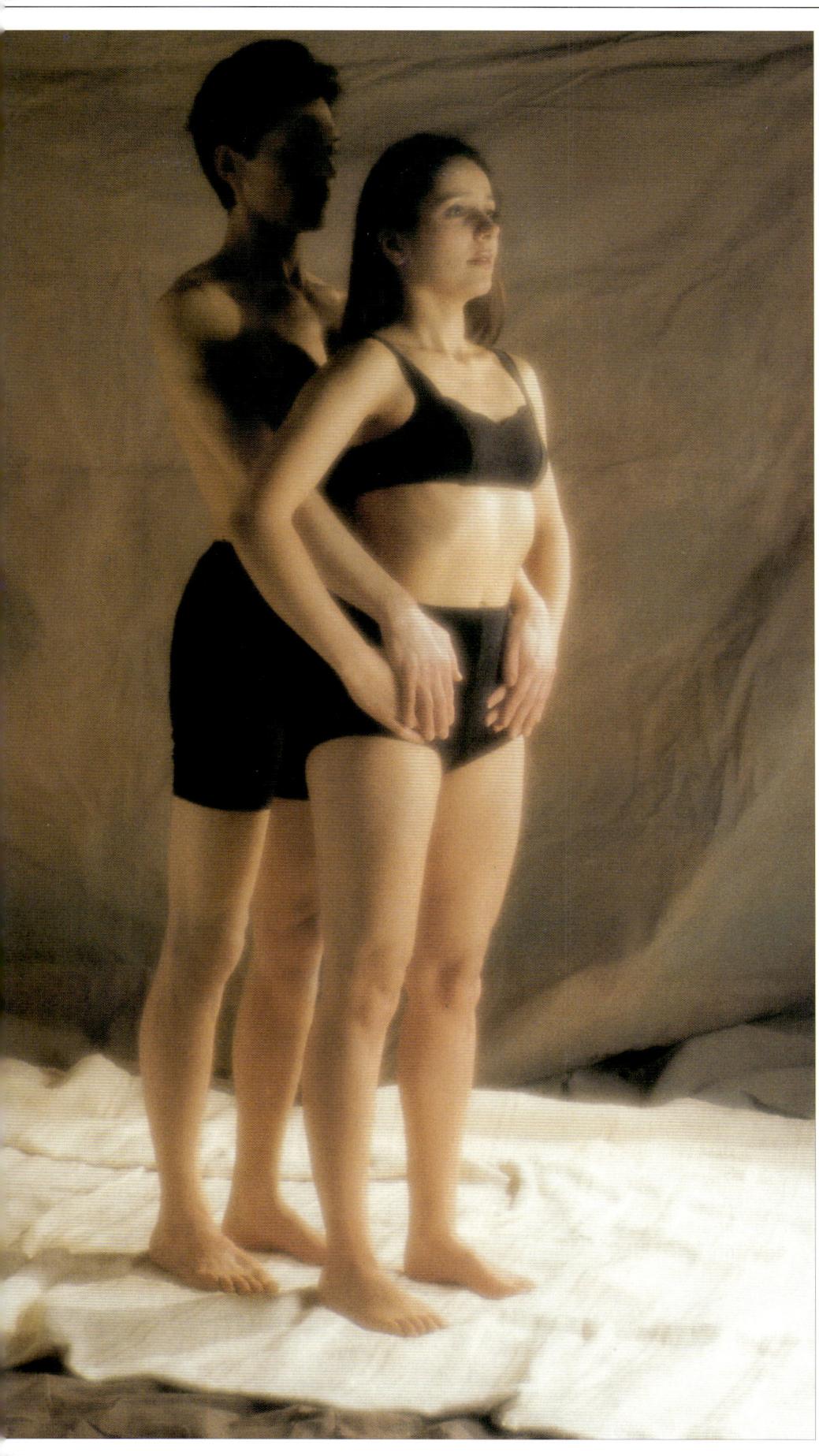

1. Sie stehen im Abstand von 30 Zentimetern hintereinander. Die Füße werden fest auf den Boden gepreßt. Der hinten stehende Partner legt seine Hände auf das Becken des vorderen Partners und hebt es sacht an. Strecken Sie sich durch die Beine, ziehen Sie die Kniescheiben hoch, und spannen Sie die Gesäßmuskeln an.

MEDITATION
Wir sind erfüllt von der Macht der Schöpfung.

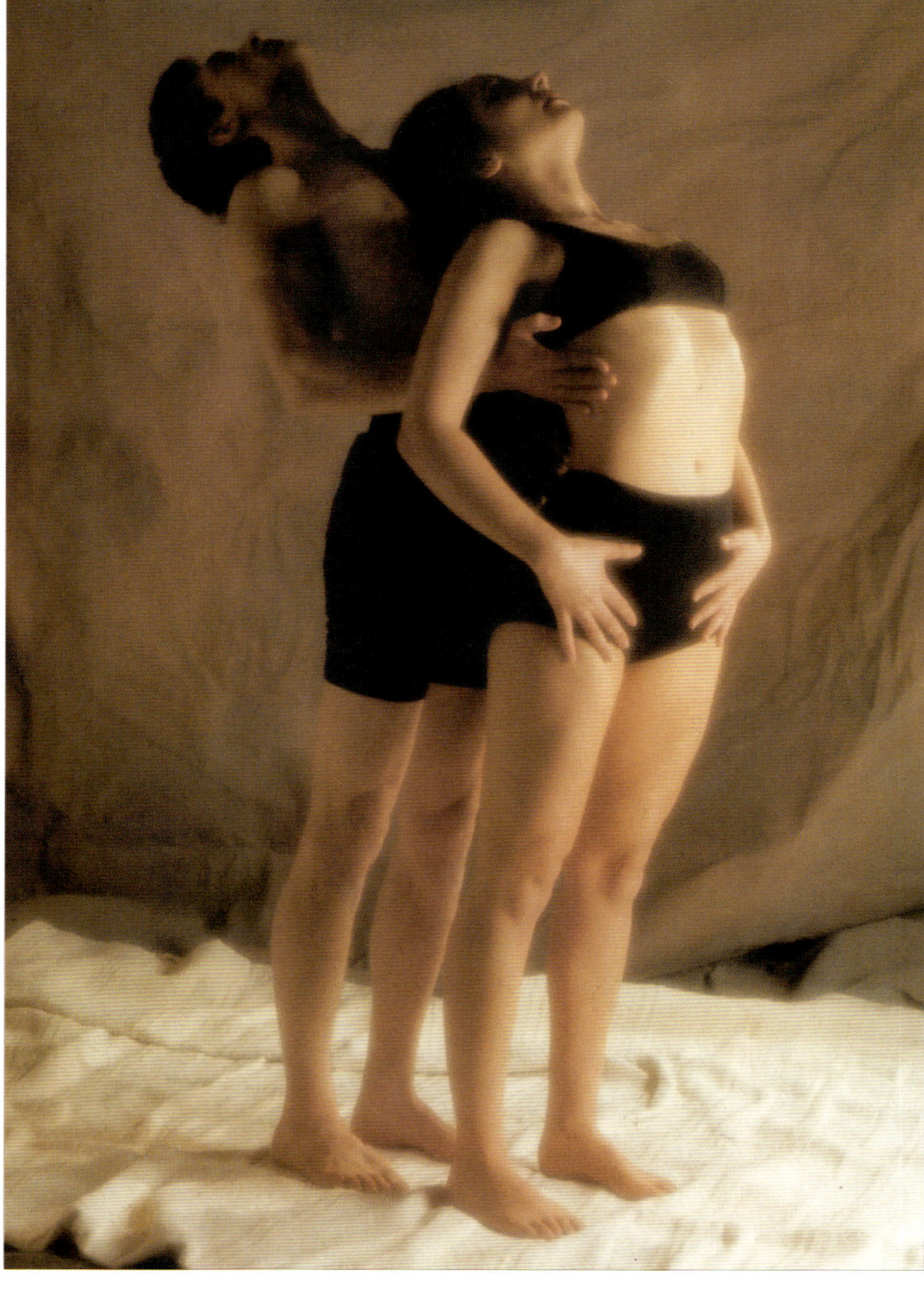

3. Nun beugen Sie sich vor, die Hüften bleiben in einer Linie mit den Fersen. Der vorn stehende Partner senkt die Arme und beugt den Oberkörper vollständig zum Boden. Der hinten stehende Partner beugt sich ebenfalls vor und unterstützt den vorderen Partner bei der Dehnung nach unten, indem er seine Hand auf dessen obere Wirbelsäule legt. Halten Sie die Stellung vier bis fünf Atemzüge lang.

4. Tauschen Sie die Rollen, und wiederholen Sie Schritt 1 bis 3.

2. Strecken Sie sich nach oben und hinten, weiten Sie den Brustkorb, ziehen Sie die Schulterblätter ein, dehnen Sie die Nackenpartie. Der hintere Partner unterstützt mit seinen Händen den oberen Brustkorb des vorn stehenden Partners. Halten Sie die Stellung vier bis fünf Atemzüge lang.

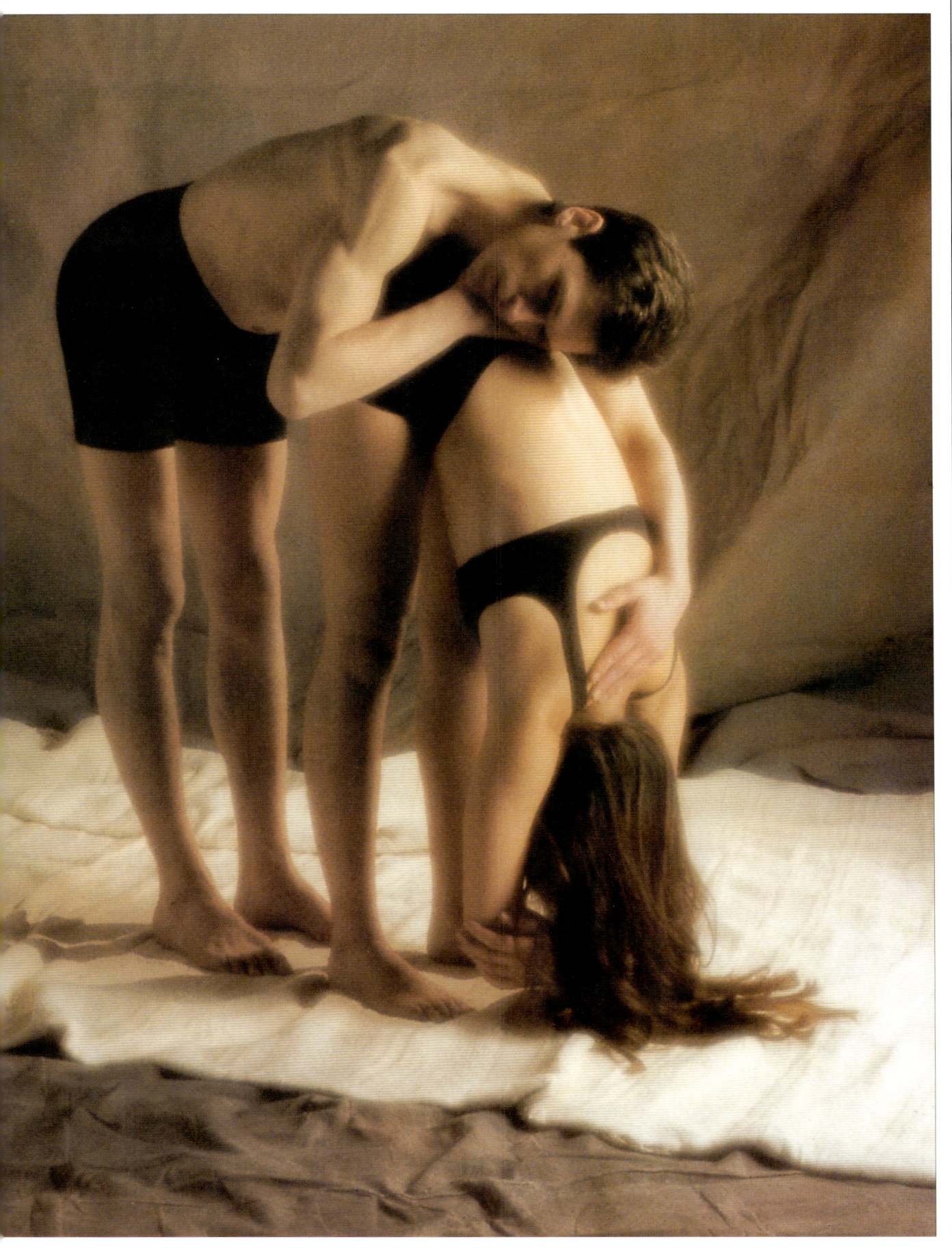

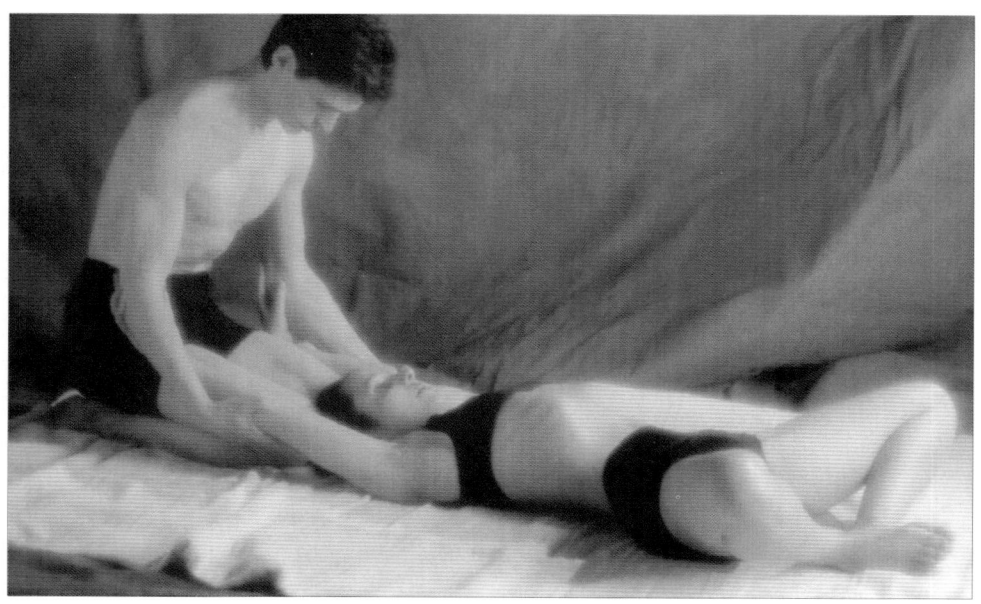

5. Legen Sie sich auf den Rücken, führen Sie die Fußsohlen zusammen, und ziehen Sie die Fersen zur Leistengegend. Der andere Partner geht hinter Ihrem Kopf in den Fersensitz, hält Ihre Arme und streckt sie nach hinten.

6. Heben Sie den Brustkorb, und drücken Sie den Rücken durch. Ihr Partner legt seine Hände unter Ihre Schultern und drückt Ihre Schulterblätter nach innen.

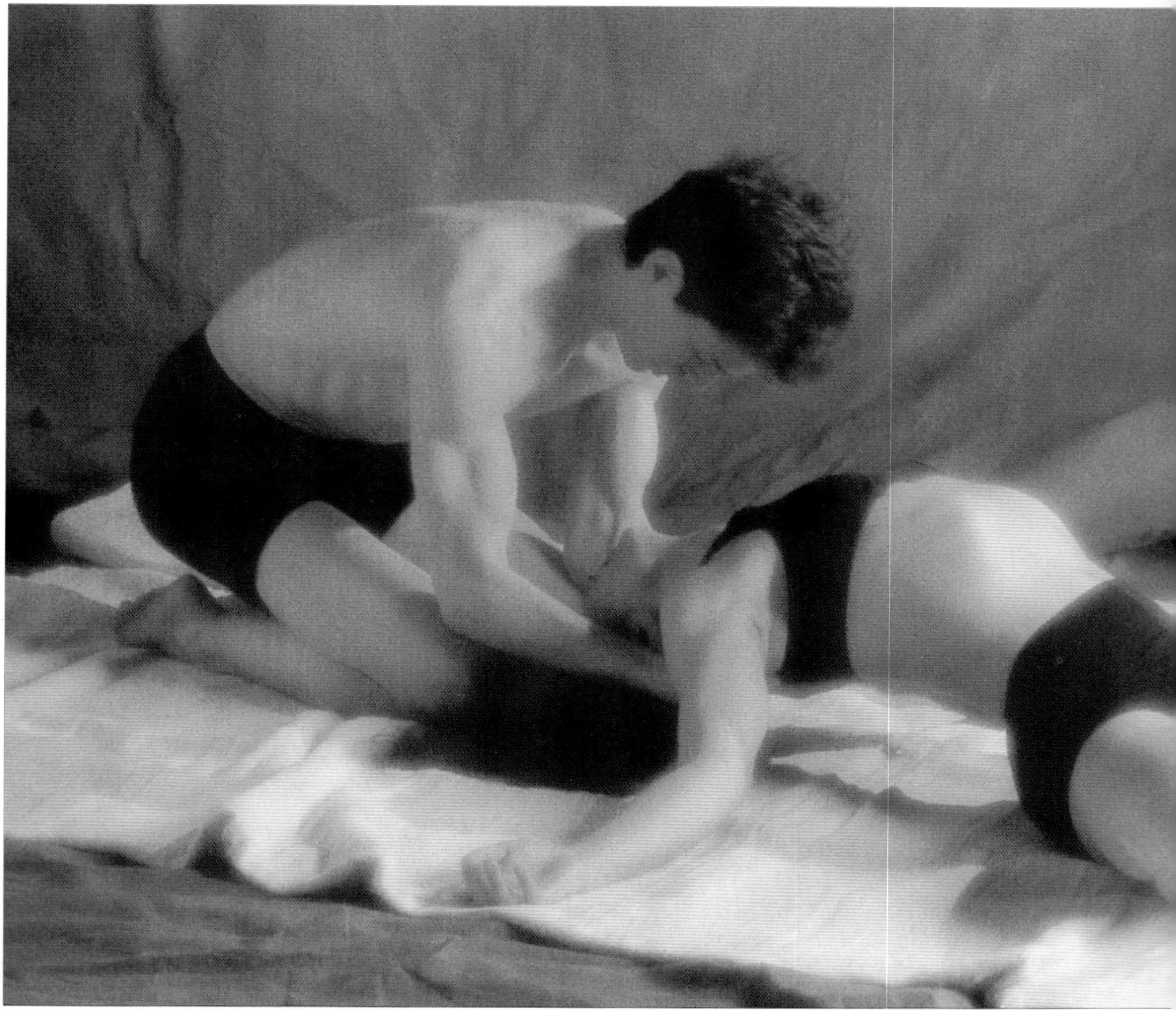

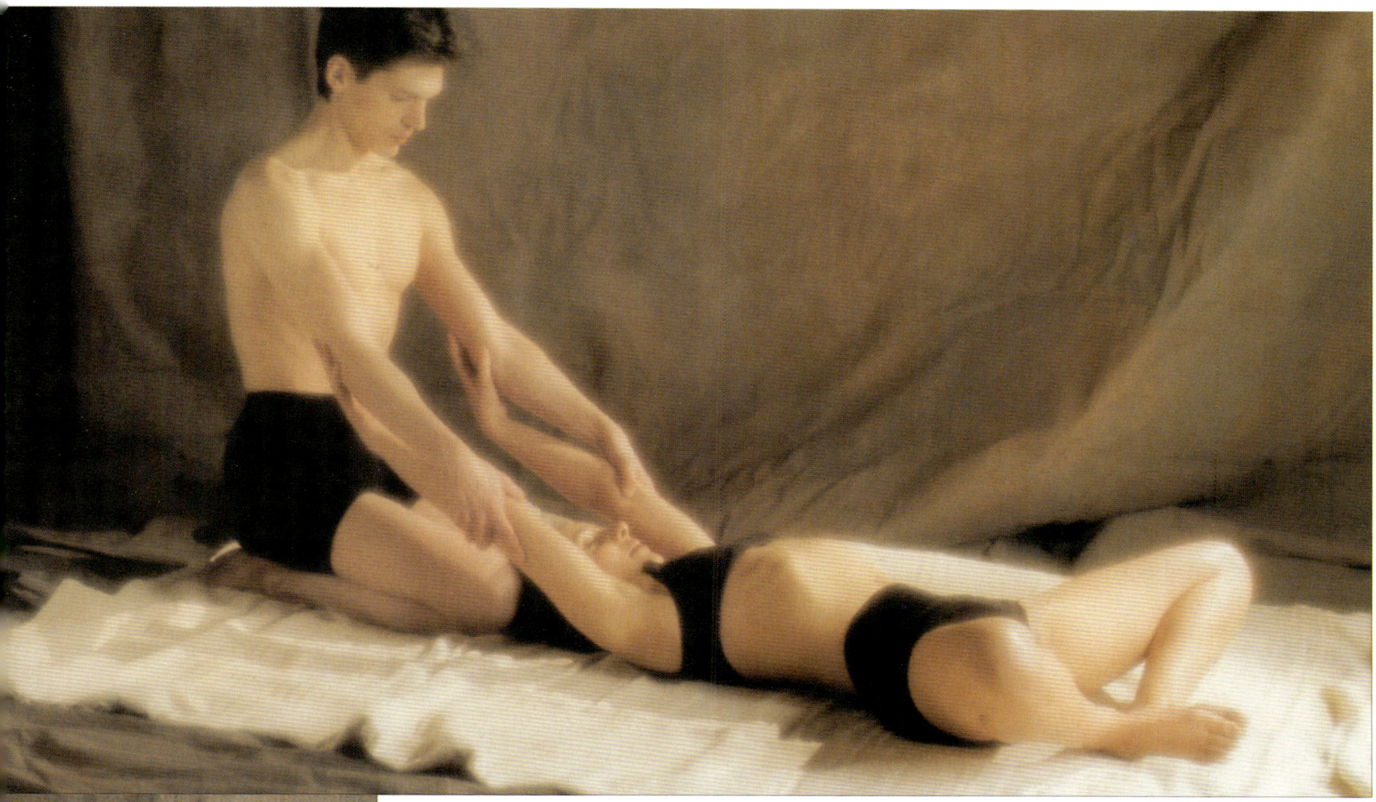

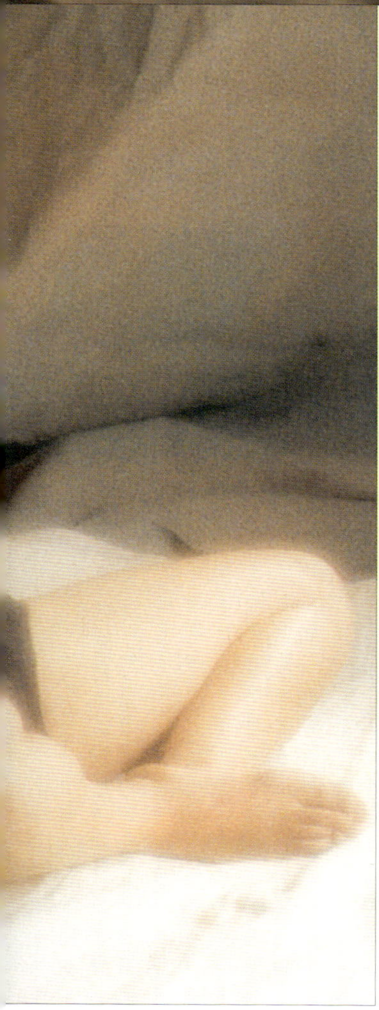

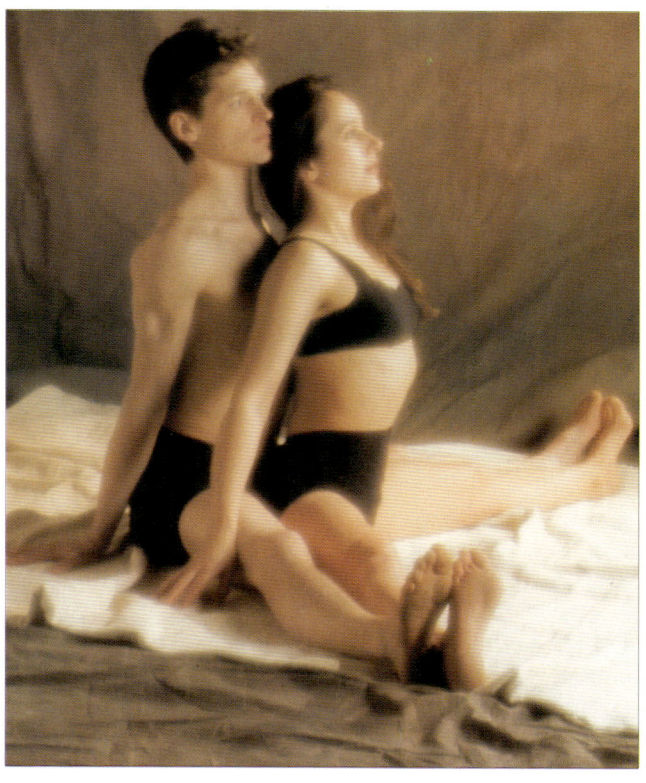

7. Legen Sie sich wieder
auf den Rücken. Ihr
Partner streckt Ihre
Arme nach hinten.

8. Setzen Sie sich auf,
Ihr Rücken berührt die
Brust des hinter Ihnen
sitzenden Partners, Ihre
Beine sind maximal
gespreizt. Knie und
Zehen weisen nach
oben, Ihre Hüftpartie
berührt die Leisten-
region des hinter Ihnen
sitzenden Partners.
Legen Sie Ihre Arme an
die Hüften, und strecken
Sie sich kräftig durch die
Wirbelsäule, heben Sie
den hinteren Brustkorb,
halten Sie die Schulter-
blätter eingezogen,
heben Sie die Schlüssel-
beine; Hals-, Kiefer- und
Augenpartie bleiben
entspannt.

9. Drehen Sie sich zum rechten Bein. Halten Sie das linke Bein gestreckt, während Sie sich stärker zum rechten Bein dehnen. Nehmen Sie die linke Hüfte nach vorn und die rechte nach hinten. Versuchen Sie, das Brustbein in eine Linie mit dem rechten Bein zu bringen, pressen Sie die linke Gesäßhälfte auf den Boden, atmen Sie aus, senken Sie sich so tief wie möglich zum rechten Bein. Halten Sie die Stellung vier bis fünf Atemzüge lang.

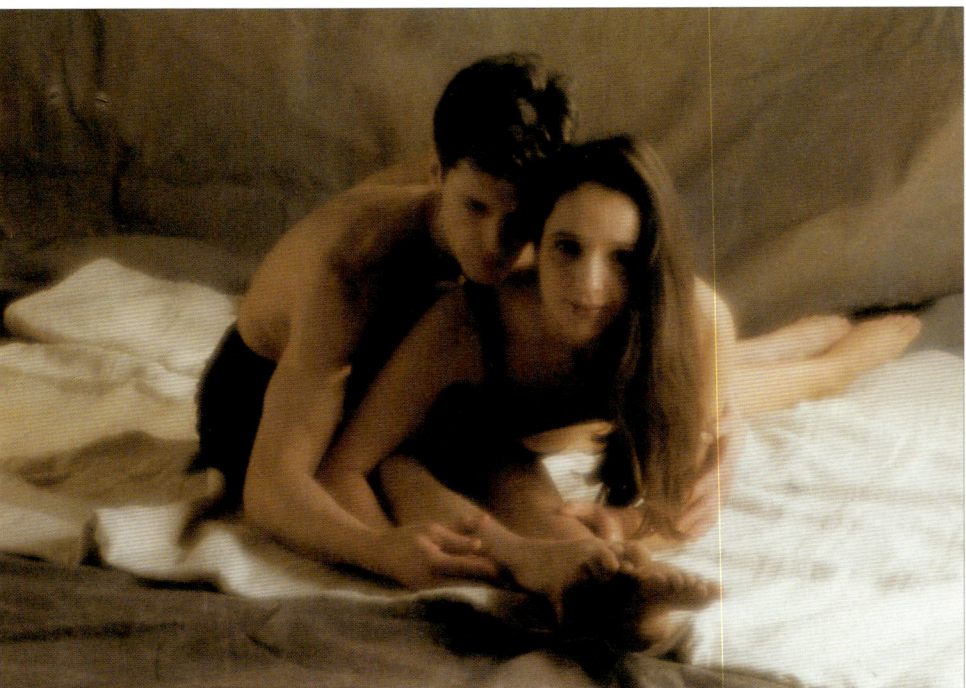

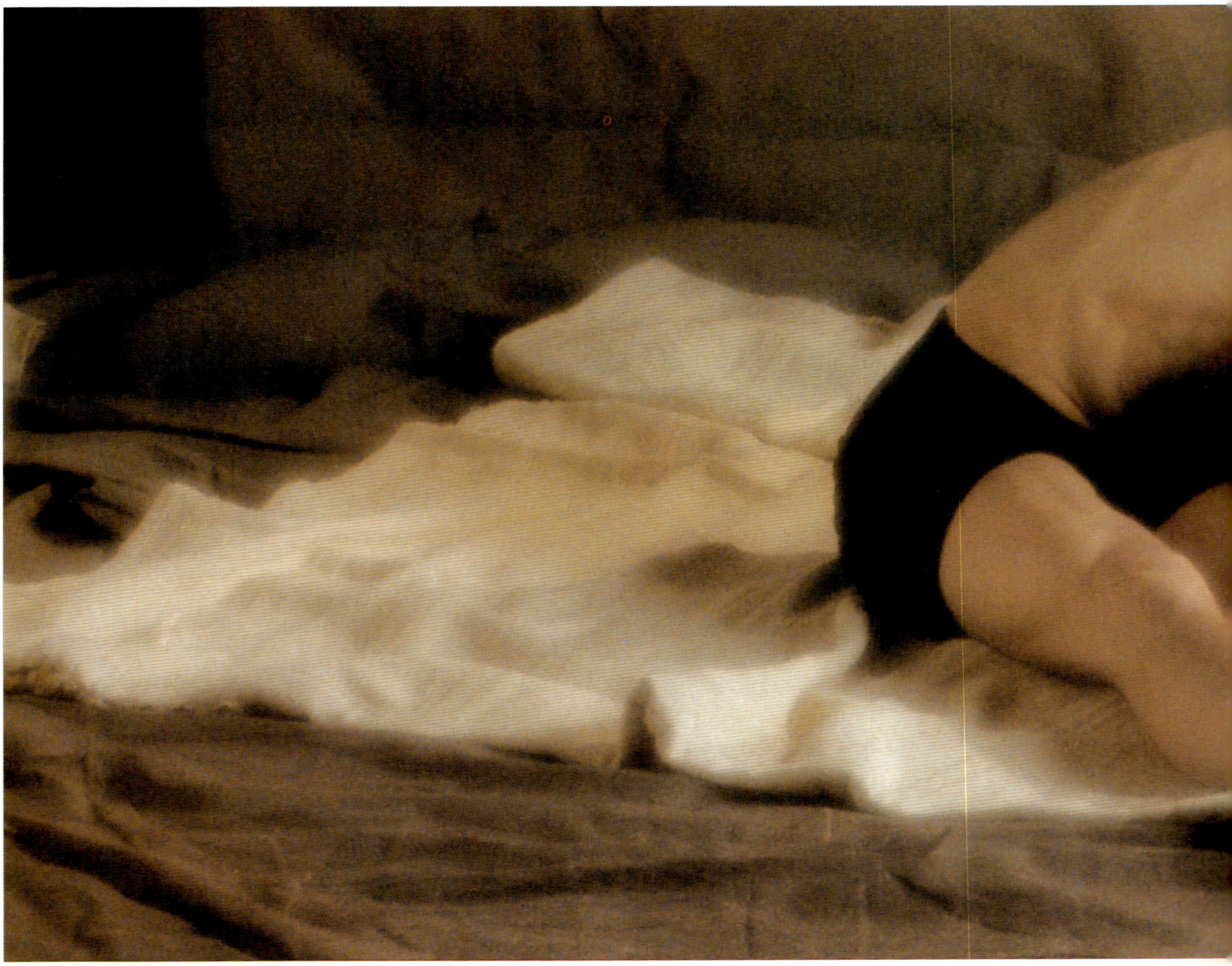

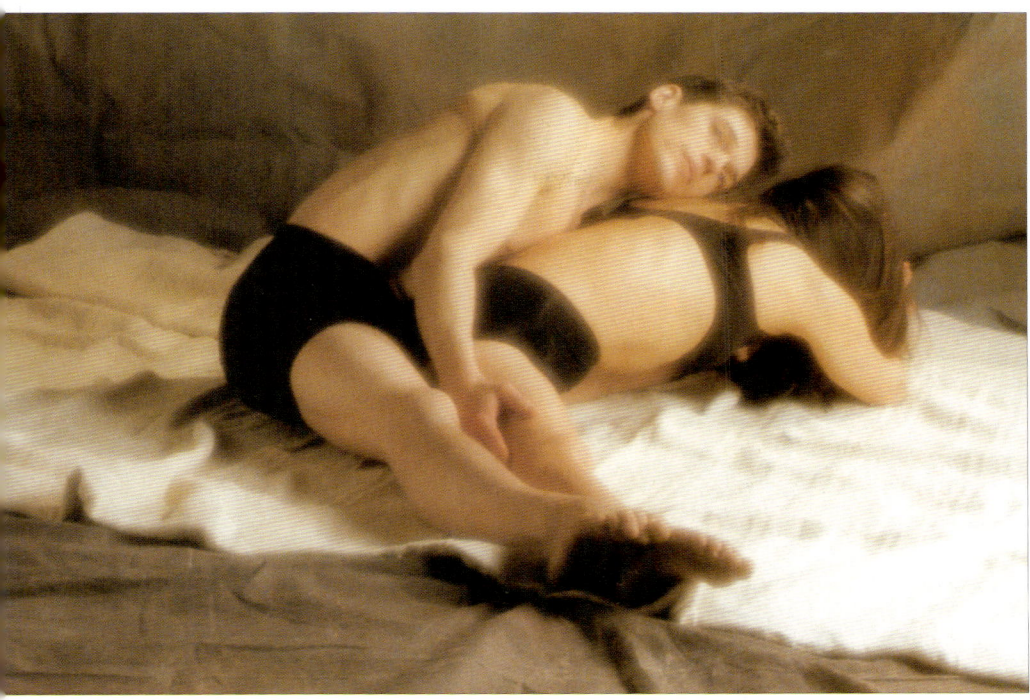

10. Richten Sie sich auf in die Mittelstellung, und strecken Sie sich nach oben. Wiederholen Sie dann die Übung auf der anderen Seite. Halten Sie die Stellung vier bis fünf Atemzüge lang.

11. Nehmen Sie wieder die Mittelstellung ein. Beide Partner atmen aus und dehnen sich dabei nach vorn zwischen die gespreizten Beine. Strecken Sie Taille und Brustkorb nach vorn. Halten Sie die Stellung vier bis fünf Atemzüge lang.

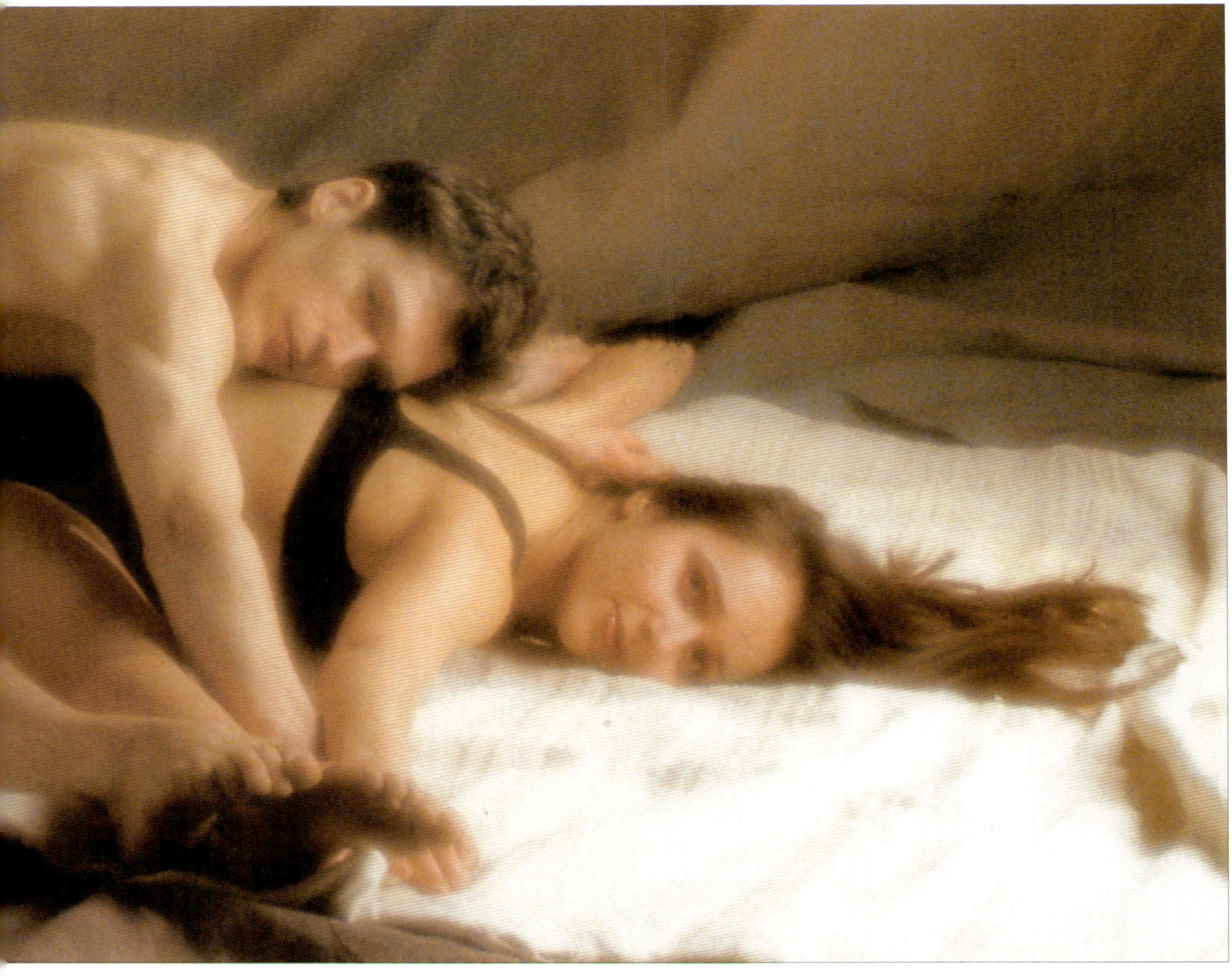

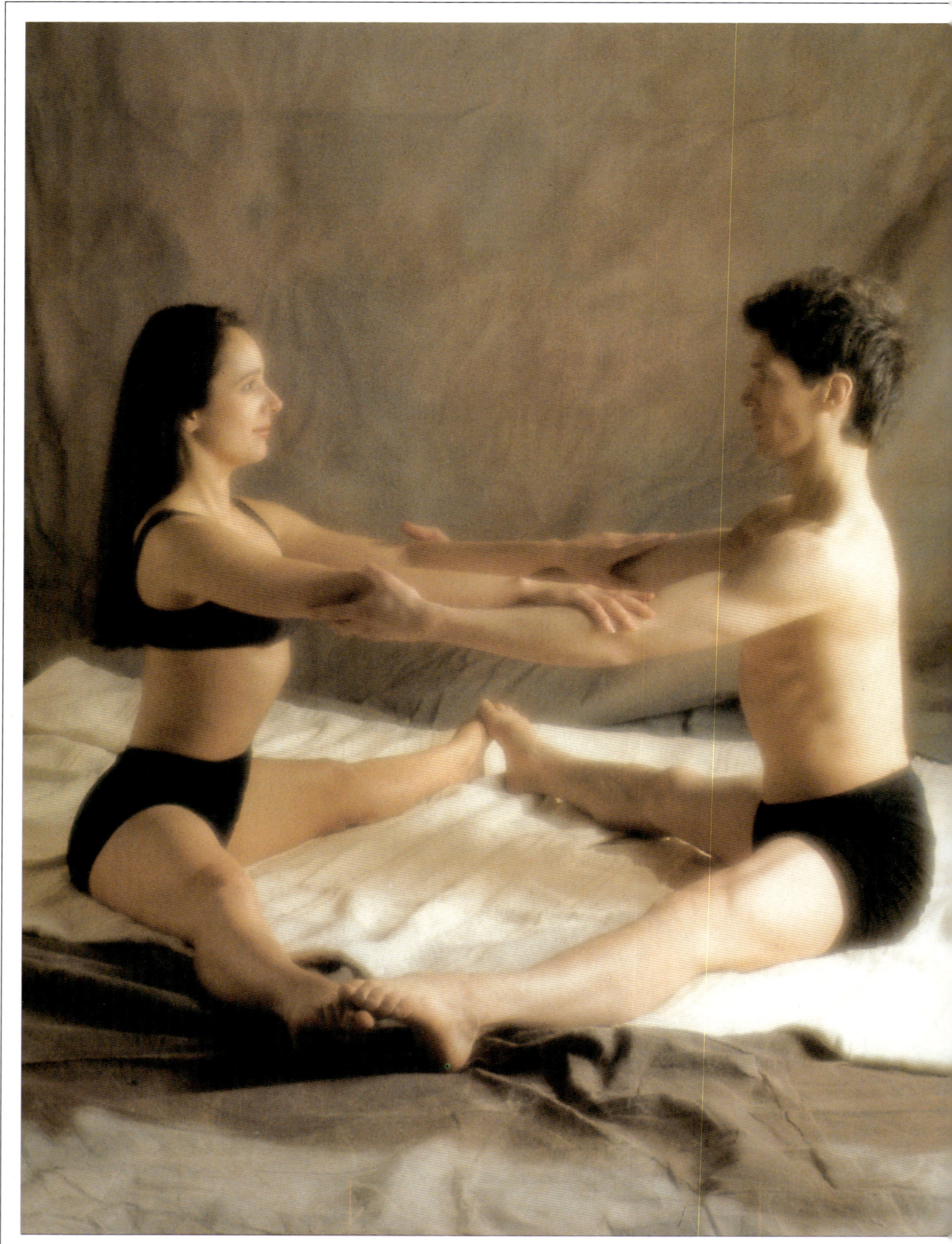

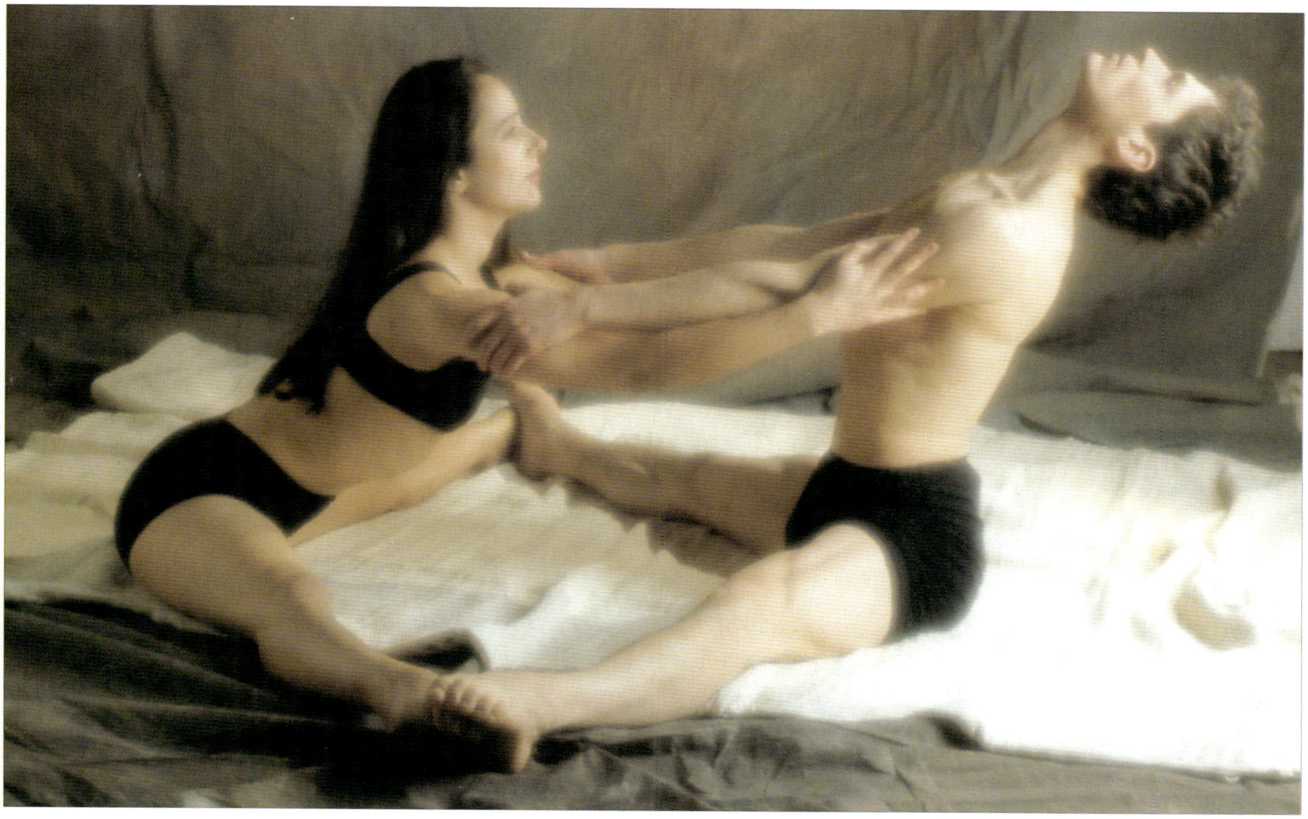

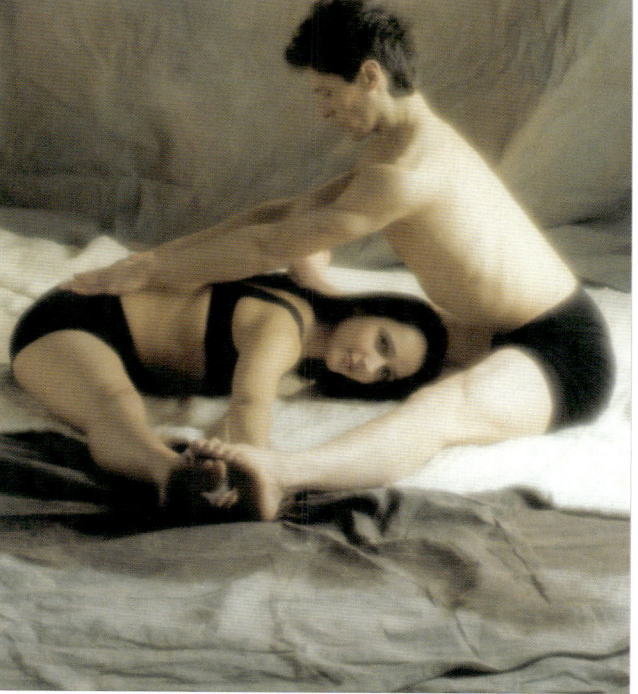

12. (gegenüber) Setzen Sie sich nun aufrecht gegenüber, die Beine sind weit gespreizt. Strecken Sie die Arme vor, und umfassen Sie gegenseitig die Unterarme. Pressen Sie die Rückseite der Beine fest auf den Boden, ziehen Sie die Schulterblätter ein, und heben Sie den Brustkorb.

13. (oben) Ein Partner atmet ein und lehnt sich zurück, um seinen oberen Brustkorb zu weiten, während der andere Partner sich vorbeugt und gegen die Oberarme des zurücklehnenden Partners drückt. Strecken Sie Ihren Kopf zurück, ziehen Sie die Schulterblätter ein, und heben Sie die Schlüsselbeine. Halten Sie die Stellung vier bis fünf Atemzüge lang.

14. Nehmen Sie wieder die Mittelstellung ein, und wiederholen Sie die Übung, wobei sich nun der andere Partner zurücklehnt. Halten Sie die Stellung vier bis fünf Atemzüge lang.

15. Gehen Sie zurück in die Mittelstellung. Ein Partner beugt sich so tief wie möglich vor, unterstützt durch den anderen, der auf die Wirbelsäule drückt. Halten Sie die Beine gestreckt, und bleiben Sie vier bis fünf Atemzüge lang in dieser Stellung. Wiederholen Sie die Übung, wobei sich nun der andere Partner nach vorne beugt.

16. Ein Partner zieht sich jetzt näher an den anderen heran und schlingt seine Beine um ihn. Beide fassen sich um die Taille. Beugen Sie sich nach hinten, während Ihr Partner Ihre untere Rückenpartie anhebt. Halten Sie die Schulterblätter eingezogen, strecken Sie den Kopf nach hinten. Halten Sie die Stellung vier bis fünf Atemzüge lang.

17. Sie unterstützen Ihren Partner immer noch hinter dem Rücken und senken ihn langsam zu Boden. Der Rücken ist nach oben durchgedrückt, der Brustkorb angehoben. Beugen Sie sich vor, und ruhen Sie

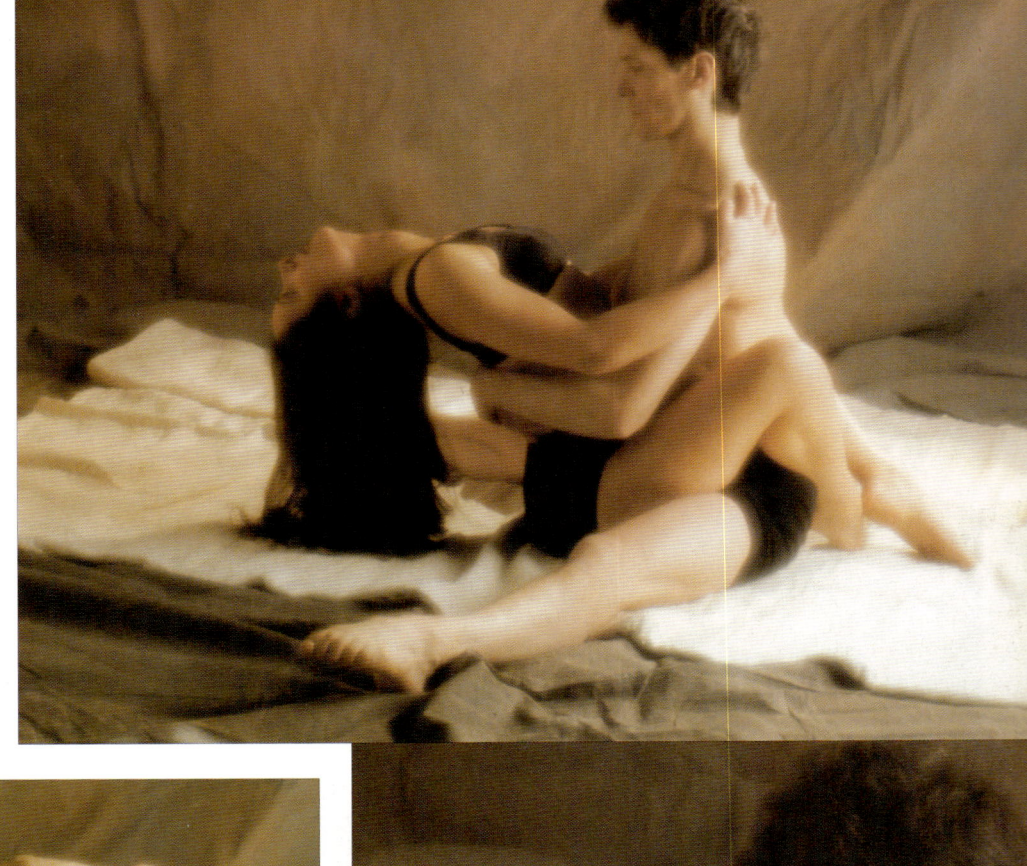

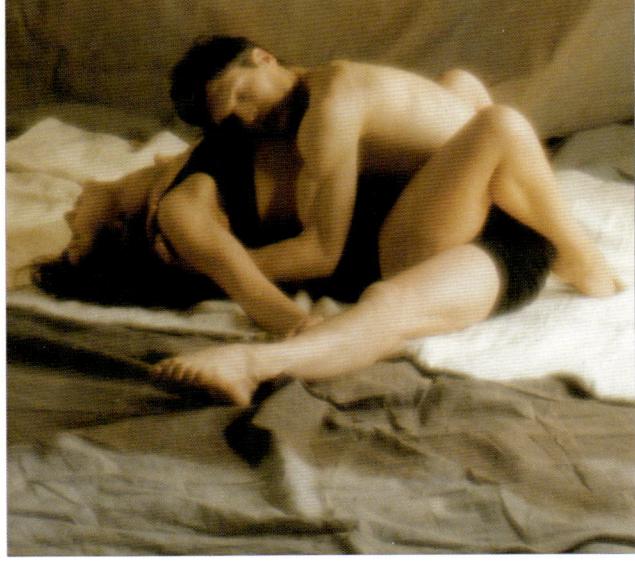

über der Brust Ihres Partners. Ziehen Sie die Schulterblätter ein. Halten Sie die Stellung vier bis fünf Atemzüge lang.
18. Der unten liegende Partner streckt nun die Wirbelsäule flach auf den Boden und entspannt den Nacken. Der oben liegende Partner

streckt seinen Oberkörper über den Bauch des unten liegenden Partners. Halten Sie die Stellung vier bis fünf Atemzüge lang.
19. Tauschen Sie die Rollen, und wiederholen Sie Schritt 15 bis 18 der Übung. Danach entspannen Sie.

NÜTZLICHE HINWEISE

• Versuchen Sie, die ganze Übungseinheit ohne Unterbrechung mit fließenden Bewegungen durchzuführen.

• Nehmen Sie sich viel Zeit. Es ist das wichtigste, einfach die Bewegungen zusammen durchzuführen und die bestmöglichen Ergebnisse zu erzielen.

• Seien Sie nicht enttäuscht, wenn Sie zunächst die Endstellung nicht erreichen. Wenn Sie regelmäßig „Yoga für Paare" trainieren, werden Sie die Übungseinheiten bald alle beherrschen.

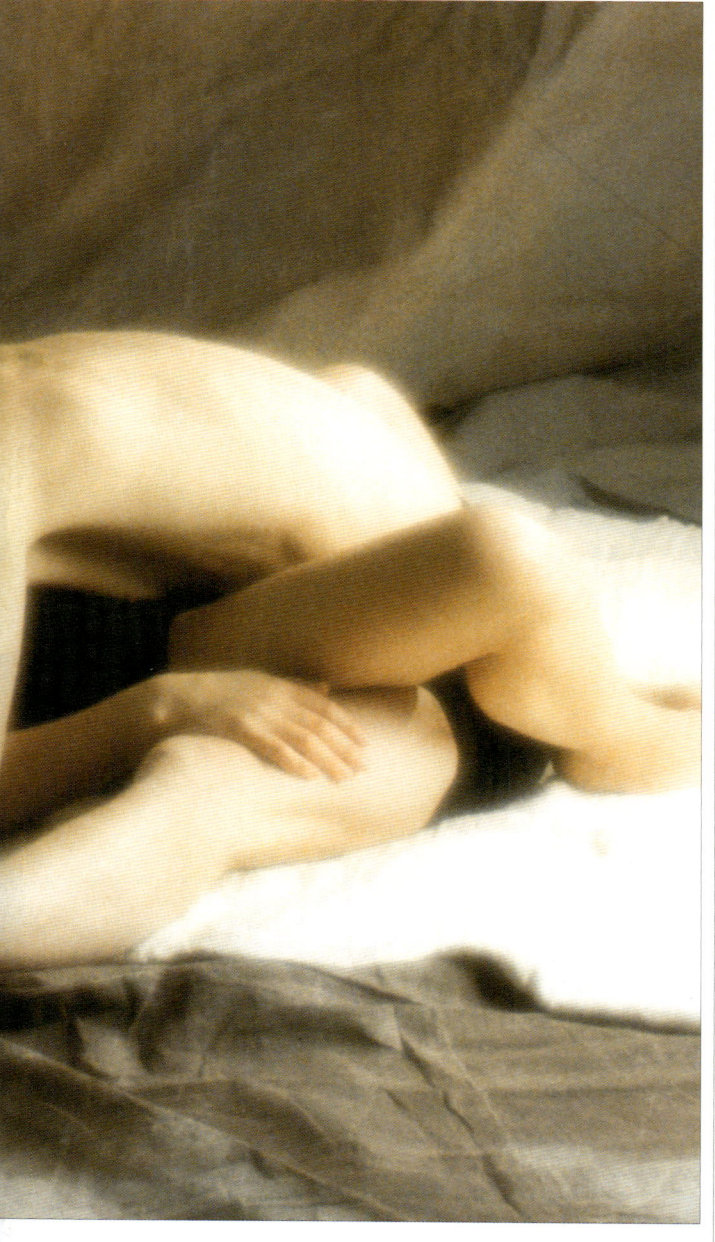

WEITERE ERFAHRUNGEN

Der neue Sex

Viele Paare, mit denen wir „Yoga für Paare" trainierten, haben erkannt, daß Sex nicht nur eine lustvolle Erfahrung ist, sondern auch die kreativste Kraft, die wir besitzen. Sex ist eine Inspiration für unser Leben und berührt uns emotional, körperlich und spirituell. Einige Paare sind danach zum Tantrismus übergegangen, eine Form sexueller Erfahrung, die Körper und Geist vereint.

Die Ursprünge des Tantra liegen weitgehend im Dunkeln, sind jedoch im Hinduismus verwurzelt. Tantra basiert auf vier Pfeilern der Weisheit: Yoga, Yoga-Atmung, Meditation und Ritual. Die tantrische Philosophie besagt, daß eine subtile kosmische Lebensenergie alle Lebewesen, einschließlich des Menschen, belebt. Nach der Tantra-Lehre werden wir alle von dieser Urform aller Energie („Prana") durchströmt.

Die Yoga-Atmung, Pranayama, lehrt uns, wie wir Prana beherrschen und in unserem Körper speichern können. Yoga im allgemeinen zeigt uns, wie wir diese Lebensenergie in Kraft, Vitalität und Nahrung für die verschiedenen Körperteile umwandeln können. Mit Pranayama erreichen wir Gesundheit und bereiten Körper und Geist gleichzeitig auf die Krönung des Yoga, die Meditation, vor. Meditation ist die Fokussierung des Geistes auf einen Punkt, einen Klang, ein Bild. Hierzu wurden verschiedene Meditationshilfen entwickelt: monotone Gesänge (bei denen jeder Ton eine Art Energie mit einzigartiger Vibration darstellt), Konzentration auf Yantras (geometrische Muster, die Götter symbolisieren) oder Mandalas (mystische Diagramme, die Ganzheit und Totalität symbolisieren).

Im Tantra-Sex wird der Liebesakt mit Yoga-Stellungen, Yoga-Atmung, Meditation und Ritualen kombiniert, um sexuelle Energie in eine vitale, lebenschenkende Kraft zu verwandeln, die Gesundheit und Wohlbefinden fördert und – in ihrer höchsten Form – uns höchste Ekstase schenkt. Es ist eine Kunst, durch die wir göttliche Energie in uns erfahren können.

WEITERFÜHRENDE LITERATUR UND WORKSHOPS

Die Autoren empfehlen folgende Titel zur Vertiefung des Themas:

YOGA

B.K.S. Iyengar: *Licht auf Yoga* (O.W. Barth Verlag, 1993)
Silva, Mira and Shyam Metha: *Yoga: the Iyengar Way*
(Dorling Kindersley, 1990)
Sivananda Yoga Zentrum: *Yoga. Für alle Lebensstufen*
(Gräfe und Unzer, 1993)

PARTNERBEZIEHUNGEN

Michel Foucault: *Sexualität und Wahrheit*
(Suhrkamp, 1987)
Erich Fromm: *Die Kunst des Liebens* (Ullstein, 1993)
Ray Grigg: *The Tao of Relationships* (Bantam, 1989)
Maryon Tysoe: *The Good Relationship Guide*
(Piatkus Books, 1995)

STRESSBEWÄLTIGUNG/MEDITATION

Paul Wilson: *Instant Calm* (Penguin Books, 1995)

TANTRISCHE UND TAOISTISCHE WEGE ZUR SEXUELLEN BEZIEHUNG

Mantak Chia and Maneewan Chia: *Taoist Secrets of Love: Cultivating Male Sexual Energy* (Healing Tao Books, 1984)
Mantak Chia and Maneewan Chia: *Taoist Ways to Transform Sex into Vitality* (Healing Tao Books, 1985)
Mantak Chia and Maneewan Chia: *Healing Love through the Tao: Cultivating Female Sexual Energy* (Healing Tao Books, 1986)